日経DIクイズ

編集：日経ドラッグインフォメーション
クイズ監修：笹島 勝

呼吸器疾患 篇

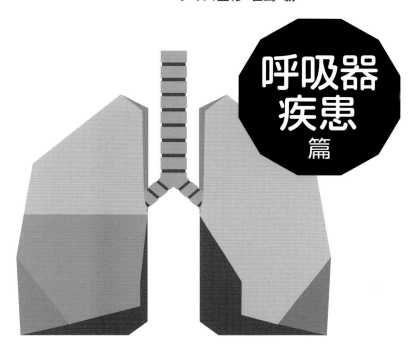

日経DIクイズの監修に当たって

　「日経DIクイズ」は、月刊誌「日経ドラッグインフォメーション」が1998年4月の創刊時から掲載している人気コラムで、私は創刊時から20年以上にわたり執筆や書籍の監修に関わっています。

　今回は、「日経DIクイズ 呼吸器疾患篇」を監修しました。過去に月刊誌に出題された日経DIクイズのうち、呼吸器疾患をテーマにした問題を選び出し、最新の診療ガイドラインや治療指針に基づき、個々の内容を現状に即した内容にアップデートしています。

　この20年で、呼吸器疾患の治療は著しく進歩しました。呼吸器感染症は、新規治療薬の発売や起炎菌自体の変化、薬剤耐性（AMR）対策の観点から、治療方針が大きく変わりました。慢性疾患の代表である気管支喘息についても、20年前は、吸入ステロイドの高用量かつ頻回の吸入、テオフィリン（テオドール他）の高用量投与、短時間作用性β_2刺激薬（SABA）の頓用といった治療が行われていましたが、現在は、治療指針が変化し、診療ガイドラインに基づいた標準治療が広く行われるようになっています。

　COPDの治療では、COPDに気管支喘息が合併したAsthma COPD overlap（ACO）といった疾患概念も登場しました。小児の発熱時のテオフィリン服用による痙攣発作や、SABAの長期頻回使用による効果減弱の問題も話題の1つです。

　吸入デバイスもこの20年で、改良が重ねられ、非常に使いやすくなっています。以前はボンベ式の製品が多く、フロンガスの環境に対する問題や、押す力が弱い高齢者などがうまく吸入できないという問題がありましたが、現在は様々なデバイスが登場し、正しく使用すれば、高い治療効果が得られるようになっています。

　2017年から2018年にかけて呼吸器疾患の診療ガイドラインの多くが改訂されています。過去に解いた記憶のあるクイズでも、解答や解説が変わっているものも多くあります。本書が皆さまのお役に立つことを願っています。

2019年 初夏
笹嶋 勝

CONTENTS

003 日経DIクイズの監修に当たって

007 執筆者一覧

呼吸器疾患の 基礎知識と処方の実際

010 **インフルエンザ**
河合 直樹（河合内科医院［岐阜市］院長・日本臨床内科医会 インフルエンザ研究班長）

022 **小児呼吸器感染症**
尾内 一信（川崎医科大学小児科学講座主任教授）

032 **成人市中肺炎** 北 和也（やわらぎクリニック［奈良県三郷町］院長）

042 **結核** 倉原 優（国立病院機構近畿中央呼吸器センター）

054 **小児気管支喘息**
村田 紗貴子、杉本 圭、永田 智（東京女子医科大学病院小児科）

068 **気管支喘息** 東田 有智（近畿大学病院病院長）

080 **慢性閉塞性肺疾患（COPD）**
一ノ瀬 正和（東北大学医学部呼吸器内科学分野教授）

092 **肺癌薬物療法における支持療法**
西野 和美（大阪国際がんセンター呼吸器内科）

日経DIクイズ

111	Q-01	タミフルドライシロップの乳児用量
113	Q-02	インフルエンザワクチンの接種回数と年齢
115	Q-03	タミフルが10代の患者に処方されたら
117	Q-04	授乳婦と乳児のタミフル同時服用
119	Q-05	RSウイルス感染症にオノンを処方する理由
121	Q-06	マイコプラズマ肺炎に出された抗菌薬
123	Q-07	"お薬団子"の作り方の注意点
125	Q-08	激しい咳の小児に出されたマクロライド
127	Q-09	クループ症候群の乳児に出されたステロイド
129	Q-10	幼児の抗菌薬が変更された理由
131	Q-11	カロナールとPL配合顆粒の併用は不可？
133	Q-12	PL配合顆粒は1日3回か4回か
135	Q-13	PL配合顆粒の眠気の強さ
137	Q-14	服薬中の運転が禁止されている薬剤
139	Q-15	肺炎に抗菌薬3剤を併用する理由
141	Q-16	嚥下機能に影響を与える向精神薬
143	Q-17	誤嚥性肺炎に処方されたアベロックス
145	Q-18	レボフロキサシンによる結核治療
147	Q-19	抗結核薬の投与量が夫婦で異なる理由
149	Q-20	長引く咳に処方されたトスフロキサシン

CONTENTS

151 **Q-21** 肺MAC症で服用する薬剤が多い理由

153 **Q-22** 抗結核薬との相互作用が問題となる薬

155 **Q-23** アンブロキソールを夕食後に服用する理由

157 **Q-24** パルミコート吸入液に適したネブライザー

159 **Q-25** 吸入薬のスペーサー使用時の注意点

161 **Q-26** ツロブテロールテープが中止された
気管支喘息の小児

163 **Q-27** ホクナリンテープが後発品に切り替わった患児

165 **Q-28** 開封後のレルベアはいつまで使っていいか

167 **Q-29** 喘息治療薬でドーピング違反になるか

169 **Q-30** エアゾール製剤の残量の確認方法

171 **Q-31** フルティフォーム吸入後に運転しても大丈夫か

173 **Q-32** シムビコートが頓用で追加された喘息患者

175 **Q-33** フルタイドがオルベスコに変更された理由

177 **Q-34** 気管支喘息患者に禁忌のβ遮断薬

179 **Q-35** COPDを合併した気管支喘息

181 **Q-36** 吸えたかどうかがひと目で分かる吸入薬

183 **Q-37** エクリラを処方されたCOPD患者

185 **Q-38** 肺炎球菌ワクチンの追加接種を勧められた患者

187 **Q-39** 抗線維化薬服用時の注意点とは

189 **Q-40** 睡眠時無呼吸症候群に出された睡眠薬

191 索引（疾患名、薬剤名）

呼吸器疾患の基礎知識と処方の実際執筆者	一ノ瀬 正和	東北大学医学部呼吸器内科学分野教授
	尾内 一信	川崎医科大学小児科学講座主任教授
	河合 直樹	河合内科医院（岐阜市）院長・日本臨床内科医会インフルエンザ研究班長
	北 和也	やわらぎクリニック（奈良県三郷町）院長
	倉原 優	国立病院機構近畿中央呼吸器センター
	杉本 圭	東京女子医科大学病院小児科
	東田 有智	近畿大学病院病院長
	永田 智	東京女子医科大学病院小児科教授
	西野 和美	大阪国際がんセンター呼吸器内科
	村田 紗貴子	東京女子医科大学病院小児科

日経DIクイズ監修・執筆者	笹嶋 勝	株式会社ファーコス（東京都千代田区）

日経DIクイズ執筆者	今泉 真知子	有限会社丈夫屋（川崎市高津区）
	池田 由紀	株式会社ファーコス（東京都千代田区）
	浦上 勇也	スター薬局大野原店（香川県観音寺市）
	大澄 朋香	前 千葉県薬剤師会薬事情報センター
	笠原 英城	日本医科大学武蔵小杉病院薬剤部
	川原 弘明	アイセイ薬局（東京都千代田区）
	東風平 秀博	田辺薬局株式会社（東京都中央区）
	後藤 洋仁	横浜市立大学附属病院薬剤部
	笹川 大介	きずな薬局（鹿児島県薩摩川内市）
	里 尚也	ぼうしや薬局（兵庫県姫路市）
	鈴木 光	株式会社南山堂（東京都港区）
	曽我 公孝	阪神調剤ホールディンググループ 有限会社アップル薬局（熊本市中央区）
	瀧 千尋	一志調剤薬局新町店（三重県津市）
	林 光世	株式会社ファーコス（東京都千代田区）
	船見 正範	パワーファーマシー中央薬局今泉店（栃木県宇都宮市）
	堀淵 浩二	クオール株式会社（東京都港区）
	松岡 順子	日本医科大学武蔵小杉病院薬剤部
	松本 康弘	ワタナベ薬局上宮永店（大分県中津市）
	三浦 哲也	株式会社三浦薬局（山口市）
	森 千江子	双和薬局（福岡市博多区）
	横井 正之	パスカル薬局（滋賀県草津市）

呼吸器疾患の
基礎知識と
処方の実際

インフルエンザの基礎知識

河合 直樹（河合内科医院［岐阜市］院長・日本臨床内科医会インフルエンザ研究班長）

4種類のノイラミニダーゼ阻害薬などに加えて、新機序のキャップ依存性エンドヌクレアーゼ阻害薬が登場し、抗インフルエンザ薬の選択肢がさらに増えた。年齢や重症度、剤形などによって患者に合った薬剤を選択する。特に吸入薬は、十分な治療効果を得るための吸入指導が重要なポイントとなる。

1. 型、亜型と流行時期、症状

　毎年、冬季を中心に流行する季節性インフルエンザには主にA型とB型があり、A型が12月ごろから先に流行し、B型は少し遅れて2月ごろ〜春先に流行することが多い。A型とB型がほぼ同時に流行する年もあり、同一シーズンに両方にかかることもあるため、1回治ったからといって油断はできない。A型にはさらにAH1N1pdm09型（AH1pdm09）とAH3N2（香港）型の2種類の亜型がある。

　インフルエンザの症状は突然38℃以上の高熱が出現するとともに、全身倦怠感、頭痛などの全身症状を伴うことが典型的であり、咳などの下気道炎症状を伴うことも多い。これに対して感冒は、通常38℃以上の高熱は少なく、微熱や咽頭痛、鼻汁などの上気道症状が中心である点が異なる[1]。ただし、高齢者やB型などでは比較的高熱が出にくい場合もあり、また冬季に流行する他のウイルス性疾患（RSウイルス、アデノウイルス、ヒトメタニューモウイルスなど）や細菌性疾患と症状が紛らわしい場合もある。

2. 診断法について

　発症が流行時期に当たり、上述の典型的な症状があれば、症状からもある程度診断が可能だが、確定診断には迅速診断キットを使う[2]。キットは10種類以上が市販されているが、いずれのキットも数分〜10数分程度でA型、B型の診断が可能である。キットに用いる検体は、一般的には鼻腔拭い液が多いが、咽頭拭い液、鼻腔吸引液も使用でき、さらに簡便な鼻かみ鼻汁検体を用いるキットも保険適用となっている。

　これらのキットの多くは感度・特異度ともに90%以上と高いが、発症半日以内は陽性を示さず、さらに半日以上経過してから再度検査して初めて陽性になることもある。このため、発症早期に陰性であってもインフルエンザが強く疑われる場合に、半日〜1日後に再検査を実施することは一般的に保険でも認められている[2]。現在はAH1pdm09や香港のA亜型を判別するキットもあり、また研究調査などの目的でPCR（遺伝子）検査で亜型を鑑別する場合もあるが、日常臨床はA、B型の迅速診断キットで十分である。

3. 治療法について

　治療は1990年代後半までは解熱薬や鎮咳薬などによる対症療法が中心であったが、2001年にノイラミニダーゼ（NA）阻害薬のオセルタミビルリン酸塩（商品名タミフル他）、ザナミビル水和物（リレンザ）が保険適用されてからは抗インフルエンザ薬治療が一般的になり、治療が大きく変わった。また、10年には

図1　抗インフルエンザ薬の作用点

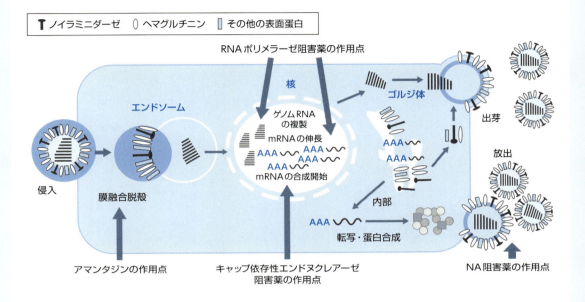

NA阻害薬は増殖したウイルスが細胞から遊離するのを阻害する。アマンタジンはA型ウイルスが脱殻する際に働くM2蛋白を阻害する。RNAポリメラーゼ阻害薬は細胞内におけるウイルスRNA合成を阻害する。キャップ依存性エンドヌクレアーゼ阻害薬は、ウイルスmRNAの合成開始を阻害する。
（日本臨床内科医会インフルエンザ研究班編「インフルエンザ診療マニュアル2018-2019年シーズン版（第13版）」（2018）、一部改変、表1、図2、図4とも）

　同じNA阻害薬のペラミビル水和物（ラピアクタ）とラニナミビルオクタン酸エステル水和物（イナビル）が登場し、単回投与による治療の完結が可能になった。
　さらに18年3月には、従来のNA阻害薬とは全く作用機序の異なるキャップ依存性エンドヌクレアーゼ阻害薬のバロキサビル マルボキシル（ゾフルーザ）も発売された[2,3]。
　従来のNA阻害薬は、宿主の細胞内で増殖したウイルスが細胞外に遊離するのを阻害するが、バロキサビルは宿主の核内でウイルスのmRNAの合成開始を阻害する。このためオセルタミビルと比較した無作為割付試験による臨床試験でも、オセルタミビルに比べ、症状持続時間は変わらないが、ウイルス増殖抑制作用は大きく上回った。
　なお、抗インフルエンザ薬はこれらの他にも、M2蛋白阻害薬のアマンタジン塩酸塩（シンメトレル他、A型のみ有効）とRNAポリメラーゼ阻害薬のファビピラビル（アビガン）があるが、アマンタジンは後述のように耐性ウイルスの問題のため現在は使用できず、またファビピラビルは新興・再興インフルエンザ用となっており、季節性インフルエンザでは使用できない。これら抗インフルエンザ薬の作用機序を図1に、また投与経路、用法・用量などの概要を表1に示す[2]。
　これらの抗インフルエンザ薬は、診断キットでAまたはB型インフルエンザと診断され、かつ発症2日（48時間）以内であれば使用を考慮する。
　前述の通り、発症のごく初期にはキット陽性にならない場合や、何らかの事情で迅速診断の実施自体が困難な場合もある。一方で、キット陽性は必ずしも抗インフルエンザ薬投与の必須条件とはなっていない。症

表1 我が国で使用可能な抗インフルエンザ薬の概要

薬効分類	ノイラミニダーゼ阻害薬				キャップ依存性エンドヌクレアーゼ阻害薬
一般名	ザナミビル水和物	オセルタミビルリン酸塩	ラニナミビルオクタン酸エステル水和物	ペラミビル水和物	バロキサビルマルボキシル
商品名	リレンザ	タミフル他	イナビル	ラピアクタ	ゾフルーザ
投与経路	吸入	内服（プロドラッグ）	吸入（プロドラッグ）	点滴静注	内服（プロドラッグ）
	1日2回 5日間	1日2回 5日間	単回	単回（複数回可）	単回
用法・用量	1回10mg（2ブリスター）	成人：1回75mg 小児：1回2mg/kg（75mgまで） 新生児・乳児：1回3mg/kg（75mgまで）	10歳以上の小児と成人：40mg（2容器） 10歳未満：20mg（1容器）	成人：300mg 小児：10mg/kg（600mgまで）	（12歳以上） 通常40mg 体重80kg以上：80mg （12歳未満） 体重40kg以上：40mg 体重20kg～40kg未満：20mg 体重10kg～20kg未満：10mg*
予防投与（保険適用外）	1日1回10mgを10日間	成人：1日1回75mgを7～10日間 小児：1日1回2mg/kg（75mgまで）を10日間	成人・10歳以上：40mg（2容器）を1回、または20mg（1容器）を1日1回2日間吸入 10歳未満：20mg（1容器）を1回	未承認	未承認

＊体重20kg未満への使用は錠剤のみ可能で顆粒は不可

図2 抗インフルエンザ薬ごとの平均解熱時間

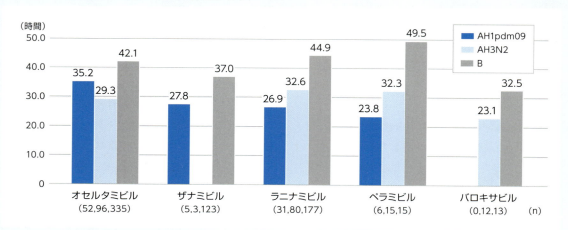

各抗インフルエンザ薬の発症48時間以内の投薬開始例で、投与開始から37.5℃未満に解熱するまでの時間を示した。日本臨床内科医会インフルエンザ研究［2017/18シーズン］のデータを基に作成、かっこ内は人数。なお、5例未満は除外（AH3N2のザナミビルは3例しかないため除外）

図3 異常言動の発現率と薬剤との関係

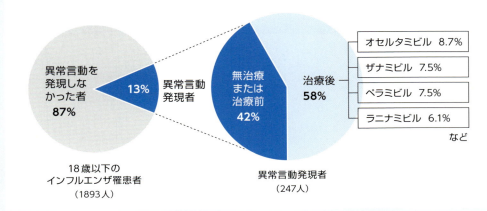

18歳以下のインフルエンザ患者のうち13%に異常言動がみられている。そのうちの42%は無治療、または治療前に出現している。全ての薬剤にみられており、薬剤間に発現率の差はない。

廣津伸夫．河合直樹編著「よくわかるインフルエンザのすべて」（医薬ジャーナル社、2013）

状や周囲の流行状況から臨床的にインフルエンザと診断され、かつ治療開始が遅れることで重症化や周囲のハイリスク者等への流行拡大が予想される場合などには、患者・家族などに十分に説明した上で、比較的副作用の少ないNA阻害薬を使用開始することは、やむを得ないと思われる。

なお、解熱薬としては、アセトアミノフェン（カロナール他）が使用されることが多い。特に15歳未満の小児では、インフルエンザ脳症やライ症候群との関連が指摘されていることから、ジクロフェナクナトリウムやメフェナム酸などの非ステロイド抗炎症薬（NSAIDs）は使うべきではないと考えられている。そのほか、鎮咳薬や去痰薬などは問題なく使用できる。また、特に高齢者などでは細菌性肺炎の合併に注意する必要があり、抗菌薬の使用が必要な場合がある。

B型の治療方針はA型と同じ

抗インフルエンザ薬は、発症2日以内、あるいはできるだけ速やかに使用することが共通認識になっており、発症48時間以降に開始した場合の有効性を裏付けるデータはない、とされている。図2は、各抗インフルエンザ薬の平均解熱時間をまとめたものである。

17/18年シーズンに各抗インフルエンザ薬の発症48時間以内の投薬開始例で、投与開始から37.5℃未満に解熱するまでの時間を示した。

平均解熱時間は、各抗インフルエンザ薬ともB型よりもA型（香港型、H1pdm09型）の方がやや短いが[2]、薬剤間の有効性の差は比較的少ない。いずれの抗インフルエンザ薬でも、A型よりもB型で有効性がやや劣るものの、基本的にはA型と同様な使い分けで大きな問題はなく、特にB型特有の処方を考慮しなくてもよいと思われる。

インフルエンザ罹患中の異常行動は、どの抗インフルエンザ薬でも起きる可能性がある（図3）。そのため、小児・未成年の患者に使用するときには、患者や保護者に対し、①異常行動が起きる可能性があること、②自宅で療養する場合、少なくとも2日間は、患児が1人にならないように、保護者に説明すること――が医師、薬剤師に求められている[2]。

また、妊娠中の抗インフルエンザ薬の使用については、日本産科婦人科学会・日本産婦人科医会の「産婦人科診療ガイドライン 産科編2017」では、オセルタ

表2 18/19年シーズン 抗インフルエンザ薬耐性株検出情報
（国立感染症研究所抗インフルエンザ薬耐性株サーベイランス 2019年5月31日時点）

	A（H1N1）pdm09					
	エンドヌクレアーゼ阻害薬	ノイラミニダーゼ阻害薬				M2阻害薬
	バロキサビル	オセルタミビル	ペラミビル	ザナミビル	ラニナミビル	アマンタジン
耐性株数（%）	5[a]（1.6%）	14[b]（0.8%）	14[b]（0.8%）	0	0	188（100%）
解析株数	306	1814	1814	309	309	188
分離・検出報告数	2805					

	A（H3N2）					
	エンドヌクレアーゼ阻害薬	ノイラミニダーゼ阻害薬				M2阻害薬
	バロキサビル	オセルタミビル	ペラミビル	ザナミビル	ラニナミビル	アマンタジン
耐性株数（%）	30[c]（9.6%）	0	0	0	0	155（100%）
解析株数	312	234	234	234	234	155
分離・検出報告数	4145					

エンドヌクレアーゼ阻害薬は、Focus reduction assay および PA遺伝子シークエンス法により解析された。全ての耐性変異株は、138T/M/F耐性変異を持っていた。
ノイラミニダーゼ阻害薬は MUNANA基質を用いる蛍光法、NA-XTD基質を用いる化学発光法、real time RT-PCR allelic discrimination法およびNA遺伝子シークエンス法により解析された。
M2阻害薬はM2遺伝子シークエンス法により解析された。全ての耐性変異株は、S31N耐性変異を持っていた。

a）うち薬剤未投与例0、薬剤投与例5
b）うち薬剤未投与例2、薬剤投与例12
c）うち薬剤未投与例4、薬剤投与例26

（国立感染症研究所．抗インフルエンザ薬耐性株サーベイランス https://www.niid.go.jp/niid/ja/influ-resist.html）

ミビル、ザナミビルの使用が推奨されているが、ラニナミビル、ペラミビルも使用できる[4]。

4. 薬剤耐性ウイルスについて

　06年のアマンタジン耐性AH3N2（香港）型の出現以降、AH3N2（香港）型とAH1pdm09型は、いずれもほぼ100%のウイルスがアマンタジン耐性株であり、現在アマンタジンはインフルエンザ治療には使用できない。08/09年シーズンのオセルタミビル耐性AH1N1ソ連型では、ほぼ100%のウイルスが薬剤耐性になったが、09年にAソ連型は消滅し、代わっ

て現在流行しているAH1pdm09型のオセルタミビル耐性株は2%未満と少なくオセルタミビルの有効性は高い[2]。

　一方、新薬のバロキサビルは、臨床試験段階から特に幼小児において同薬使用後に高率にウイルス変異（主にI38位の耐性変異：インフルエンザウイルスのPA蛋白質の38番目のアミノ酸が変異）することが指摘されていた。

　12歳以下を対象に行われた国内第3相試験では、投与後のウイルス変異率は23.4%と報告され、かつこれらのウイルス変異群では症状持続時間が延長している[3]。このため日本小児科学会の18/19年シー

解説　インフルエンザの基礎知識

図4　治療時と予防投与時におけるノイラミニダーゼ阻害薬の投与方法

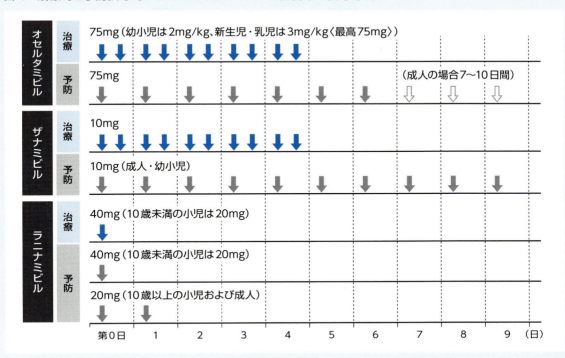

予防効果持続時間は、オセルタミビルとザナミビルは連続して服用している期間のみ。ラニナミビルは、初回投与後10日間。

ズンのインフルエンザ治療指針では、バロキサビルの幼小児でのデータは少ないとして、同薬の使用を推奨から外している[5]。

　直近の抗インフルエンザ薬の耐性の状況について国立感染症研究所が公表している耐性株サーベイランスデータ（19年5月31日現在）を**表2**に示す[6]。

　18/19年シーズンにおいて、NA阻害薬のザナミビルとラニナミビルでは耐性ウイルスはみられず、オセルタミビルとペラミビルも耐性化率はAH1pdm09型でいずれも1％未満であったのに対して、バロキサビルの全年齢における耐性化率はAH1pdm09型で1.6％、AH3N2型で9.6％と高い。このうち、AH3N2型で耐性化が検出された30例中、26例は同薬投与例、4例は未投与例となっている。今後さらに詳細な検討が待たれるが、前述の通り、過去の臨床試験時に、A型（特に幼小児）でウイルス変異率が高

かったことも考慮すると、A型（特にAH3N2型）での使用において、耐性ウイルスの出現に対する懸念が払拭できない。

　日本感染症学会は18/19年シーズンの耐性化の結果を考慮してバロキサビルの使用基準を新たに検討するとしており、19/20年シーズン以降の使用については新たな基準、指針等が出ればそれをご参照いただきたい。

　なお18/19年シーズンはB型の流行は小さかったが、17/18年シーズン以前も含めて、B型の耐性ウイルスはNA阻害薬ではほとんどみられておらず、またバロキサビルでも臨床試験時を含めてほとんどみられていないため、現状ではB型の耐性ウイルスはあまり問題ないと思われる[2]。

5. 合併症などについて

インフルエンザの合併症として特に問題になるのは、幼小児の肺炎や脳症と、高齢者の肺炎である。また急性中耳炎も幼小児を中心に多い。特に発熱や咳が長引いたり、喀痰の増加や黄色かつ粘稠化など肺炎を疑わせる場合は、胸部X線や血液検査（CRP、白血球数などの炎症反応など）の実施や、早めの抗菌薬投与が必要な場合がある。なお、肺炎にはウイルス性肺炎、細菌性肺炎、混合性肺炎があり、特に幼小児や高齢者ではしばしば致死的となるため入院治療が必要となることが多い[1,2]。

また、中枢神経症状などから脳症を疑う場合は、速やかに入院の上、精査・治療が必要になる。なお、心筋炎はまれだが致死的な場合があり、少しでも疑われる場合は、心電図、胸部X線、必要なら心エコー、血液検査などを実施し、さらに精査・治療が必要となれば病院へ入院紹介する。

6. 予防投薬

インフルエンザによる死亡（超過死亡）は我が国では抗インフルエンザ薬による治療が一般的になる以前の1990年代は、年間1万人以上となる年が多かった。しかし、抗インフルエンザ薬による治療が普及してから2006/07年シーズン以降は年間5000人以下になっており、09年のパンデミックインフルエンザによる死亡も200人にとどまった。日本ほど抗インフルエンザ薬による早期治療が普及していない米国などの諸外国では、依然としてインフルエンザによる死亡者数が多く、日本の抗インフルエンザ薬による治療は、諸外国からも高く評価されている。

ただし日本でも、流行が拡大すると、ハイリスク者の多い病棟や高齢者施設などにおける集団発生や死亡事例が報道されている。ワクチンの効果には限界があるため、ワクチンを接種していても、施設などで患者が発生した場合は、速やかに患者隔離やハイリスク者へのNA阻害薬の予防投薬などの感染防止策を取る必要がある。

また、外来での診療においても、予防投薬のニーズはある。家族や同僚などがインフルエンザに罹患した人で、受験や仕事の都合などで、どうしてもインフルエンザに感染したくない場合に、NA阻害薬の予防投薬を希望する場合もある。

予防投薬は、ペラミビルを除く3種のNA阻害薬において、図4に示す方法が認められている。ザナミビルとオセルタミビルは1日1回10日間程度投与する。またラニナミビルは15/16年シーズンまでは2日間（10歳以上の小児と成人は1日目20mg、2日目20mg）の連日投与であったが、16/17年シーズンからはこの方法以外に治療と同様の単回投与（成人・10歳以上の小児では40mg、10歳未満は20mg）が可能となった。なお予防投薬は、基本的には保険が適用されずに自由診療となるため、個人負担額が通常の診察時より高くなる。

とりわけ医療従事者は、自身が感染しないようにあらかじめワクチン接種をして、特にシーズン中はマスク、手洗いをきちんと励行するなど最大限の注意を払って、流行期を乗り切ってほしい。

参考文献

1）河合直樹編著「よくわかるインフルエンザのすべて」（医薬ジャーナル社、2013）
2）日本臨床内科医会インフルエンザ研究班編「インフルエンザ診療マニュアル2018-2019年シーズン版（第13版）」（2018）
3）N Engl J Med.2018;379:913-23.
4）日本産科婦人科学会・日本産婦人科医会「産婦人科診療ガイドライン 産科編2017」http://www.jsog.or.jp/activity/pdf/gl_sanka_2017.pdf
5）日本小児科学会 新興・再興感染症対策小委員会，予防接種・感染症対策委員会　2017/2018 シーズンのインフルエンザ治療指針（2018年10月31日）http://www.jpeds.or.jp/uploads/files/2018_2019_influenza_all.pdf
6）国立感染症研究所. 抗インフルエンザ薬耐性株サーベイランス. https://www.niid.go.jp/niid/ja/influ-resist.html

解説 インフルエンザの処方の実際

医師が処方を決めるまで

インフルエンザの処方の実際

河合 直樹 （河合内科医院［岐阜市］院長・日本臨床内科医会インフルエンザ研究班長）

▶ 治療は4種類のノイラミニダーゼ阻害薬を中心に使用する。有効性に大差はないが、投与の経路や用法・用量が異なり、年齢や病状などで使い分ける。乳幼児はオセルタミビルDSが一般的

▶ 小児はオセルタミビルの他に、4、5歳以上で吸入可能なら吸入薬（ザナミビル、ラニナミビル）もよい。バロキサビルはA型の小児では、耐性化の懸念が払拭されず、あまり推奨されていない

▶ 成人・高齢者は基本的に経口薬か吸入薬を選ぶが、服薬アドヒアランスが悪い患者は単回吸入薬のラニナミビルが適する。単回経口薬のバロキサビルは簡便でB型にはよいが、A型では耐性化に留意が必要。肺炎例などは点滴静注のペラミビルが適する

　基礎知識編でも紹介した通り、我が国のインフルエンザ治療は1990年代後半までは対症療法しかなかったが、98年にM2蛋白阻害薬のアマンタジン塩酸塩（商品名シンメトレル他）が、2001年にノイラミニダーゼ（NA）阻害薬のザナミビル水和物（リレンザ）とオセルタミビルリン酸塩（タミフル他）が保険適用になってから治療が一変し、抗ウイルス薬が治療の中心になった[1]。

　このうちアマンタジンはA型インフルエンザにのみ有効だが、06年1月以降AH3N2型が耐性化し、さらに09年以降流行中のAH1N1pdm09（AH1pdm09）もアマンタジンに耐性を示すため現在は使用できない。

　その後、10年にNA阻害薬のラニナミビルオクタン酸エステル水和物（イナビル）とペラミビル水和物（ラピアクタ）が発売されてNA阻害薬は4種類になり、さらに18年3月にNA阻害薬とは作用機序の異なるバロキサビル マルボキシル（ゾフルーザ）が発売されて日本では現在5種類の抗ウイルス薬を使うことができる[1]。

　5種類の抗インフルエンザ薬は各々、投与経路（経口、吸入、点滴）、用法（1日2回5日間投与と単回投与）、用量などが異なる（12ページ表1）。実際の処方例を示しながら、各薬剤について解説する。

症例1 乳幼児にはオセルタミビルDS

　症例1は4歳男児。前日（日曜日）の昼に急に39.3℃の高熱を出し、休日診療所で解熱薬（坐薬）を処方された。しかし39℃の発熱が続き、嘔吐も1回あり、朝9時に当院を受診。迅速診断キットでB型インフルエンザと診断した。4歳児で吸入は困難であったため、オセルタミビルのドライシロップ（DS）を処方し

症例1

4歳、男児（体重15kg）
B型インフルエンザ

[処方箋]
【般】オセルタミビルシロップ用3%
　　　　　　　　1回1.0g（1日2.0g）
1日2回　朝夕食後　5日分　用時懸濁

症例2

17歳、男性
A型インフルエンザ

[処方箋]
リレンザ　1回2ブリスター（1日4ブリスター）
　　　　　1日2回　朝夕　5日分

た。体重が15kgだったので、1回30mg（成分量）を1日2回、5日間とした。服薬開始後、2日間は時に39℃前後の発熱があったが、次第に解熱し治癒した。

　オセルタミビルは小児用DS製剤があることから1歳以上で広く使われてきた。06/07年シーズン途中から異常言動との関連が疑われ、10代では原則使用が控えられてきたが、18/19年シーズンからは10代の使用も解禁された。17年3月、1歳未満（新生児、乳児）への使用が追加承認された。1回用量について、1歳未満は3mg/kg（DSとして100mg/kg）、1歳以上は2mg/kg（DSとして66.7mg/kg）と、年齢により異なるので注意する。

　08/09年シーズンに、AH1N1型インフルエンザウイルスがH275Y変異によりオセルタミビルに耐性化し、特に小児で有効性が低下したことが報告された[2,3]。しかし09年のパンデミックウイルス（AH1pdm09）の登場後、Aソ連型は消滅した。18/19年シーズンに流行したAH1N1pdm09のオセルタミビルに対する耐性化率は2%未満と低く、A香港型、B型を含め、いずれの型・亜型でも有効性は高かった[1]。

　なお、近く、ラニナミビルのネブライザー製剤が発売され、乳幼児でも1回で治療が完結するラニナミビルが使用可能となる見込みである。

症例2　若年者には吸入薬治療を考慮

　症例2は17歳男性。前夜22時に37.7℃あり、当日朝8時に39℃に上昇し、咽頭痛も伴って来院、迅速診断キットでA型インフルエンザと診断した。前述のように17/18年シーズン以前は10代のオセルタミビルの使用が原則困難であったこともあり、吸入薬のザナミビル（リレンザ）を選択し、1回2ブリスター（10mg）を1日2回朝夕5日間処方した。吸入開始後も当日は38.7℃以上が続いたが、翌日は37.1〜37.4℃、翌々日には36℃台に解熱した。

　ザナミビルは1日2回5日間使用する吸入薬で、ウイルス増殖部位の気道系に直接かつ迅速に作用するため全身への影響は少なく、耐性ウイルスの報告も極めて少ない。小児でも吸入できる場合は成人と同量（1回2ブリスター1日2回）を吸入する。ザナミビル投与後に気管支攣縮や呼吸機能の低下がみられたという報告があり、気管支喘息や慢性閉塞性肺疾患などの患者では留意する必要があるが、本例は既往症もなく問題なく吸入できた。

症例3　ラニナミビルは1回吸入で治療完結

　症例3は48歳男性（基礎疾患なし）。前日から咳と全身倦怠感が強く、受診当日は朝起床時に38.1℃の発熱があった。来院時の朝9時の体温は39.3℃。迅

解説　インフルエンザの処方の実際

症例 3

48歳、男性
A型インフルエンザ

[処方箋]
イナビル吸入粉末剤20mg　1回2個（1日2個）
　　　　1日1回　昼食後　1日分

症例 4

57歳、男性
A型インフルエンザ

[処方箋]
ゾフルーザ錠20mg　1回2錠（1日2錠）
　　　　1日1回　夕食前　1日分

速診断キットでA型インフルエンザと診断した。本人は忙しいことなどから、1回の吸入で治療が完結するラニナミビル（イナビル）を選択した。翌日は38〜37.5℃、翌々日には37.0〜36.5℃と順調に解熱した。後日PCR（遺伝子検査）ではAH1N1pdm09型であった。

　ラニナミビルは長時間作用型の吸入薬であり、成人は40mg（2容器）、10歳未満は20mg（1容器）を1回吸入するだけで、薬剤が気管や肺に長時間貯留し、5日間投与のオセルタミビルと同等の効果がみられる。1回の吸入で治療が完結するため、アドヒアランスの面でも優れる。ただし、吸入の機会が1回しかないので、そのときにうまく吸入できないと十分な薬効が得られないことから、吸入指導が特に重要なポイントとなる。幼児などに使用する際には、吸入可能かどうかをあらかじめ確認することが望まれる。

　また、前述のように、今後ラニナミビルのネブライザー製剤が発売されれば、従来は吸入が困難であった幼小児、高齢者などでも、同薬が使用可能となる見込みである。

症例 4　新薬のバロキサビルは服薬アドヒアランスに優れる

　症例4は57歳男性。前夜から鼻水、咳、頭痛、悪寒があり、夕方17時に38.9℃の発熱で来院。悪寒、全身倦怠感、筋肉痛、頭痛などもあった。特に問題となる基礎疾患はなく、体重も60kgと標準的であり、本

人の強い希望もあって、1回の内服で治療が終わるバロキサビル（ゾフルーザ）を選択した。当日は38℃台の発熱があったが、深夜37.8℃、翌朝37.4℃、昼37.2℃、夕方36.9℃と順調に解熱し、症状も次第に改善した。

　バロキサビルは単回の内服で治療が終了するため、特に服薬アドヒアランスの悪い成人や高齢者などへの使用に適し、18/19年シーズンは多くの患者で使用された。ただ同シーズンの耐性株サーベイランスではA型（特にH3N2型）で耐性化が高率にみられたことから、日本感染症学会はバロキサビルの使用基準を検討するとしている。今後何らかの使用基準などが出た場合は、それを参照いただきたい。一方、NA阻害薬の効果がやや悪いB型では、バロキサビルは効果的な可能性がある[4]。

　バロキサビルの投与量は12歳以上は通常40mgだが、体重が80kgを超すと倍量の80mgが必要となり、薬剤費も2倍となる。

症例 5　重症例には点滴でペラミビルを投与

　症例5は73歳の女性。4種類の経口糖尿病薬によりHbA1cが6.5％と良好にコントロールされている2型糖尿病患者で、朝8時半に37.5℃の発熱が出現した。夕方18時の来院時には39.1℃に上昇し、迅速診断キットでA型インフルエンザと診断した。

　この患者は高齢で糖尿病もあり、咳はないが高熱に

日経DIクイズ　呼吸器疾患篇　019

> **症例5**
>
> **73歳、女性**
> **A型インフルエンザ**
>
> ［院内での処方］
> 点滴注射 ラピアクタ点滴静注液バッグ
> 　　　　　　　　　　300mg　1袋
> 15分以上かけて

よる倦怠感や脱水症状が強く、経口摂取や吸入がやや困難だったため、外来にて補液とともにペラミビル（ラピアクタ）を点滴静注した。帰宅後、当日20時にアセトアミノフェンを頓服したが、深夜まで39℃台の高熱が続いた。しかし翌日は朝37.5℃、昼37.3℃、夜36.7℃と順調に解熱、軽快した。後日の遺伝子検査ではAH3N2型と判明した。

　ペラミビルは長時間作用型の注射薬で、1回の点滴でオセルタミビル5日間投与に匹敵するとされている。成人には300mg、小児には10mg/kgを15分以上かけて単回点滴静注するが、重症化の恐れがある場合は1日1回600mgまでの使用や連日投与が可能である。また1歳未満でも使用が認められている。ペラミビルの添付文書には、経口薬や吸入薬などの使用を十分考慮した上で投与の必要性を検討するように記載されている。そのため、内服や吸入が困難な患者、ハイリスクな患者、重症患者、特に肺炎患者などで使用を検討する[1,5]。

参考文献

1）日本臨床内科医会インフルエンザ研究班編「インフルエンザ診療マニュアル2018-2019年シーズン版（第13版）」(2018)
2）Clin Infect Dis.2009;49:1828-35.
3）J Infect.2009;59:207-12.
4）Clin Infect Dis.2006;43:439-44.
5）河合直樹編著「よくわかるインフルエンザのすべて」(医薬ジャーナル社、2013)

小児呼吸器感染症の基礎知識

尾内 一信（川崎医科大学小児科学講座主任教授）

小児呼吸器感染症における診療の基本は、小児の特殊性に配慮しながら感染症の原因菌を想定し、必要に応じて適切な抗菌薬、抗ウイルス薬を投与することである。個々の症例に対して最適な治療を行うには、常に適正使用を意識して、医療者が最新の治療指針を把握しておくことが重要である。

はじめに

小児科診療所を受診する小児の約半数が、呼吸器感染症で受診する。このように感染症は非常に身近な疾患であるが、小児呼吸器感染症の多くは、ウイルスが原因である。そのため、効果が期待できない抗菌薬の乱用は憂慮される問題であり、小児科領域においても近年、薬剤耐性菌の増加が問題視されている。

薬剤耐性菌が世界的に増加する一方、新たな抗菌薬の開発は減少傾向にあり、国際社会でも大きな課題となっている。2015年5月の世界保健機関（WHO）総会で、薬剤耐性に関する国際行動計画が採択された

ことを受けて、16年に我が国として初めての薬剤耐性（AMR）対策アクションプランがまとめられ、政府目標が公表された（**表1**）。

厚生労働省も、「適切な薬剤」を「必要な場合に限り」「適切な量と期間」使用することを徹底するための国民運動を展開するなど、アクションプランに基づいて関係省庁と連携し、効果的な対策を推進することを表明している[1]。

「小児呼吸器感染症診療ガイドライン2017」（日本呼吸器学会・日本小児感染症学会）も、抗菌薬の適正使用を強く意識した内容になっており、例えば、肺炎の治療では、「抗菌薬の可否を考慮してから、治療を開

表1　薬剤耐性（AMR）対策アクションプランの数値目標

2020年時の人口1000人当たりの1日抗菌薬使用量（対2013年比）
● 全体（33％減）
● 経口セファロスポリン、フルオロキノロン、マクロライド系薬（50％減）
● 静注抗菌薬（20％減）

主な微生物の薬剤耐性率（2014年時点→2020年の目標値）
● 肺炎球菌のペニシリン耐性率（48％→15％以下）
● 黄色ブドウ球菌のメチシリン耐性率（51％→20％以下）
● 大腸菌のフルオロキノロン耐性率（45％→25％以下）
● 緑膿菌のカルバペネム耐性率（17％→10％以下）
● 大腸菌・肺炎桿菌のカルバペネム耐性率（0.1〜0.2％→同水準）

解説　小児呼吸器感染症の基礎知識

表2　小児の診療における特殊性

① 年齢によって原因菌が異なる
② 乳幼児は免疫の発達が十分でないので、しばしば感染症を罹患する
③ 新生児には母子感染症がみられることがある
④ 基礎疾患として先天性疾患を伴うことがある
⑤ 新生児や乳幼児は病状の進行が早い
⑥ 年少児は病状の訴えに乏しい
⑦ 体重によって投与量が異なる
⑧ 内服薬については服用性を考慮に入れる
⑨ 小児独自の副作用による使用制限がある

表3　小児に使用制限のある抗菌薬

抗菌薬	副作用	使用制限
クロラムフェニコール	グレイ症候群	新生児・低出生体重児は禁忌
サルファ剤	核黄疸	新生児・低出生体重児は禁忌
テトラサイクリン系薬	歯牙の着色とエナメル質形成不全、骨への沈着、一過性骨形成不全	8歳未満の小児は他の薬剤が使用できないか無効の場合にのみ投与
フルオロキノロン系薬（ノルフロキサシン、トスフロキサシン、シプロフロキサシン*以外）	幼弱実験動物で関節障害	小児には禁忌

*炭疽菌に限り使用可能

始すべきである」と提案している[2]。本稿では、ガイドラインの内容を基に、小児呼吸器感染症の基本的な知識を概説する。

　小児科領域における呼吸器感染症の治療の基本は、小児の特殊性に配慮しながら感染症の原因菌を想定し、必要に応じて適切な抗菌薬、抗ウイルス薬を投与することである（**表2**）。テトラサイクリン系抗菌薬による歯牙着色など、小児に特有の副作用による薬剤の使用制限があることも特徴の1つである（**表3**）。

① 上気道炎（感冒、咽頭・扁桃炎）

　感冒の原因の大半はウイルスであるため、感冒の治療に抗菌薬は基本的に不要である。A群β溶血性連鎖球菌（以下、A群β溶連菌）、アデノウイルス、インフルエンザなどの迅速診断法を活用して正確な診断を試みることが肝要である。

　A群β溶連菌による咽頭・扁桃炎の治療では、第一選択はアモキシシリン水和物（商品名サワシリン、パセトシン他）の10日間投与のみである。第二選択は、より広域なセフェム系抗菌薬の5日間投与とし、ペニシリンアレルギーがある患児にはマクロライド系抗菌薬

を推奨している。また、インフルエンザには、必要に応じて抗インフルエンザ薬を選択する。

② クループ症候群、急性細気管支炎

　クループ症候群は、急性に発症する喉頭を中心とした気道の閉塞性呼吸困難を示す疾患である。中等症・重症例にはアドレナリン（エピネフリン）の吸入投与を推奨している。また、ガイドラインでは、軽症例を含めて、ステロイドの経口単回投与も推奨している。一方、急性細気管支炎のステロイド投与や高張食塩水の吸入は推奨していない。

③ 急性気管支炎

　急性気管支炎の抗菌薬治療については、エビデンスが乏しいため、ガイドラインでは、「全例に対して抗菌薬投与を行う必要はない」として、明確な推奨は差し控えている。抗菌薬の安易な使用は慎むべきである。

④ 肺炎

　肺炎の診断や検査においては、抗菌薬適正使用の基本は、正確な診断であるという考えから、迅速診断法やLAMP法などの遺伝子検査が重要視されてい

日経DIクイズ　呼吸器疾患篇　023

る。A群β溶連菌、アデノウイルス、インフルエンザなどの迅速診断法に加えて、11年以降には肺炎マイコプラズマ、百日咳、レジオネラ、ヒトメタニューモウイルスなど多くの呼吸器感染症の原因微生物の検査法が保険収載されている。

肺炎の重症度分類に関しては、全身状態や酸素飽和度（SpO$_2$）、呼吸数などの8項目をそれぞれ軽度、中等度、重度の3段階で評価する（**表4**）。軽度は外来で治療し、中等度は入院して一般病棟で治療、重度は集中治療室での管理に大別できる。

表4　肺炎の重症度分類
各項目ごとに、重症度を判定し、そのうち最も重い重症度をその患児の重症度とする

	軽度	中等度	重度
全身状態	良好	不良	不良
経口摂取	可能	不良	不可能
SpO$_2$低下	なし（≧96%）	90～95%	＜90%
呼吸数*	正常	異常	異常
無呼吸	なし	なし	あり
努力性呼吸（呻吟、鼻翼呼吸、陥没呼吸）	なし	あり	あり
循環不全	なし	なし	あり
意識障害	なし	なし	あり

＊年齢別呼吸数（回/分）　新生児＜60、　乳児＜50、　幼児＜40、　学童＜20

小児市中肺炎の治療では、経口抗菌薬を主体とした外来治療を行うか、静注療法を主体とした入院治療を行うかを判断するために重症度判定が行われる。中等症・重症においては、1項目でも該当すれば、中等症・重症と判断する。

（文献2より引用、一部改変、表5～7、図2とも）

図1　*Mycoplasma pneumoniae* のマクロライド耐性率の変化

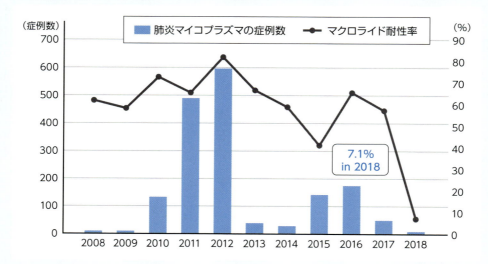

呼吸器感染症の原因菌の薬剤感受性動向は大きく変化している。肺炎球菌については、乳幼児に結合型肺炎球菌ワクチンが導入され接種率が上昇してきた12年のサーベイランスから、肺炎球菌のペニシリン感受性が大きく改善している。これは、ワクチン接種により発症が減り、抗菌薬の使用が減少したことから、感受性が回復したと考えられる。また、肺炎マイコプラズマのマクロライド耐性も13年以降、著しく改善してきている（**図1**）。

このように、前回（11年）のガイドライン作成後、肺炎球菌と肺炎マイコプラズマの薬剤感受性が著しく改善する良い報告もみられたが、残念ながら、インフルエンザ菌のアンピシリンナトリウム（ビクシリン他）の耐性率は今も改善傾向がみられていない。さらなる抗菌薬の適正使用が必要である。

肺炎の治療に関しては、17年のガイドラインで初めて非定型肺炎と細菌性肺炎の鑑別スコアが導入された（**表5**）。

小児市中肺炎を対象に、臨床症状や理学所見をスコア化し、細菌性と非定型（主にマイコプラズマ肺炎）の鑑別のためのスコアリングシステムを作成した。国内での細菌性肺炎と非定型肺炎（マイコプラズマ肺炎主体）の鑑別に関して、臨床症状と検査所見を表5のス

表5　細菌性肺炎と非定型肺炎の鑑別のためのスコアリングシステム

① 年齢が6歳以上である
② 基礎疾患がない
③ 1週間以内にβラクタム系薬の前投与がある
④ 全身状態が良好である
⑤ 乾性咳嗽が主体である
⑥ 胸部聴診でcracklesが聴取されない
⑦ 胸部X線像で肺炎像が区域性である
⑧ 血液検査で白血球数が1万/μL未満である
⑨ 血液検査でCRPが4.0mg/dL未満である

①～⑥の臨床症状の6項目のうち、3項目以上当てはまる場合は、マイコプラズマ肺炎の可能性が高い。また、これに、検査所見を加えた①～⑨の9項目のうち5項目以上当てはまる場合は、マイコプラズマ肺炎の可能性がさらに高い。

コアリングにより評価した検討によると、臨床症状の6項目では感度76％、特異度84％であり、検査所見も含めた9項目では、感度82％、特異度100％と、有用性が認められている。

この鑑別スコアによってマイコプラズマ肺炎の可能性が高い場合は、第一選択にはマクロライド系抗菌薬が推奨される（**表6**）。マクロライド系抗菌薬を使用して効果がない場合には、トスフロキサシントシル酸塩

表6　市中肺炎の初期治療における第一選択薬

軽症	
細菌性肺炎が疑われる場合	**非定型肺炎が疑われる場合**
アモキシシリン（AMPC） 30～40mg/kg/日、分3～4	エリスロマイシン（EM）　40mg/kg/日　分4 クラリスロマイシン（CAM）　10～15mg/kg/日　分2～3 アジスロマイシン（AZM）　10mg/kg/日　分1　3日間
中等症	
細菌性肺炎が疑われる場合	**非定型肺炎が疑われる場合**
アンピシリン（ABPC） 30～40mg/kg/回　3回 静脈注射	エリスロマイシン（EM）　25～50mg/kg/日　分4～6 クラリスロマイシン（CAM）　10～15mg/kg/日　分2～3 アジスロマイシン（AZM）　10mg/kg/日　分1

表7 百日咳の新しい診断基準

A）1歳未満

臨床診断例： <u>咳があり（期間は限定なし）</u>、かつ以下の特徴的な咳、あるいは症状を1つ以上呈した症例
・吸気性笛声　　　・発作性の連続性の咳嗽
・咳嗽後の嘔吐　　・無呼吸発作（チアノーゼの有無は問わない）

確定例： ● 臨床診断例の定義を満たし、かつ検査診断陽性
● 臨床診断例の定義を満たし、かつ検査確定例と接触があった例

B）1歳以上の患者（成人を含む）

臨床診断例： <u>1週間以上の咳を有し</u>、かつ以下の特徴的な咳、あるいは症状を1つ以上呈した症例
・吸気性笛声　　　・発作性の連続性の咳嗽
・咳嗽後の嘔吐　　・無呼吸発作（チアノーゼの有無は問わない）

確定例： ● 臨床診断例の定義を満たし、かつ検査診断陽性
● 臨床診断例の定義を満たし、かつ検査確定例と接触があった例

C）検査での確定

（1）咳発症後からの期間を問わず、百日咳菌の分離
あるいはPCR法またはLAMP法において陽性
（2）血清診断：百日咳菌-IgM/IgA抗体およびPT-IgG抗体価

水和物（オゼックス、トスキサシン他）あるいはミノサイクリン塩酸塩（ミノマイシン他）の投与を推奨している。ただし、ミノサイクリンは、歯牙着色や一過性骨発育不全などの恐れがあるため、8歳未満では原則使用禁忌と考えられている。

一方、鑑別スコアによって細菌性肺炎の可能性が高い場合、初期抗菌薬治療の第一選択には、軽症ではアモキシシリン、中等症ではアンピシリンと、それぞれペニシリン系1剤のみであり、非常にシンプルな推奨になっている（表6）。

同ガイドラインには、抗菌薬の標準的な治療期間も明記されている。通常、市中肺炎の抗菌薬の投与期間は、5日間を目安としている。治療期間は、当然のことながら患者の年齢、重症度、基礎疾患・合併症、原因菌の薬剤感受性など多くの要因で変化するが、安易な

抗菌薬の長期投与は副反応の発現や耐性菌の出現を増長するため治療期間を必要最小限としている。

⑤ 百日咳

百日咳の新しい抗体価測定法や百日咳菌のLAMP法が保険収載されたことを受けて、17年のガイドラインでは、百日咳の診断基準が大きく改訂された（**表7**、**図2**）。

これまでは、2週間以上の長引く咳で百日咳を疑っていた。しかし1歳未満は重症化しやすく、典型的な咳（顔を真っ赤にしてコンコンと連続的に激しく咳き込んだ後、ヒューッと音を立てて息を吸い込む）を繰り返し、息が止まることもある。一方、1歳以上では、典型的な咳がみられない場合もあるが、咳が長引くことが多く、発熱も少ない特徴がある。

図2　百日咳の診断の流れ

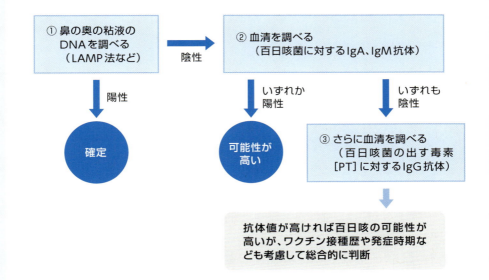

　そのため新しい診断基準では、1歳未満は咳の期間を限定せず、咳の特徴や症状で百日咳を疑う。また、成人を含む1歳以上は1週間以上咳が続き、特徴的な咳や症状がある場合に、百日咳を疑うとした。

　日本では、以前は全国約3000の小児科定点医療機関の報告で百日咳患者を把握してきた。しかし近年、思春期や成人の患者が増加していることから、18年1月1日から、国内の百日咳サーベイランスは、全ての医師が届出を行う5類全数把握対象疾患へと変更された。今後はさらに詳細な流行情報が明らかになることが期待される。

参考文献

1）厚生労働省「薬剤耐性（AMR）対策について」http://www.mhlw.go.jp/stf/seisakunitsuite/bunya/0000120172.html
2）小児呼吸器感染症診療ガイドライン作成委員会（日本小児呼吸器学会・日本小児感染症学会）「小児呼吸器感染症診療ガイドライン2017」（協和企画、2016）

医師が処方を決めるまで

小児呼吸器感染症の処方の実際

尾内 一信（川崎医科大学小児科学講座主任教授）

Point

▶ ワクチン接種経験の有無にかかわらず、1歳以上で1週間以上咳が長引く場合は百日咳を疑う。症状改善ではなく感染拡大防止のためマクロライド系薬を投与する

▶ マイコプラズマ肺炎はマクロライド系薬が第一選択。2〜3日後に治療効果を判定し、48〜72時間以上の発熱が続く場合は抗菌薬を変更する

▶ 咽頭・扁桃炎は、検査でA群β溶連菌が検出されたら抗菌薬を投与する。抗菌薬適正使用の観点から、ペニシリン系薬のアモキシシリンを第一選択とする

　小児科の外来では、感冒から重症肺炎まで様々な呼吸器感染症に遭遇する。多くは初診時での診断は困難であり、臨床症状や迅速検査などの結果から暫定病型、暫定病原体、さらに重症度を判断した上で、治療法と治療管理場所の選択（外来治療とするか、入院管理とするか）を決定している。

　本稿では、小児のコモンディジーズである呼吸器感染症について、最新のガイドラインである「小児呼吸器感染症診療ガイドライン2017」（日本呼吸器学会・日本小児感染症学会）に準じた治療を、筆者の臨床経験と織り交ぜて解説する。

症例1　百日咳の診断基準が改訂

　症例1は10歳女児。体重は32kg。数週間前から咳が出始めた。約2週間たっても症状が改善せず、むしろ咳が悪化したため受診したところ、百日咳と診断された。小学校で百日咳が流行しており、学校で罹患したと考えられた。

　百日咳は、百日咳菌などの感染により発症する。7〜10日間の潜伏期の後、鼻水や軽い咳、くしゃみといったかぜのような非特異的症状が1〜2週間ほど続く（カタル期）。その後、咳が次第に悪化し、2〜4週間ほど続いた後（痙咳期）、数週間から数カ月の経過で咳が治る（回復期）[1]。

　百日咳はワクチンの定期接種化によってみられなくなったと思われがちだが、近年、ワクチンの効果は4〜12年で減衰し持続しないことが明らかになってきた[2]。そのため欧米などでは、百日咳ワクチンを含む3種混合ワクチンを、小児だけでなく成人や妊婦にも定期接種している。症例1も、1歳6カ月までに沈降精製百日せきジフテリア破傷風混合ワクチンを所定通り4回接種していたが、10歳で発症してしまった。

　百日咳に対する第一選択薬はマクロライド系薬である。ただし薬の投与で病期の短縮が期待されるのはカ

解説　小児呼吸器感染症の処方の実際

症例1

10歳、女児。百日咳

[処方箋]

① 【般】クラリスロマイシン錠 200mg
　　　　　　　　　　　1回1錠（1日2錠）
　ツムラ麦門冬湯エキス顆粒（医療用）
　　　　　　　　　　　1回3.0g（1日6.0g）
　　　1日2回　朝夕食後　5日分
② 【般】カルボシステイン錠 500mg
　　　　　　　　　　　1回1錠（1日3錠）
　　　1日3回　朝昼夕食後　5日分

症例2

7歳、男児。マイコプラズマ肺炎

[処方箋]

① 【般】クラリスロマイシン錠 50mg
　　　　　　　　　　　1回3錠（1日6錠）
　ツムラ麦門冬湯エキス顆粒（医療用）
　　　　　　　　　　　1回3.0g（1日6.0g）
　　　1日2回　朝夕食後　3日分
② 【般】カルボシステインシロップ用 50%
　　　　　　　　　　　1回0.46g（1日1.38g）
　　　1日3回　朝昼夕食後　3日分
③ 【般】アセトアミノフェン坐剤 200mg
　　　1回1個　発熱時　3回分

図3　マイコプラズマ肺炎に対する推奨薬

第一選択	第二選択 マクロライド治療で 48〜72時間以上の発熱持続
・クラリスロマイシン ・エリスロマイシン ・アジスロマイシン	・トスフロキサシン ・ミノサイクリン （8歳以上）

タル期までであり、痙咳期になってから、マクロライド系薬を投与しても症状の改善はあまり期待できない。薬を投与する主目的は、排菌期間を短縮して百日咳をできるだけ周囲に広めないことにある。

症例2　投与後2〜3日で効果判定

症例2は、マイコプラズマ肺炎の7歳男児で、体重は23kg。2011年以降、我が国ではマイコプラズマ肺炎の大流行を2度も経験し、またマクロライド耐性マイコプラズマが増えているので注意が必要である。

ガイドラインでも推奨されているように、マイコプラ

ズマ肺炎の第一選択はマクロライド系薬である。ただし、マクロライド耐性は、一般の検査機関では検査できないため、臨床的に推定して対応する必要がある。

マクロライド感受性株の場合、マクロライド系薬投与から48時間後には80%以上の症例が解熱するが、耐性株は投与後も約70%が解熱しないとされる。よってマクロライド系薬を投与して2〜3日後に効果を判定し、有効であればクラリスロマイシン（商品名クラリシッド、クラリス他）は計10日間、エリスロマイシン（エリスロシン他）は計14日間、アジスロマイシン水和物（ジスロマック他）は計3日間投与する。

一方、発熱が48〜72時間以上持続する場合は初期治療無効と判断し、トスフロキサシントシル酸塩水

| 症例 3 | 症例 4 |

症例 3

5歳、男児。A群β溶連菌による咽頭炎

［処方箋］
① 【般】アモキシシリン細粒 20％
1回0.9g（1日2.7g）
1日3回　朝昼夕食後　10日分
② 【般】アセトアミノフェン細粒 20％
1回0.9g　発熱時　5回分

症例 4

3歳、女児。A型インフルエンザ

［処方箋］
① 【般】オセルタミビルシロップ用 3％
1回1.0g（1日2.0g）
1日2回　朝夕食後　5日分　用時懸濁
② 【般】アセトアミノフェン坐剤 200mg
1回2/3個　発熱時　5回分

和物（オゼックス、トスキサシン他）か、テトラサイクリン系薬のミノサイクリン塩酸塩（ミノマイシン他）に変更する（図3）。ただしミノサイクリンは、歯牙着色などの副作用を考慮して8歳未満には使用しない方が望ましい。これらの抗菌薬にも反応しない場合や重篤な症例には、ステロイドの全身投与が考慮される。

症例 3 溶連菌にはアモキシシリン

　症例3は、A群β溶血性連鎖球菌（A群β溶連菌）による咽頭炎の5歳男児である。体重は18kg。A群β溶連菌は、咽頭・扁桃炎、猩紅熱、丹毒など皮膚感染症、劇症溶連菌感染症などを起こす。

　A群β溶連菌による咽頭・扁桃炎は、小児ではよく経験する一般的な疾患で、アモキシシリン水和物（サワシリン、パセトシン他）が第一選択薬である[1]。小児投与量は30～50mg/kg/日で、最大投与量は1000mg/日。セフェム系薬も効果はあるが、厚生労働省が16年に策定した薬剤耐性（AMR）対策アクションプランで、経口セフェム系薬の使用量を20年までに対13年比で50％減らす目標を掲げており、抗菌薬適正使用の観点から、ペニシリン系薬のアモキシシリンが第一選択薬として推奨されている。

　また17年6月に厚労省が公表した「抗微生物薬適正使用の手引き 第一版」では、迅速抗原検査または培養検査でA群β溶連菌が検出されていない急性咽頭炎には、抗菌薬を投与しないことを推奨している[3]。なお、A群β溶連菌の迅速抗原検査の感度は、80～90％とされる。

　A群β溶連菌の咽頭・扁桃炎の鑑別疾患に、EBウイルスによる伝染性単核球症がある。EBウイルス感染症にアモキシシリンを投与すると、約30％の症例で全身に発疹が出現することが知られている。しかし、検査でA群β溶連菌が検出された例だけにアモキシシリンを投与すれば、このような有害事象を回避できる。

　投与期間の10日間は少し長いと思われるかもしれないが、リウマチ熱の予防に必要である。服薬アドヒアランスを保つための指導が重要になる。

症例 4 重症例には点滴静注のペラミビル

　症例4は、A型インフルエンザの3歳女児。体重は15kg。小児のインフルエンザの治療には、内服薬であるオセルタミビルリン酸塩（タミフル他）が投与されることが多い。1歳以上は1回2mg/kgだが、1歳未満は1回3mg/kgである点に注意する。1回最大投与量は、成人と同じ75mg。

　バロキサビル マルボキシル（ゾフルーザ）は1回の内服で治療できるため、アドヒアランスの観点から、非

図4　小児における抗インフルエンザ薬の選択アルゴリズム

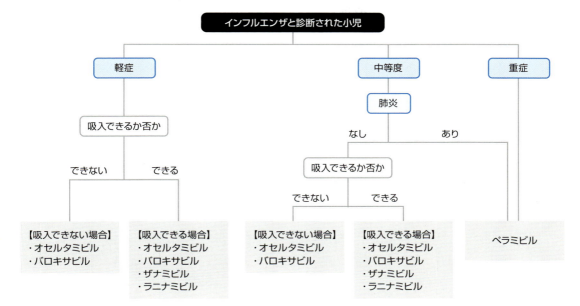

・重症患者：ペラミビルの投与を推奨する。
・軽症および中等度の患者：吸入および内服が困難な症例や重症化が予想される症例にはペラミビルの投与を考慮する。
・ウイルス性肺炎合併患者：吸入薬の優位性を示すエビデンスがないので、オセルタミビルもしくはペラミビルの投与を推奨する。

常に優れている。ただ、耐性ウイルスを誘導しやすいという報告もあるため、今後出される予定の日本感染症学会などの指針などを参考にしたい。

インフルエンザの流行期には、迅速診断の必要はないケースも多いが、非流行期にはインフルエンザの迅速診断を活用するとより正確な診断が可能になり、抗インフルエンザ薬の適正使用が図られる。

10歳未満でも、吸入が容易にできる小児には、ザナミビル水和物（リレンザ）、ラニナミビルオクタン酸エステル水和物（イナビル）も選択肢となる。重症例は、点滴静注のペラミビル水和物（ラピアクタ）を選択する（図2）。

インフルエンザの予防は通常、ワクチン接種だが、抗インフルエンザ薬の投与も可能である。しかし保険適用外であり、治療と予防で用法・用量が異なる点に注意する。

厚労省は抗菌薬の適正使用に向け、薬剤耐性（AMR）対策アクションプランを策定し、明確な数値目標を公表している。また「抗微生物薬適正使用の手引き 第一版」を公表し、気道感染症や急性下痢症に対し、抗菌薬をどのように使用すべきか明確な指針を提示している。日々の服薬指導など、臨床現場で参考にしてほしい。

参考文献

1) 小児呼吸器感染症診療ガイドライン作成委員会（日本小児呼吸器学会・日本小児感染症学会）「小児呼吸器感染症診療ガイドライン2017」（協和企画、2016）
2) 国立感染症研究所「百日せきワクチンファクトシート」（2017年2月10日）
3) 厚生労働省「抗微生物薬適正使用の手引き 第一版」（2017）
https://www.mhlw.go.jp/file/06-Seisakujouhou-10900000-Kenkoukyoku/0000166612.pdf

成人市中肺炎の基礎知識

北 和也 （やわらぎクリニック [奈良県三郷町] 院長）

咳をしている患者に抗菌薬が処方されていたら、「肺炎だろうか」と考えるかもしれない。中には、軽症にみえる患者に、複数の気道症状への対症療法薬とともに抗菌薬が出されるケースもある。このような患者に対して、医師はどのように診断し薬剤処方へとつなげているのか、病態と治療の実際を紹介する。

1. 市中肺炎とは

市中肺炎（CAP）は、基礎疾患を有しない、あるいは有しても軽微な基礎疾患の人に起こる肺炎である[1]。院内肺炎（HAP）や医療・介護関連肺炎（HCAP）のように、何らかの基礎疾患があって医療や介護の対象となっている人に起こる肺炎とは、患者背景や原因微生物の種類などが異なる点で区別して扱われるが、線引きは必ずしも容易ではない。

また、市中肺炎は、基本的には細菌やウイルスによる"感染性の"肺炎である。膠原病などに合併する肺炎や薬剤性肺炎、特発性間質性肺炎などは市中肺炎に分類されない。これらは治療方針が異なるため鑑別は非常に重要である。

2. 市中肺炎の分類

一般外来診療で遭遇する市中肺炎は、主に肺炎球菌肺炎、インフルエンザ菌肺炎、モラキセラ菌肺炎、黄色ブドウ球菌肺炎、誤嚥性肺炎、マイコプラズマ肺炎、ウイルス性肺炎——である（**表1**）。さらにこれらは「細菌性肺炎」と「非定型肺炎」に大別される。

市中肺炎の起炎菌は、肺炎球菌、インフルエンザ

表1 一般外来診療で遭遇する主な市中肺炎

① 肺炎球菌肺炎（軽症〜中等症）
② インフルエンザ菌肺炎
③ モラキセラ菌肺炎 ⇒細菌性肺炎
④ 黄色ブドウ球菌肺炎
⑤ 誤嚥性肺炎
⑥ マイコプラズマ肺炎 ⇒非定型肺炎※
⑦ ウイルス性肺炎
⑧ その他

※ 上記のように分類されているが、マイコプラズマ（*M.pneumoniae*）は細菌であることに注意

菌、モラキセラ菌、マイコプラズマ、クラミドフィラ、レジオネラが古典的な"BIG 6"として有名である。しかし、クラミドフィラはかつて見積もられていたほど頻度は高くなく[2~4]、実臨床でも、診療所・病院を問わずまれな印象である。また、肺炎球菌とレジオネラは重症肺炎の代名詞ではあるが、特に後者は頻度が低い上、重篤な呼吸不全や意識障害で入院となるケースが多いため、薬局で遭遇する機会はほぼないものと思われる（これらは、診断された、あるいは疑われた段階です

解説　成人市中肺炎の基礎知識

写真1　市中肺炎の胸部X線写真の例

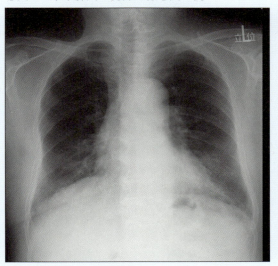

両側下肺野中心に浸潤影がみられるが、X線写真で異常を指摘するのは時に難しいことがある。

写真2　市中肺炎の胸部CT写真の例

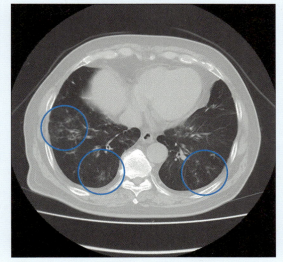

写真1の患者のCT像。浸潤影がより鮮明に確認できる。

ぐ紹介・入院しているはずである）。

　一方、外来で忘れてはいけないのが、誤嚥性肺炎である。口腔内常在菌が唾液や胃液とともに肺に流れ込んで生じる肺炎であり、嚥下機能の低下した高齢者（特に口腔内衛生が悪い高齢者）で注意が必要である。また、インフルエンザ罹患後の肺炎の起炎菌として黄色ブドウ球菌も重要である[5]。

　そもそも、市中肺炎の原因微生物は、細菌よりもウイルスが多い[6]。だが、実臨床においてウイルス性肺炎であると断定するのが難しいこと、ウイルス性肺炎には細菌性肺炎が合併するケースが多いこと[7]などから、肺炎と診断がつけば、抗菌薬治療を開始するのが原則である。

3. 市中肺炎の診断

　自覚症状としては、呼吸困難や胸痛、持続する高熱、鼻汁や咽頭痛に乏しい咳嗽などを認める（反対に、鼻汁や咽頭痛など複数の気道症状を伴う場合は"かぜっぽさ"が増す）。これらを問診で確認した上で、頻呼吸や血中酸素飽和度（SpO_2）低下、肺雑音などの身体所見から肺炎を疑った場合には、胸部X線撮影などを行い、確定診断する（**写真1**）。

　問診・身体診察から肺炎を疑うものの胸部X線で今ひとつ浸潤影がはっきりしないが（肺に染み出してくる水分がないようなイメージで、脱水を来した高齢者などで多くみられる）、それでもきちんと診断をつけたい場合には胸部CTを追加する。例えば、超高齢の患者が発熱しており、状態が良いとは言い難く、「今この場で診断をつけておきたい」といった場合には、CT検査実施のハードルを下げる（**写真2**）。

　なお、最近は超音波検査（エコー）を診断ツールに利用することもある。機器の小型化に伴い、外来や在宅ではベッドサイドで診療の一環として行う超音波検査（POCUS：point of care ultrasound）が病態評価に威力を発揮している。

　肺炎との鑑別を要する疾患は、呼吸器症状や発熱を来す疾患である。すなわち、かぜ、インフルエンザ、気管支炎、肺結核、うっ血性心不全、肺塞栓、その他の発熱疾患などがある。

写真3 喀痰グラム染色で検出された肺炎球菌
Streptococcus pneumoniae

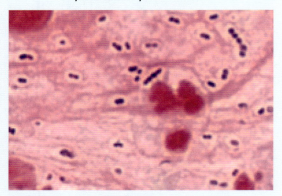

莢膜を伴うグラム陽性双球菌が多数観察される。

表2 肺炎の重症度スコアリング「A-DROP」

A（Age）：男性70歳以上、女性75歳以上
D（Dehydration）：BUN 21mg/dL 以上または脱水あり
R（Respiration）：SpO_2 90％以下（PaO_2 60 torr以下）
O（Orientation）：意識障害あり
P（Pressure）：血圧（収縮期）90mmHg以下

軽　症：上記指標のいずれも満足しないもの
中等度：上記指標の1つまたは2つを有するもの
重　症：上記指標の3つ以上を有するもの。ただし意識障害・ショックがあれば1項目のみでも重症とする
超重症：上記指標の4つまたは5つを有するもの

これらは主に、問診と身体診察で絞れる範囲まで絞り込み、検査を追加する。高齢者では、「呼吸器症状が乏しい肺炎」「微熱にとどまる肺炎」は珍しくない。また、通常、腎盂腎炎は呼吸器症状を来さないが、かぜシーズン真っただ中の腎盂腎炎ならば、かぜによる気道症状＋腎盂腎炎による高熱という紛らわしいケースも時に経験する。

肺炎診断後は、「その時点で想定している原因微生物」に対応した抗菌薬を選択し治療を開始する（いわゆるエンピリック治療）。定型肺炎と非定型肺炎の鑑別は、問診や身体所見からある程度区別ができる（詳細は36ページ以降で後述）。

また、エンピリック治療を開始する際に、より原因微生物を鑑別する方法として、喀痰グラム染色や迅速尿中抗原検査が存在する。例えば、喀痰グラム染色で**写真3**のようなグラム陽性双球菌が得られれば、肺炎球菌肺炎が起炎菌であると判断し、広域抗菌薬を使用せずに、入院時のベンジルペニシリンカリウム（商品名ペニシリンGカリウム）の点滴や、アモキシシリン水和物（サワシリン、パセトシン他）などで治療可能と判断できる。

なお、喀痰グラム染色の詳細については、下記のウェブサイトを参考にされたい。

※「グラム染色道場」：http://gram-stain-id.cocolog-nifty.com/blog/2015/04/post-611d.html

4. 治療方針

肺炎の患者さんを外来でフォローすべきか、はたまた入院で経過観察すべきなのか、医師は何を基準に判断しているのだろうか。

肺炎患者の重症度を見極める際には、バイタルサインが非常に参考になる。例えば、qSOFAスコア（[1]意識状態の変化、[2]収縮期血圧100mmHg以下、[3]呼吸回数22回/分以上）のうち2項目以上に異常があれば、敗血症が疑われるため外来通院での治療は厳しいといえる。また、「A-DROP」（**表2**）や、「CURB-65スコア」などの肺炎の重症度スコアリングもある。肺炎と診断されて来局する患者は、これらのスコアで軽症あるいは中等症に該当しているはずである。ぜひチェックしてみてほしい。

ちなみに、肺炎かかぜかの見極めにもバイタルサイ

ンは役立つ。

　米国内科学会の指針によると、基礎疾患のない70歳未満の成人では、（1）頻脈 [100回／分超]、（2）頻呼吸 [24回／分超]、（3）発熱 [口腔温で38℃超]、（4）聴診での呼吸音の異常――の全てに合致してない場合は、肺炎の可能性は低い[8]。

　これらのバイタルサインに加えて、直感（gut feeling）も大切である。実際、小児の重症感染症について、医師と保護者の直感が診断・除外に有用という報告がある[9]。

　高齢者診療でも直感は役に立つ。かかりつけ薬剤師の目から見て、「あれ？　いつもと違う」という感覚は重症のサインの可能性がある。軽症と診断されていても重症ではないかと疑う患者をみたら、「○○さん、いつもと比べて様子が変なのですが、このまま帰っていただいてもよいでしょうか」と医療機関に確認するのもよいかもしれない。

　具体的な薬物治療については、次項から、ケースに合わせて解説していく。

参考文献

1）日本呼吸器学会「成人肺炎診療ガイドライン2017」（メディカルレビュー社）

2）PLoS One.2013;8:e63103.

3）N Engl J Med.2015;37:415-27.

4）Clin Infect Dis.2016;62:817-23.

5）Chest.2001;119:1717-23.

6）N Engl J Med.2015;373:415-27.

7）Clin Infect Dis.2016;62:817-23.

8）Ann intern Med.2016;164:425-34.

9）Lancet.2010;375:834-45.

医師が処方を決めるまで

成人市中肺炎の処方の実際

北 和也（やわらぎクリニック［奈良県三郷町］院長）

Point

▶ 問診や身体所見から、細菌性肺炎と非定型肺炎を鑑別した上で、抗菌薬による治療を開始する

▶ 起炎菌を同定し、薬剤感受性に応じて、より狭域の抗菌薬にスイッチする

▶ 薬剤耐性（AMR）は深刻な問題。かぜに対する安易な抗菌薬投与は避ける

症例1 細菌性肺炎にペニシリン系抗菌薬

症例1は、3日前から続く発熱と咳嗽、食欲低下を主訴に受診した高血圧症の68歳男性である。

来院時、38℃の発熱があり、鼻・喉の症状が乏しく咳（下気道症状）が際立っていたため、かぜではなく細菌性肺炎を疑った。左背部に湿性ラ音を聴取し、胸部X線写真で同部に浸潤影を認め、軽症の市中肺炎と診断した。肺炎の重症度スコアリング「A-DROP」（表2）から、軽症であり外来で治療が可能と判断した。

起炎菌の同定には、喀痰検査の塗抹（グラム染色）および培養が必要である。とはいえ、検査結果を待って治療するわけではなく、患者の年齢や基礎疾患、症状、所見などから原因微生物を推定して抗菌薬を用いる「エンピリック治療」を行う。

本症例は、喀痰培養検査をオーダーした上で、外来で経過観察することとし、サワシリン（一般名アモキシシリン水和物：AMPC）とオーグメンチン（クラブラン酸カリウム・アモキシシリン水和物：CVA・AMPC）の2種類のペニシリン系抗菌薬を処方した。両者の併

症例1

68歳、男性（高血圧）。
発熱、咳嗽、食欲低下

● 初診時の処方

① サワシリンカプセル250
　　　　　　1回1カプセル（1日3カプセル）

オーグメンチン配合錠 250RS
　　　　　　1回1錠（1日3錠）

メジコン錠 15mg　1回2錠（1日6錠）
　　1日3回　朝昼夕食後　3日分

② カロナール錠 200　1回2錠
　　高熱でつらいとき　4〜6時間以上空けて
　　4回分

用により、細菌性肺炎で頻度の高い肺炎球菌、インフルエンザ菌、モラキセラ菌、口腔内常在菌などの大部分をカバーできるためである。

オーグメンチン配合錠250RSは、AMPCとβラクタマーゼ阻害薬であるCVAを2対1（250mgと125mg）で配合している。ただし、海外で用いられている同製剤のAMPC/CVA配合比は4対1であり、国

内の製剤ではAMPCの用量が少ない。これを補う目的で、AMPCを同時に処方している。点滴治療を行う場合は、セフトリアキソンナトリウム水和物（商品名ロセフィン他）1〜2gを、24時間ごと5〜7日間投与する。

　市中肺炎の多くは、5〜7日間の治療が必要である。症例1の抗菌薬の処方日数が3日分なのは、3日目にフォローするためで、その時点で治療を評価し、奏効していなければ軌道修正を試みる。もちろん、症状がつらくなれば、3日を待たずに受診するよう促している。

症例 2　培養結果を踏まえ抗菌薬の種類を変更

　感染症治療は、目の前の患者に「どのような背景があり」「どの臓器の」「どのような微生物による感染症か」──の3要素を考えて抗菌薬を選択するのが大原則である[1]。抗菌薬投与前の喀痰検体の培養結果を確認し、菌種・抗菌薬感受性に応じて、より狭域の抗菌薬にスイッチする「デ・エスカレーション」を行う必要がある。デ・エスカレーションは、感染症診療のコアコンピテンシーの1つである（詳細は参考文献2を参照してほしい）。

　症例2は、原因微生物が肺炎球菌であることが判明したケースである。当初、症例1と同様、AMPCとAMPC・CVAを処方していたが、3日後の来院時、喀痰培養の結果を踏まえてAMPC単剤に切り替えた。肺炎球菌はβラクタマーゼを産生しないため、CVAは不要だからである。入院治療であれば、ペニシリンGカリウム（一般名ベンジルペニシリンカリウム）を投与する。

　なお、もしも初診時に喀痰グラム染色や肺炎球菌尿中抗原検査などで、肺炎球菌肺炎であると同定できていれば、初めからAMPCやペニシリンGなどで治療を開始できる。そのため、忙しい外来でも可能な限り初日の起炎菌同定に努めるべきである。

症例 2

70歳、男性。発熱、咳嗽

●初診から3日後の再診時の処方

サワシリンカプセル250
　　　　　　1回2カプセル（1日6カプセル）
メジコン錠15mg　1回2錠（1日6錠）
　1日3回　朝昼夕食後　3日分

　一方、原因微生物がモラキセラ菌であった場合は、ほぼ100%βラクタマーゼ産生菌であり、AMPC単剤では治療できず、セフトリアキソンやAMPC・CVAでの治療が必要となる。インフルエンザ菌も、BLPAR（βラクタマーゼ産生アンピシリン耐性菌）やBLNAR（βラクタマーゼ非産生アンピシリン耐性菌）などがあるので、AMPC・CVAやセフトリアキソンによる治療を要するケースもある。

　そのほか、口腔内嫌気性菌による誤嚥性肺炎であれば、横隔膜より上の嫌気性菌に対しては、AMPC単剤もしくはAMPC・CVAの内服や、セフトリアキソンでも十分対応できることが多い。

　なお、黄色ブドウ球菌については、MSSA（メチシリン感受性黄色ブドウ球菌）であればAMPC・CVAで治療可能だが、市中MRSA（メチシリン耐性黄色ブドウ球菌）が関連しているケースが増えており注意が必要である。そのため、黄色ブドウ球菌肺炎を疑った場合、来院時の全身状態が悪ければ、迷わず入院加療を勧める。

　また、肺炎球菌ワクチンを接種していない65歳以上の患者や、慢性閉塞性肺疾患（COPD）、慢性心不全などを有するハイリスク患者には、ぜひともワクチン接種を受けるよう、薬局でも勧めてほしい。

症例 3　非定型疑いにはマクロライド系抗菌薬

　一方、同じ市中肺炎でも、マイコプラズマ肺炎など

症例3

**35歳、女性（基礎疾患なし）。
発熱、咳嗽、鼻汁、咽頭痛**

●初診時の処方

① ジスロマック錠 250mg
　　　　　　　　　　　　1回2錠（1日2錠）
　　　1日1回　朝食後　3日間

② メジコン錠 15mg　1回2錠（1日6錠）
　　　1日3回　朝昼夕食後　3日分

③ カロナール錠 200　1回2錠
　　　高熱でつらいとき　4～6時間以上空けて
　　　6回分

**表3　市中肺炎における細菌性肺炎と
　　　　非定型肺炎の鑑別**

① 年齢60歳未満

② 基礎疾患がない、あるいは軽微

③ 頑固な咳がある

④ 胸部聴診上所見が乏しい

⑤ 痰がない、あるいは迅速診断法で原因菌
　が証明されない

⑥ 末梢血白血球数が1万/μL未満である

- -

・6項目中4項目以上に合致した場合
　　　→ 非定型肺炎疑い

・6項目中3項目以下に合致した場合
　　　→ 細菌性肺炎疑い

　※非定型肺炎の感度は77.9%、特異度は
　　93.0%

・①～⑤項目中、3項目以上に合致した場合
　　　→ 非定型肺炎疑い

・①～⑤項目中、2項目以下に合致した場合
　　　→ 細菌性肺炎疑い

　※非定型肺炎の感度は83.9%、特異度は
　　87.0%、陽性尤度比6.45、陰性尤度比0.19

なお、この表における「非定型肺炎」とは、マイコプラズマ肺炎とクラミドフィラ肺炎のみを含み、レジオネラ肺炎を含まないことに注意が必要

の非定型肺炎は、上述のようなβラクタム系抗菌薬の効果は乏しいため、エンピリック治療開始時に、細菌性肺炎との鑑別が求められる。

マイコプラズマ肺炎については、問診と身体所見から推測することができる。典型例は、咳・鼻・喉症状および高熱があり、胸部聴診所見が乏しく、当初かぜかなと思ったが、3日経っても高熱が続き、呼吸もやや苦しいため再診した——といった感じである。**症例3**の35歳女性の経過も同様であった。

咳、鼻、喉症状が出ると"ウイルスらしさ""かぜらしさ"が増すが、*Mycoplasma pneumoniae*は例外的に一見ウイルスのような振る舞いをするため、かぜとの鑑別が難しい。ただし、しっかり聴診すると、大きく息を吸い込んだ時にごくわずかcrackles（肺雑音）が聴こえたり、かぜにしては頻呼吸があったりして、初診時に気付くこともある。また、頻度は少ないものの、肺外症状を合併するという特徴もある[3]。そのほか、非定型肺炎（マイコプラズマ肺炎もしくはクラミドフィラ肺炎）を鑑別するポイントを**表3**に示す。

日本では現在、おおむね8割以上のマイコプラズマはマクロライド耐性である[4]。しかし、日本呼吸器学会の「成人肺炎診療ガイドライン2017」では、第一選択薬としてアジスロマイシン水和物（商品名ジスロマック他）などのマクロライド系抗菌薬を挙げている。症例3にもアジスロマイシンを処方した。

マイコプラズマ肺炎は市中肺炎の中でも死亡率が最も低く[5]、しかも大抵は自然軽快する[3]ため、いったんマクロライド系薬で治療しても問題はない。肺炎の初期治療で、非定型肺炎をカバーしてもしなくても、死亡率に差はなかったという報告もある[6]。

しかし、中等症以上であればマクロライド系薬の選択は避けるべきであり、ドキシサイクリン塩酸塩水和物（ビブラマイシン）やミノサイクリン塩酸塩（ミノマイシン他）といったテトラサイクリン系抗菌薬を選択すべきである。

また、肺炎球菌に関してはマクロライド耐性が増加しており、肺炎球菌肺炎が除外できない場合、マクロ

ライド単剤での治療は危険である。マクロライド単剤による治療は、軽症のマイコプラズマ肺炎やクラミドフィラ肺炎を強く疑うケースに限るべきである。

　なお、ニューキノロン系抗菌薬は、「レスピラトリーキノロン」という、肺炎治療にいかにも効きそうなニックネームが付いているが、筆者は、肺炎に対してニューキノロン系薬は原則使っていない。結核に中途半端に効いてしまい結核診断をマスクしてしまう可能性があるためである。また、アキレス腱断裂[7]や大動脈瘤[8]のリスクが上昇するとの報告もある。一般診療所でニューキノロン系薬を用いるケースは非常に特殊であり、筆者のクリニックでも年間数回程度である。

参考文献

1）佐田 竜一「感染症診療の考え『型』」（羊土社、2016）

2）週刊医学界新聞「7つのコアコンピテンシーで高める 感染症外来診療術」http://www.igaku-shoin.co.jp/paperDetail.do?id=PA03318_01

3）Chest.1989;95:639-46.

4）FrontMicrobiol.2016;7:974.

5）JAMA.1996;275:134-41.

6）Eur Respir J.1995;8:1999-2007.

7）J Clin Aesthet Dermatol. 2010;3:49-54.

8）BMJ.2018;360:k678.

薬局で取り組むAMR対策

[処方箋]

① 【般】セフカペンピボキシル塩酸塩錠100mg　1回1錠（1日3錠）

　　【般】デキストロメトルファン臭化水素酸塩錠15mg　1回2錠（1日6錠）

　　【般】カルボシステイン錠500mg　1回1錠（1日3錠）
　　　　　1日3回　朝昼夕食後　5日分

② 【般】フェキソフェナジン塩酸塩錠60mg　1回1錠（1日2錠）
　　　　　1日2回　朝夕食後　5日分

③ 【般】ツロブテロールテープ2mg　5枚
　　　　　1回1枚　胸部、背部または上腕部に貼付　1日1回　就寝前

④ SPトローチ0.25mg「明治」　1回1錠
　　　　　1日3～4回　咽頭痛時　20回分

　上に示すような処方箋を薬局で応需したら、薬剤師としてどのようなことを考えるだろうか。処方内容からは、複数の気道症状があることが分かる。また、処方医は気道感染症に対して、抗菌薬を処方している。ということは、細菌感染、もしかして肺炎か。だが、処方箋を持参した患者は軽症っぽく見える——。

　デキストロメトルファン臭化水素酸塩水和物（商品名メジコン他）、ツロブテロール（ホクナリン他）は咳、フェキソフェナジン塩酸塩（アレグラ他）は鼻汁、SPトローチ（一般名デカリニウム塩化物）は咽頭痛に、それぞれ処方されているのであろう。このように複数の気道症状がある場合は、細菌感染症よりもウイルス感染症の可能性が高まる。中でも、鼻症状（鼻汁、鼻閉）、下気道症状（咳、痰）、咽頭症状（咽頭痛）——の3系統の症状が同時に、かつ同程度生じていれば、発熱の有無を問わず、典型的なかぜ（ウイルス性の急性気道感染症）と判断できる[1]（**図A**）。

　上記処方箋を持参した患者も肺炎の可能性は低く、かぜである可能性が高いであろう。処方数が多いところも"突っ込みどころ"かもしれないが、何より抗菌薬の必要性が非常に乏しいことを、医師と共有したいところである。

他人事では済まない薬剤耐性問題

　「そう言われても、医師には伝えづらい」と感じる薬剤師は少なくないのではないだろうか。しかし、伝えにくいからといって抗菌薬の不適切処方を放置していては、AMR（薬剤耐性）対策が進まない。

　このまま何も対策を取らずに、これまで通り抗菌薬を使用すると、AMRによる世界中の死亡者数は2013年の年間70万人から、50年には年間1000万人に達し、癌による死亡者数820万人を上回るともいわれている[2]。次世代にまで影響するわけで、決して他人事では済まされない。多職種、さらには国民一丸となって対策を考える必要がある。

　中でも、セフカペンピボキシル塩酸塩水和物（商品名フロモックス他）、セフジトレンピボキシル（メイアクト他）、セフジニル（セフゾン他）などの経口第3世代セフェムは、広域であるもののバイオアベイラビリティが低く、考え得るほぼ全ての状況下で、より良い選択肢がほかにある[3]。よって「原則使ってはならない抗菌薬」だと考える。ちなみに、飲んだ薬が大体、便となってしまうため、経口第3世代セフェムの処方は、「だいたいうんこ」＝「DU」処方と呼ばれる場合もある[4,5]。

では、これらの代わりに何を用いればいいのか。一般的な外来感染症におけるエンピリック治療（診断確定前に開始する治療）の最善の一手はほぼ決まっている。これらは、「感染症診療の手引き（新訂第3版）」（シーニュ、2017）などで確認しておく必要がある。

急性副鼻腔炎であれば、大抵はウイルス性であり抗菌薬は不要である。細菌性であったとしても軽症であれば多くの場合、抗菌薬なしで自然軽快する。細菌性の中には強い痛みや高熱などがあり抗菌薬が必要な場合もある。しかしその場合も、アモキシシリン水和物（サワシリン他）あるいはクラブラン酸カリウム・アモキシシリン（オーグメンチン他）といったペニシリン系抗菌薬が第一選択であり、第3世代セフェムの使用は推奨されていない[6]。

また、喉の強い痛みや首のリンパ節の腫れ、発熱を認めるものの、鼻水や咳といった典型的な"かぜ症状"がない場合に疑う細菌性咽頭炎についても、第一選択はベンジルペニシリンカリウム（ペニシリンGカリウム）やアモキシシリンである。ペニシリンアレルギーがあったとしても、代替案として第1世代セフェムのセファレキシン（ケフレックス他）やクリンダマイシン塩酸塩（ダラシン）などの選択が推奨されている[7]。

「手引き」に基づくかぜ診療の啓発を

厚生労働省の「抗微生物薬適正使用の手引き 第一版」には、かぜだけではなく、プライマリケアでよく遭遇するこれらの疾患への対応の基本的な考え方が述べられている。無料で閲覧・ダウンロードできる。同手引きに基づいたかぜ診療を啓発してほしい。

ここまで「かぜへの抗菌薬は不要」そして「経口第3世代セフェムは原則使ってはならない」と述べた。では、実際に、現場でこれらの処方を目にしたとき、薬剤師としてどのような行動が取れるだろうか。処方医をヤブ医者だと思って愚痴をこぼすだけ、というところで止まってしまっているケースが多いように思う。

確かに、「なんでこんな薬を出すんだろう」と思ってしまっても致し方ないようなケースも多々ある。だか

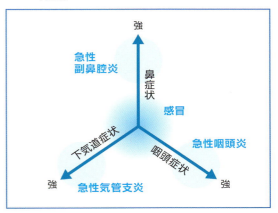

図A　急性気道感染症の病型分類のイメージ
（厚生労働省「抗微生物薬適正使用の手引き 第1版」より引用）

らといって愚痴をこぼしているだけでは、状況は好転しない。それよりもぜひ、知識・経験をフル動員して、少しでも目の前の医療の質を上げるための工夫をしてほしい。薬剤師が医師とうまく連携すれば、目の前の患者さんをもっともっとハッピーにできると思うので、ぜひとも共に試行錯誤できればと思う。

感染症外来診療についてもっと詳しく学びたい読者は、筆者が共同編者を務めた書籍「トップランナーの感染症外来診療術」（医学書院、2019）も参考にしていただきたい。

参考文献

1) 厚生労働省「抗微生物薬適正使用の手引き 第一版」
2) Resistance: Tackling a crisis for the health and wealth of nations. The Review on Antimicrobial Resistance Chaired by Jim O'Neill (December 2014)
3) 徳田 安春「日本の高価値医療 High Value Care in Japan」（カイ書林、2016）
4) 日経メディカルAナーシング「『だいたいウンコになる』抗菌薬にご用心！」https://medical.nikkeibp.co.jp/leaf/mem/pub/anursing/kutsuna/201512/545029.html
5) 日経Gooday「だいたいウンコになるので専門家に通称DU薬（DAITAI UNKO）とすら呼ばれる抗菌薬について知っておきたいこと」https://gooday.nikkei.co.jp/atcl/column/15/111700006/061400008/
6) Clin Infect Dis.2012;54:e72-e112.
7) Clin Infect Dis.2012;55:1279-82.

結核の基礎知識

倉原　優（国立病院機構近畿中央呼吸器センター）

結核は、"過去の感染症"と認識されがちだが、我が国の罹患率は先進国の中では依然として高い。病態を正しく理解した上で、治療完遂に向けて患者を支援していく必要がある。

1. はじめに

結核は、社会へのまん延防止や、薬剤耐性結核の増加防止の観点から、公衆衛生学的に重要な感染症である。結核の医療提供においては、日本結核病学会の「結核医療の基準」に沿った治療に対して公費負担がなされ、治療完遂まで、地域の保健所が強く関わることとされている[1]。服薬アドヒアランス維持のため、患者が医療者の目の前で抗結核薬を内服する直接監視下短期化学療法（Direct Observed Treatment, Short-course：DOTS、ドッツ）に地域で取り組むことなどを通じて、全ての患者に、適切な治療が行われるようにサポートすることが、我々医療従事者の責務である。

2. 感染と発病の違い

結核は結核菌（*Mycobacterium tuberculosis*）によって発症する慢性感染症である。日本では"過去の感染症"と認識されがちだが、現在も、年間2万人ほどが新たに患者として報告されており、我が国の罹患率は先進国の中では高い。近年は80歳以上の高齢者や、免疫を持たない若年者への感染が増加傾向にある。高齢者の結核は、結核患者が多かった時代に結核菌に感染し、高齢になり免疫力が低下したのを機に再燃・発症した例が多い。

さらに、近年、海外から多くの外国人学生や研修生が来日しており[2]、当院でも若年結核患者の半数ほどが外国出生者という状況になりつつある。筆者の外来に通院している結核患者も、若年層に限ればほとんどが外国出生者（主にベトナムやフィリピン）である。最近は外国人観光客も増えており、この影響は軽視できない。

さて、我々医療従事者が結核患者と触れ合った場合、感染のリスクがどのくらい高いのか、気になる人もいるだろう。実は、過度に心配する必要はない。

結核は、世界で年間約300万人が死亡する致死的感染症であるが、感染のスピードは遅く、感染が急激に広がるわけではない。また、適切な治療を受ければ予後は決して悪くない。患者の中には、不治の病だと思っている人も多いため、丁寧な情報提供が求められる。

まず知っておきたいのは、結核は空気感染（飛沫核感染）によってヒトからヒトへ伝播していくが、インフルエンザのように猛スピードで感染していくわけではないということだ。結核菌は緩やかに体内で増殖し、排菌して次の人に感染するまで半年〜1年かかることもある。

ヒト-ヒト感染する上、発症して一定の条件を満たせば、結核病棟に隔離されるという負の側面が強調されてしまうため、結核が病院で検出されると、魔の感染症が出たかのように大騒ぎする医療施設も存在する。

しかし実際には、N95マスクを付けていれば、感染をほぼ防御できる。万が一、マスクなしで濃厚に接触して感染したとしても、約9割は発病しない。

ここで重要なのが、「感染」と「発病」の概念の違いである（図1）。「感染」は、結核菌が体の中に入ってしまうことを意味するが、その結核菌を免疫で封じ込めてしまえば、発病して症状が出ることはない。インフルエンザなどのウイルス性疾患にもみられるように、病原微生物に感染しても、発病せずに、無症状で免疫を獲得する人は一定数存在する。

一方、「発病」は、免疫によって病原微生物を封じ込めることができず、咳嗽などの症状を発症した場合を指す。肺結核の場合、周囲に結核菌をまき散らすリスクがあるため、一定の条件を満たし、そのリスクが高いと判断された場合は、患者は隔離入院が必要になる。

前述のように、感染者の約9割は、免疫により結核菌を封じ込めることができるが、例外がある。HIV感染症のような免疫不全の患者では、発病に至る患者が多く、この9割という数値は低くなる。また、高齢になり免疫が低下すると、一度感染した結核菌を封じ込めることができなくなり、若いときに感染した結核を高齢になって発病することがある。

3. 検査

結核の検査で重要なのは、「喀痰検査」と「胸部画像検査」である。まず、長引く咳や痰、発熱、倦怠感など結核が疑われる症状があれば、喀痰検査を行う。

喀痰検査では喀痰を採取して、「塗抹検査（抗酸菌染色）」と「培養検査」を実施する。塗抹検査（抗酸菌染色）では、採取した検体（喀痰）をスライドグラス上に塗抹・染色して、顕微鏡で抗酸菌の数を調べる。塗抹検査では抗酸菌全般が染色されるため、抗酸菌のうち、結核菌と非結核性の抗酸菌の区別は付かない。分離培養された菌が結核菌であるかどうかを調べるために、培養検査を行い、核酸増幅法（LAMP法やPCR法）を用いて、結核菌と非結核性を区別し、さらに、薬剤感受性検査も行う。

図1　結核菌の接触から発病まで（筆者作成）

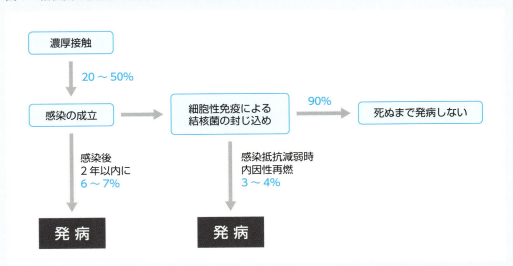

結核菌は体内で緩やかに増殖し、排菌してヒトに感染するまで時間がかかる。濃厚接触しても、感染するのは20～50％程度。さらに感染が成立しても、免疫による封じ込めで、90％は発病しない。また6～7％は、感染後2年以内に発病する。残りの3～4％は、疾患や高齢化により、免疫が低下したときに発病する。

写真1　肺結核の画像所見

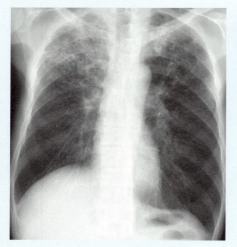

胸部X線写真：左右の上肺野に粒状影が散見される。

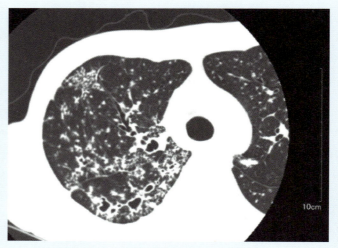

胸部CT写真：右肺に空洞と気道散布影がみられる。

　塗抹検査の結果は、「−」「±」「1＋」「2＋」「3＋」の5段階で表示される。「塗抹検査陽性」の場合の感染性は、「塗抹検査陰性・培養検査陽性」に比べて格段に高くなる。一方、培養検査が陰性の非結核性抗酸菌症は、結核菌とは異なりヒト-ヒト感染しないため、隔離する必要はない。

　もう1つの重要な検査が、胸部画像検査である（**写真1**）。胸部X線写真で、上肺野に気道散布影や空洞などの典型的な陰影を認めた場合、肺結核を疑う必要がある。結核菌は酸素分圧が高いところを好む。そのため、肺の中でも上葉に病変を作りやすいとされている。なお、天井側からぶら下がっているコウモリの場合は、身体の上下が反対向きになっているので、肺の下葉に結核病巣ができやすい。

　このほか、血液で、結核菌の感染を判定するクォンティフェロン検査などのインターフェロンγ遊離試験も、結核の感染診断に使われている。

　この検査は、過去に結核菌に感染していれば、基本的に陽性になる。前述の「感染」と「発病」は区別できないため、陽性だからといって活動性肺結核と診断できないが、過去に結核の感染歴がない若年者では、偽陽性・偽陰性がともに少ないことから、診断に苦慮する40歳以下の患者であれば、積極的にインターフェロンγ遊離試験を用いて診断してもよいと考えている。

　結核と診断されて、抗結核薬を開始した患者は、肝障害が出現していないかチェックするために定期的に血液検査（血算・生化学）を行う。検査は、投与開始直後は1〜2週間ごとに、維持期に入れば1〜2カ月ごとに行うことが多い。

4. 隔離の必要性とDOTS

　結核を発病しても、全ての患者が結核病棟に入院するわけではない。入院が必要になるのは、喀痰の塗抹検査で結核菌が検出された場合や、胸部X線写真で肺に空洞を認めた例である。

　これらの場合は、感染症法に基づいて、結核病床を有する病院に入院勧告がなされ、患者は約2カ月間の隔離入院を余儀なくされる。働き盛りの患者にとっては、社会的なダメージが大きいことを認識しておく必要がある。

解説　結核の基礎知識

　一方、喀痰の塗抹検査が陰性で、その後の培養で結核菌が検出されたような場合は、外来治療が可能である。つまり、喀痰の塗抹検査の判定で、入院の必要性を決定する。喀痰が出にくい患者では、胃液を採取することもある。

　喀痰の塗抹検査が陽性で、隔離入院が必要になった場合、結核病棟では厳格なDOTSが行われる。患者には、毎朝看護師の前で、抗結核薬を内服することが義務付けられる。

　抗結核薬の服用は、短くとも6カ月、患者の状態によっては、年単位の継続が必要になる。また、隔離入院の期間が終わっても、自宅で継続して服用する必要がある。入院中のDOTSは、病院看護師により順守されるが、退院して自宅に帰ると生活リズムが変わってしまい、服用を自己判断で中止しかねない。そのため、地域DOTSによる患者支援が重要である。

　地域DOTSの取り組みには地域差があるが、薬局薬剤師が、地域の保健所の依頼などにより、服薬支援者として地域DOTSに関わる可能性もある。服薬状況を確認するために、薬局で、患者の抗結核薬の空包を定期的に確認し、服薬アドヒアランスを維持するための働きかけを行うことが、結核治療完遂のために極めて重要である。

参考文献

1）日本結核病学会治療委員会「『結核医療の基準』の改訂-2018年」　Kekkaku 2018;93:61-8.
https://www.kekkaku.gr.jp/pub/vol93%282018%29/vol93no1p61-68.pdf

2）Global tuberculosis report 2017. Geneva: World Health Organization; 2017. Licence: CC BY-NCSA 3.0 IGO

医師が処方を決めるまで

結核の処方の実際

倉原　優（国立病院機構近畿中央呼吸器センター）

Point
- ▶ 原則として抗結核薬の多剤併用で治療する
- ▶ 患者によっては、年単位の抗結核薬内服が必要になる
- ▶ 腎機能低下例やステロイド内服例では用量調整を行う

　結核の化学療法では、確実に菌の撲滅を図り、新たな耐性を誘導しないために、4剤以上、最低3剤以上の薬剤を併用することが原則とされている[1]。中途半端な治療では、治療効果が十分得られないだけでなく、多剤耐性菌の発生を誘発するため、確実な服薬管理が非常に重要である。

　現在、日本で使用可能な抗結核薬は、その抗菌力と安全性に基づいて、表1のように分類される。

　抗結核薬のうち、最も強力な抗菌作用を示し、菌の撲滅に必須の薬剤が、リファンピシン（RFP）、イソニアジド（INH）、ピラジナミド（PZA）である。リファブチン（RBT）は、薬物の相互作用などで、RFPが使用できない場合に選択する。一方、静菌的に作用し、これらの薬剤との併用で効果が期待できるのが、ストレプトマイシン硫酸塩（SM）やエタンブトール塩酸塩（EB）とされている。

　治療開始後2カ月間の初期強化治療に用いるのは、RFP、INH、PZA、EB――の4剤である。またはEBの代わりに注射製剤のストレプトマイシン硫酸塩（SM）を用いることもある。表1のFirst-lineの薬剤から使っていくことになるが、実際には、Second-line治療薬であるレボフロキサシン水和物（クラビット他）やカナマイシン一硫酸塩（カナマイシン）もよく用いている。

　薬剤師として押さえておきたいのは、結核治療において最も重要な2剤が、RFPとINHであるということである。この2剤は治療開始時から治療終了時まで使われることが多く、結核の再発を抑制する上で最も効果を発揮する。そのため、これら2剤に対して耐性を有している結核のことを「多剤耐性結核」と呼ぶ。

　結核の初回標準治療では、原則として最初の2カ月間（初期強化期）は、First-line drugs（a）のRFP、INH、PZAの3剤と、First-line drugs（b）のEBの4剤併用療法（2HREZ）で治療する。その後の4カ月間（維持期）は、RFP、INHを組み合わせて治療する（2HREZ＋4HR）。

　ただし、結核の再治療例や糖尿病、関節リウマチなどの免疫低下を伴う合併症がある患者、免疫抑制薬使用中の患者などでは、維持期を3カ月ほど延長することがある（2HREZ＋7HR）（表2）。

　また、以前は80歳を超える高齢者には、肝障害などの危険性からPZAは推奨しない意見もあり、日常生活動作（ADL）が不良な高齢者ではPZAは用いずに治療することが多い（その場合、2HRE＋7HRと治療期間が3カ月延長する）。また、妊婦の場合もPZAを除いたRFP、INH、EBの3剤で治療を開始する。

　そのほかにも、薬剤感受性試験の結果や、腎機能、妊娠中の服薬の影響、副作用の出やすさなどに応じて、表1の薬剤を使い分ける。

　患者にとってつらいのは、内服期間が長いことであ

解説 結核の処方の実際

表1 抗結核薬のグループ

	特性	一般名	主な商品名
First-line drugs（a）	最も強力な抗菌作用を示し、菌の撲滅に必須の薬剤	リファンピシン（RFP）	リファジン
		リファブチン（RBT）	ミコブティン
		イソニアジド（INH）	イスコチン、ヒドラ
		ピラジナミド（PZA）	ピラマイド
First-line drugs（b）	First line drugs（a）との併用で効果が期待される薬剤	ストレプトマイシン硫酸塩（SM）	硫酸ストレプトマイシン
		エタンブトール塩酸塩（EB）	エブトール、エサンブトール
Second-line drugs	First line drugsに比して抗菌力は劣るが、多剤併用で効果が期待される薬剤	レボフロキサシン水和物（LVFX）	クラビット
		カナマイシン一硫酸塩（KM）	カナマイシン
		エチオナミド（TH）	ツベルミン
		エンビオマイシン硫酸塩（EVM）	ツベラクチン
		パラアミノサリチル酸カルシウム水和物（PAS）	ニッパスカルシウム
		サイクロセリン（CS）	サイクロセリン
Multi-drug resistant tuberculosis drugs	使用対象は多剤耐性肺結核のみ	デラマニド（DLM）	デルティバ
		ベダキリンフマル酸塩（BDQ）	サチュロ

（文献1より引用、一部改変、表1～4とも）

る。最短の標準治療期間は6カ月だが、薬剤の副作用などで使用薬剤が限られると、長い人では2年にも及ぶこともある。

さて、抗結核薬の投与量は、体重によって決められる（**表3**）。例えば、2HREZの治療を開始する60kgの男性では、INHは5mg×60kg＝300mg（100mg錠3錠）/日、RFPは10mg×60kg＝600mg（150mgカプセル4カプセル）/日、EBは15mg×60kg＝900mgだが最大量750mg（250mg錠3錠）/日、PZAは25×60＝1500mg（散剤）となる。

抗結核薬を使用する際に、最も重要かつ多い副作用が肝機能障害である。どの抗結核薬によっても起こり得る。特に、高齢患者や、栄養不良、アルコール依存、HIV感染、慢性B型肝炎、慢性C型肝炎を合併する例で発症しやすい。

表2 初回標準治療例の標準的治療法

原則としてRFP、INH、PZAを用いる下記の治療法を行う

RFP＋INH＋PZAにEB（またはSM）の4剤併用で初期強化期2カ月間治療後、維持期はRFP＋INHを4カ月継続し、全治療期間6カ月（180日）とする

なお、下記の条件がある場合には維持期を3カ月延長し、維持期を7カ月、全治療期間9カ月（270日）とすることができる

① 結核再治療例

② 治療開始時に重症（有空洞［特に広汎空洞型］例、粟粒結核、結核性髄膜炎）

③ 排菌陰性化遅延（初期2カ月の治療後も培養陽性）

④ 免疫低下を伴う合併症（HIV感染、糖尿病、塵肺、関節リウマチなどの自己免疫疾患など）

⑤ 免疫抑制薬などの使用（副腎皮質ステロイド、その他の免疫抑制薬）

⑥ その他（骨関節結核で病巣の改善が遅延している場合など）

表3　主な抗結核薬の標準投与量と最大量

一般名（略表記）	標準量 mg/kg/日	最大量 mg/body/日	日本で使用可能な剤形	備考
リファンピシン（RFP）	成人10 小児10〜20	600	カプセル	薬物相互作用が強い場合があるので、必要な場合にはリファブチンで代える
リファブチン（RBT）	5	300	カプセル	リファンピシンが使用できない場合に選択できる
イソニアジド（INH）	成人5 小児10〜20	300	錠、散、注射液	間欠療法の際には10mg/kg/日、1日最大量900mg
ピラジナミド（PZA）*1	25	1500	散	—
エタンブトール塩酸塩（EB）*1	15（20）	750（1000）	錠	初期2カ月間は20mg/kg/日としてよいが、3カ月目以降も継続する場合には15mg/kg/日、最大量750mg/日とする
ストレプトマイシン硫酸塩（SM）*2	15	750（1000）	注射液	初期2カ月間は毎日投与してよいが、その場合の最大量は750mg/日、週3回投与の場合は1g/日まで使用してよい
レボフロキサシン水和物（LVFX）*1	8	500	錠、細粒、注射液	体重40kg未満では375mgとする。多剤耐性結核の治療において必要な場合には適宜増量する*3。小児・妊婦は禁忌
カナマイシン一硫酸塩（KM）*2	15	750（1000）	注射液	初期2カ月間は毎日投与してよいが、その場合の最大量は750mg/日、週3回投与の場合は1g/日まで使用してよい

*1 腎機能低下時に投与間隔を長くすることを検討する必要がある薬剤
*2 聴力低下がある時や腎機能低下時にはできるだけ使用を避けるか減量する薬剤。ただし、腎透析時には使用できる
*3 米国胸部学会の指針ではLVFXの用量は500mg〜1gとなっていることを参考にして、必要と判断された場合には、日本の添付文書用量を超えることを了解の上、使用する

耐性結核で使う薬剤は割愛した。

症例1　2型糖尿病合併例は治療期間が長い

　結核病棟でよく見かける症例を提示しよう。**症例1**は、66歳の女性（体重60kg）。コントロール不良の2型糖尿病に続発した、肺結核の症例である。

　患者は10年来、2型糖尿病があるが未治療であった。咳嗽が続くため近医を受診したところ、胸部X線写真で肺に陰影を指摘された。胸部CTでは両側上葉に気道散布影がみられ、喀痰塗抹検査（抗酸菌染色）は「2+」で陽性。結核菌の核酸増幅法（LAMP法）が陽性で、肺結核と診断された。血液検査で、HbA1cは12.5％と、血糖コントロールが極めて不良であることが判明した。

　肺結核を起こす患者には、何らかの素因があることが多い。例えば、ステロイド内服中である、2型糖尿病や癌などの基礎疾患がある、アルコール依存がある——などである。病識がない患者であるほど受診が遅れ、かなり進行した状態で発見されて結核病棟に入院せざるを得なくなる。

　本症例では、通常のHREZの4剤（RFP、INH、PZA、EB）による初期強化治療を行う前に、様々な注意点があった。

　まずINHは、高齢や糖尿病、HIV感染などの危険因子がある患者において、ごくまれにではあるが、神経障害を引き起こすことがある。そのため、INHを使用する前には、合併症の有無を確認する必要がある。

　INHには、大脳における神経伝達物質の生成や、シ

解説　結核の処方の実際

症例 1

2型糖尿病を有する肺結核の66歳女性（体重60kg）

●初期強化治療 2カ月

［処方箋］
イスコチン錠 100mg　1回3錠（1日3錠）
【般】リファンピシンカプセル 150mg　1回4カプセル（1日4カプセル）
エブトール 250mg錠　1回3錠（1日3錠）
【般】ピリドキサールリン酸エステル錠 10mg　1回2錠（1日2錠）※
　　　　1日1回　朝食後　28日分

●維持期治療 10カ月

［処方箋］
イスコチン錠 100mg　1回3錠（1日3錠）
【般】リファンピシンカプセル 150mg　1回4カプセル（1日4カプセル）
【般】ピリドキサールリン酸エステル錠 10mg　1回2錠（1日2錠）※
　　　　1日1回　朝食後　28日分

※ ピリドキサールリン酸エステル水和物の用量には諸説あるが、筆者は 20mg/日を
　用いることが多い

ナプスの刺激伝達に重要な各種アミンの生成に不可欠なピリドキシンを減少させる作用があり、ビタミンB₆の合成が阻害されて、末梢神経障害や運動失調、高次脳機能障害などを起こすとされている。

INHを使用する際は、神経障害が起こるリスクを考慮し、症例1のようにコントロール不良の糖尿病や、高齢、HIV感染などの危険因子がある患者では、予防のために活性型ビタミンB₆製剤のピリドキサールリン酸エステル水和物（商品名ピドキサール他）を20mg/日以上投与する。

また、EBは、網膜や視神経に病変がある患者に注意が必要で、重度の網膜疾患がある患者に投与しづらい。糖尿病患者では、糖尿病性網膜症の有無について留意が必要である。眼科で投与の可否を判断してもらった後に処方する。

また、EBは、腎機能障害の患者では、半減期が極度に延長するため、用量の調整が必要である。糖尿病患者では、糖尿病性腎症に留意し、用量を判断する。

一方、PZAは、高尿酸血症がある場合、服用によりさらなる尿酸値上昇を招く恐れがある。そのため、神経症状、眼疾患、痛風の有無、その他の疾患を事細かに聴取してから薬剤を決定しなければならない。

本症では、患者に未治療の高尿酸血症が存在することが分かったため、初期強化治療として、PZAは処方せずに、INH、RFP、EBの3剤で治療を開始することとなった。

さらに、維持期では、合併症として糖尿病を有していることを考慮し、INHとRFPによる治療期間を延長し、「2HRE＋10HR」の1年治療とする予定である。

症例 2　慢性腎機能障害があれば薬剤の減量が必要

症例2は、介護施設に入所中の90歳の男性（体重33kg）で、腎機能に応じて、抗結核薬を用量調整した症例である。

日経DIクイズ　呼吸器疾患篇　049

症例2

慢性腎臓病のある90歳男性（体重33kg）

●初期強化治療2カ月

[処方箋]

① イスコチン錠100mg　1回2錠（1日2錠）
【般】リファンピシンカプセル150mg
　　　　　　　1回2カプセル　（1日2カプセル）
【般】ピリドキサールリン酸エステル錠10mg
　　　　　　　1回2錠（1日2錠）※
　　　1日1回　朝食後　28日分
② エブトール250mg錠　1回2錠（1日2錠）
　　　週3回（月、水、金）朝食後　12日分（実投与日数）

●維持期治療7カ月

[処方箋]

イスコチン錠100mg　1回2錠　（1日2錠）
【般】リファンピシンカプセル150mg
　　　　　　　1回2カプセル　（1日2カプセル）
【般】ピリドキサールリン酸エステル錠10mg
　　　　　　　1回2錠（1日2錠）※
　　　1日1回　朝食後　28日分

※ ピリドキサールの用量には諸説あるが、筆者は20mg/日を用いることが多い

表4　腎不全および血液透析時の主な抗結核薬の用法・用量

体重60kgの場合の標準的投与量を示す。

一般名	主な排泄経路	1日投与量、投与間隔（時間）				透析外液への移行
		正常時	CCr 30mL/分以上	CCr 30mL/分未満	透析時	
リファンピシン（RFP）	肝	毎日600mg	正常時と同じ	正常時と同じ	正常時と同じ	一部*1
イソニアジド（INH）	腎（肝代謝）	毎日300mg	正常時と同じ	正常時と同じ	正常時と同じ	一部*1
ピラジナミド（PZA）	腎（肝代謝）	毎日1500mg	毎日減量	隔日または週3回1500mg	透析後1500mg	あり*1
エタンブトール塩酸塩（EB）	－	毎日1000mg	毎日減量	隔日または週3回1000mg	透析後750mg	一部*1
ストレプトマイシン硫酸塩（SM）、カナマイシン一硫酸塩（KM）	腎	週2～3回1g	使用は勧めない	使用は勧めない	透析後750mg	あり
レボフロキサシン水和物（LVFX）	腎	毎日500mg	CCr 50以下で減量*2	隔日または週3回500mg	透析後500mg	なし

*1　透析外液への移行はRFP 1.8～7.8％、INH 2.4～18.4％、PZA 30.5～76.5％、EB 0.9～4.2％である

*2　結核患者における検討のデータはなく、添付文書による

解説　結核の処方の実際

患者は、IgA腎症による慢性腎臓病（CKD）と高血圧があり、近医に通院中だが、喀痰が多いことを心配して当院を受診した。喀痰塗抹検査（抗酸菌染色）は「2+」で陽性、結核菌の核酸増幅法（LAMP法）が陽性であり、肺結核と診断した。患者のクレアチニンクリアランス（CCr）を測定したところ、25mL/分と判明した。

これもよく経験する結核症例である。CKDのようにCCrが低いケースで、注意しなければならない薬剤がある。それがEB、PZA、アミノグリコシド系抗菌薬である。前者2つは減量投与が可能だが、アミノグリコシド系抗菌薬は避けた方がよい。

80歳を超える高齢者には、肝障害の危険性からもPZAは推奨しないとの意見もあり、筆者は、ADLが不良な高齢者ではPZAは外して治療を行うことが多い。

本症例では、90歳と高齢でADLも低いことから、あえてPZAを初期強化治療に入れる必要はない。症例2では、初期強化治療としてはINH、RFP、EBの3剤を選び、EBに関しては、**表4**に準じて用法・用量を調整し、週3回投与とした。

症例 3

RFP使用時は ステロイドを増量

症例3は、膠原病の一種である皮膚筋炎に対して、タクロリムス水和物（プログラフ、グラセプター他）とステロイドを内服中の55歳女性。RFPとステロイドの相互作用を考慮して、ステロイドの用量調整を行った症例である（処方箋は省略）。

患者は、咳嗽が続くとのことで当院に紹介となったが、喀痰塗抹検査（抗酸菌染色）は「2+」で陽性。結核菌の核酸増幅法（LAMP法）が陽性であり、肺結核と診断した。プレドニゾロン10mg/日を継続服用していた。

さて、この症例にRFPを使用する際に、注意しなければならないのは、プレドニゾロンである。RFPは肝の薬物代謝酵素チトクロームP450（CYP）を誘導し、様々な薬剤の代謝に影響を与える。このうち、ステロイドはRFPを併用することで半減期が短縮する。プレドニゾロンは40〜50％の短縮率とされており、必要量は約2倍になる。そのため、ステロイド内服中の患者が、結核治療においてRFPを用いる場合、ステロイドの量を約2倍に増量する必要がある。この患者では、皮膚筋炎の治療を受けている膠原病・リウマチ内科に連絡し、プレドニゾロンの量を20mg/日に変更して継続服用することになった。

このほか、ワルファリンカリウム（ワーファリン他）も、同様に効果が半減するため、投与量を約2倍にする必要があることも知っておきたい。

日経DIクイズ　呼吸器疾患篇　051

副作用は代表的なものから患者に伝えよう

イソニアジド（INH）、リファンピシン（RFP）、エタンブトール（EB）、ピラジナミド（PZA）などの抗結核薬には、それぞれ特徴的な副作用がある。特に注意が必要なものについて、1つずつ説明することが望ましいが、多くを説明し過ぎると、かえって患者に伝わらないことがある。患者の病識などを考慮しながら、代表的なものから伝えるようにしたい。

まず、最も多い副作用は、皮疹である。これは、どの抗結核薬でも起こり得るため、原因薬剤の同定が難しい。皮疹が重症の場合、いったん休薬することになるが、軽度であれば、ステロイド含有軟膏や保湿剤で対応することが多い。

もう1つ、どの薬剤にもみられる厄介な副作用として、肝障害も重要である。例えば、40〜69歳の患者における潜在性結核感染症に対するINH単剤使用例において、ASTあるいはALTが500 IU/L以上になる頻度は4〜6％とされている[2]。

肝障害は、PZAやINHによるものが大半だが、まれにビリルビン上昇が特徴的なRFPによる肝障害の場合もある。RFPの肝障害は胆汁うっ滞型の重症例が多いため、注意が必要である。肝障害を早期発見するために、定期的に採血し検査を行う。

また、RFP内服中は体液、特に尿が赤色になることは知っておきたい。筆者は、視界がオレンジ色のように見えると訴えて来院した患者にEBの副作用を疑ったことがあるが、実は長く装着していたコンタクトレンズがRFP色に着色していたという事例を経験したことがある。

そのほか、RFPの副作用として頻度が高いのは、嘔気などの消化器症状である。あまりにも症状が強いときは、いったん休薬するか、朝昼夕に分割す

るなどの工夫をして再び治療を行う。

また、成書には、代表的なINHの副作用として末梢神経障害が挙げられているが、個人的に同薬による末梢神経障害に難渋した経験はほとんどない。ただ、アルコール多飲者、高齢者、妊婦などビタミンB_6が欠乏しやすい患者に対しては、活性型ビタミンB_6製剤のピリドキサールリン酸エステル水和物（商品名ピドキサール他）の補充は必要であろう。

EBの視力障害については、現在日本で用いられているような用量であれば、ほとんど問題ないとされているが、用量依存性に起こり得るため、INHとEBの2剤で維持期治療が行われているケースで、EBを1年以上継続している場合などに、注意が必要である。

筆者は、網膜疾患がある場合には、できるだけEBの処方を避けているが、緑内障があるからといって全例EBを使わないというのも過度な懸念である。EBを内服して3日程度で目がぼやけると訴える人も多いが、EBによる視力障害は、基本的に内服数カ月以降に起こる副作用であり、「視力障害が起こるかもしれない」という医療者側からの情報提供が患者心理に影響している可能性もあるのではないかと考えている。

そのほか、PZAは内服すればほぼ必発で尿酸値が上昇し、しばしば10mg/dLを超える。この薬剤性高尿酸血症は痛風を起こすリスクが極端に高くなるわけではないが、高尿酸血症を合併する患者には用いない方がよい。PZAで最も懸念されるのは前述の通り肝障害である。投与早期からのトランスアミラーゼの急激な上昇が投与患者の10％程度にみられるため注意が必要だ[3]。

参考文献

1）日本結核病学会治療委員会「『結核医療の基準』の改訂―2018年」
（https://www.kekkaku.gr.jp/pub/vol93%282018%29/
vol93no1p61-68.pdf ）

2）結核 2018;93:585-9.

3）Int J Tuberc Lung Dis.2013;17:934-9.

小児気管支喘息の基礎知識

村田 紗貴子、杉本 圭、永田 智（東京女子医科大学小児科）

小児の喘息の有病率は減少傾向ではあるものの、小児科においてコモンディジーズであることに変わりはない。疾患の本態である気道炎症を制御し、気道過敏性を抑制することが、治療において重要である。

1. はじめに

気管支喘息は、「慢性的な炎症状態にある気道が、感染やアレルゲンの吸入などの刺激によって収縮し、発作的な気流制限を起こす病気」である。

以前は、「気管支が発作的に収縮、痙攣する病気」といわれ、β_2刺激薬で気道収縮発作を抑える一時的な処置で済む病気とみなされていた。しかし現在は、気管支拡張による症状の軽減だけでなく、疾患の本態である気道炎症を制御し、気道過敏性を抑制することが重要とされている。

このように、喘息の疾患概念そのものが見直されたことにより、治療も日常に潜む持続的な気道炎症を、環境整備や吸入ステロイド、経口ロイコトリエン受容体拮抗薬で鎮めるという治療方針に根本的に転換された。

我が国の小児喘息の有病率は、小学生低学年13％、中学生9.6％、高校生8.3％程度といわれているが、学校保健で把握されている喘息児童・生徒は5.2％である。2002年以降、有病率は減少傾向であるものの、小児喘息がコモンディジーズの1つであることに、依然として変わりはない。

本稿では、小児気管支喘息のメカニズム、診断、治療について解説する。

2. 喘息の起こるメカニズム

気管支喘息は、特定の遺伝素因と環境要因（アレルゲン、感染、受動喫煙、大気汚染など）が相互に作用し発症する。

基本病態は慢性的な気道炎症である。それにより気道過敏性が亢進し、これに誘発因子（アレルゲン、感染、受動喫煙、大気汚染、気候、運動、心理要因など）が作用すると、気管支平滑筋の収縮、気道粘膜の浮腫、気道分泌物による気道閉塞が生じ、喘息症状を来す（図1）。

慢性的な炎症は、器質的変化である気道のリモデリング（気道の線維化、平滑筋肥厚などの不可逆的な構造変化）を引き起こす。リモデリングによって気道過敏性はさらに亢進し、気流閉塞も起こりやすくなる。

3. 診断

気管支喘息は、下記に示す ①問診、②臨床所見、③各種検査、④鑑別診断──の4点を考慮し、総合的に診断する。

① 問診

気管支喘息児は、何らかのアレルギー疾患の家族

図1 気管支喘息の気道の状態と変化のイメージ

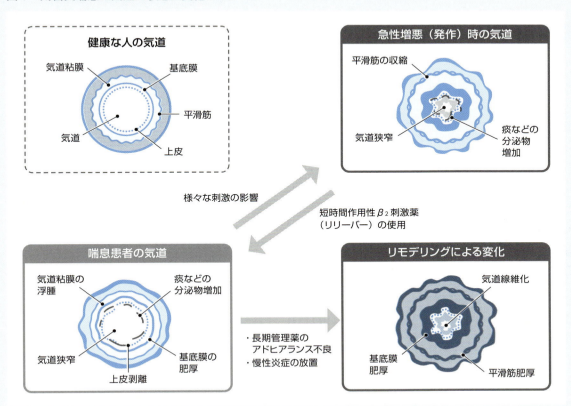

歴、アレルギー疾患の既往を有する割合が高いとされている。また、感染・運動・天候・アレルゲンの吸入等により、喘鳴などの呼吸器症状を繰り返し起こしたことがあるかを確認する。

② 臨床所見

臨床症状としては、「呼気性呼吸困難」と「呼気延長」が最も大切であり、症状が進行すると吸気性呼吸困難が加わることもある。また、これらの症状がβ_2刺激薬の吸入により改善する点は重要な特徴といえる。

③ 各種検査

診断の補助として有用な検査として、胸部X線、特異的IgE抗体が挙げられる。胸部X線では肺野の過膨張所見、肋間の開大などを認める。特異的IgE抗体検査でダニ、ハウスダスト、イヌ、ネコ上皮などへの感作を調べると、喘息の診断の補助となる。

④ 鑑別診断

突然の呼吸困難を来す疾患として最も鑑別が重要なのは気道異物である。ただし、有症状なのは上部気道までであって、気管支まで異物を吸引すると著しい呼吸困難は消失することは知っておきたい。

喘息の"正式"な鑑別疾患は、「呼気性喘鳴を生じる疾患」、すなわち気管支・細気管支レベルの狭窄を生じる疾患であり、大半が持続性の喘鳴を生じる。最も高頻度でみられるのはRSウイルスによる細気管支炎で、特に2歳未満では喘鳴を伴う。そのほか、見逃し

てはならない疾患として、右心不全によるうっ血性心不全（成人では「心臓喘息」として知られる）と、食後に認める胃食道逆流症による喘鳴がある。これらは原則、β_2刺激薬を吸入しても反応しないため、その点が鑑別の1つのポイントとなる。

「非発作時」に分けられる。

　急性増悪時の治療は、発作強度により異なる。簡単にいえば、日常生活に「支障がない」「少しある」「大分ある」「全く日常生活ができない（生命の危機）」の程度によって、それぞれ「小発作」「中発作」「大発作」「呼吸不全」──の4段階に分類し、各々の段階に応じた治療を行う（**表1**）。治療プランは、「2歳未満」「2歳以上」など、年齢によっても異なる。

　家庭における急性増悪への対応としては、まず、陥

4. 治療

　小児気管支喘息の治療は、「急性増悪（発作）時」と

表1　急性増悪（発作）時の治療プラン
（日本小児アレルギー学会「小児気管支喘息治療・管理ガイドライン2017」より引用、一部改変、表2〜4、図2とも）

発作強度	臨床症状の目安	客観的指標	治療プラン	備考
小発作	日常生活は障害されない	SpO₂≧96%	**初期治療** ・β_2刺激薬吸入 **追加治療** ・β_2刺激薬反復吸入 　（20〜30分ごと、3回まで反復可）	β_2刺激薬の吸入量は乳幼児30μg（製剤として0.3mL）程度、学童以上30〜50μg（製剤として0.3〜0.5mL）
中発作	日常生活がやや困難	SpO₂≦95%	**初期治療** ・酸素吸入 ・β_2刺激薬吸入 **追加治療** ・ステロイド点滴静注	・2歳未満：追加治療以上は原則入院　ステロイドは経口プレドニゾロン（1〜2mg/kg/日）でも可 ・2歳以上は入院を考慮 ・ステロイド点滴静注は、プレドニゾロンもメチルプレドニゾロンも、0.5〜1mg/kg/回を6〜12時間ごと ・アミノフィリン点滴静注は、治療精通者のみ追加治療で使用可
大発作	日常生活や睡眠が障害	SpO₂≦91%	**初期治療** ・酸素吸入・輸液・β_2刺激薬吸入反復 ・ステロイド点滴静注 ・2歳以上：イソプロテレノール持続吸入 **追加治療** ・イソプロテレノール持続吸入 ・2歳以上：イソプロテレノール吸入増量 　　人工呼吸管理	入院が条件
呼吸不全	日常生活不可	SpO₂＜91%	**初期治療** ・イソプロテレノール持続吸入 ・酸素吸入・輸液・ステロイド点滴静注 ・2歳以上：アミノフィリン持続点滴 **追加治療** ・人工呼吸管理 ・2歳以上：麻酔薬、アシドーシス補正	入院が条件 ・追加治療では、2歳未満でもアミノフィリン、麻酔薬を考慮

解説　小児気管支喘息の基礎知識

没呼吸・鼻翼呼吸などを伴う「強い喘息発作のサイン」の有無をチェックし（**表2**）、これらを認める場合は直ちに医療機関を受診させる。

　サインがなければ、手持ちのβ_2刺激薬の吸入・内服を1回行い、吸入15分後、内服30分後に、呼吸状態が十分改善すれば、その後は8～12時間間隔で反復使用する。改善するものの十分ではない場合は、吸入は1～2時間、内服は4～6時間間隔で反復使用し、投与後も改善がほとんどみられない場合は、直ちに医療機関を受診させる。

　一方、医療機関の救急外来における急性増悪の治療については、2017年に「小児気管支喘息治療・管理ガイドライン」が改訂され（以下、ガイドライン2017）、それ以前（ガイドライン2012）とは、次の（A）～（D）の内容が変更となった。

（A）　β_2刺激薬の吸入量が乳幼児30μg（製剤として0.3mL）程度、学童以上30～50μg（0.3～0.5mL）に、それぞれ増量された

（B）　アミノフィリン水和物（ネオフィリン他）点滴静注は、2歳未満は原則回避するが、治療精通者の指導の下では中発作の追加治療から用いてよいとされた

（C）　イソプロテレノール（dl-イソプレナリン塩酸塩［商品名アスプール］）吸入療法が保険適用され、2歳以上では大発作初期治療に勧められ、2歳未満では大発作追加治療の第一選択になった

（D）　年齢に関係なく一律に、プレドニゾロンコハク酸エステルナトリウム（水溶性プレドニン他）もメチルプレドニゾロンコハク酸エステルナトリウム（ソル・メドロール他）も0.5～1mg/kg/回を6～12時間ごとに静脈内投与とすることとされた

　2歳以上でも、アミノフィリン点滴静注よりステロイド全身投与の方が優先順位は高いが、ステロイドは効果発現までに4時間以上を要するため、患児はその間

表2　小児の「強い喘息発作のサイン」

- 唇や爪の色が白っぽい、もしくは青～紫色
- 息を吸うときに小鼻が開く
- 息を吸うときに胸がベコベコ凹む
- 脈がとても速い
- 苦しくて話せない
- 息を吐く方が吸うよりも明らかに時間がかかる
- 歩けない
- 横になれない、眠れない
- ボーッとしている（意識がはっきりしない）
- 過度に興奮する、暴れる

表3　治療前の臨床症状に基づく重症度分類

重症度	症状程度ならびに頻度
間欠型	年に数回の軽度喘鳴
軽症持続型	月に1回以上の咳嗽、軽度喘鳴
中等症持続型	1週間に1回以上の咳嗽、軽度喘鳴
重症持続型	1週間に1回以上の中・大発作、毎日の喘鳴
最重症持続型	しばしば夜間の中・大発作、入退院を繰り返す

苦しまなくてはならない。そのため、治療精通者であれば、テオフィリン血中濃度を測定しながらアミノフィリン点滴静注を優先することもある。

非発作時は重症度に応じて薬剤選択

　非発作時、すなわち長期管理の治療目標は、気道のリモデリングを防ぐこと、日常の喘息症状をコントロールして患者のQOL（生活の質）を上げることである。非発作時には、発作症状の程度や頻度を踏まえて重症度を「間欠型」～「最重症持続型」の5段階で評価し（**表3**）、「間欠型」であれば「治療ステップ1」、「軽症持続型」なら「治療ステップ2」といった具合に、重症度に応じた治療ステップの基本治療から治療を開始する（**表4**）。

表4 非発作時の治療プラン

●6〜15歳				
治療ステップ	ステップ1	ステップ2	ステップ3	ステップ4
基本治療	発作の治療	低用量ICS または LTRA	低用量SFC または 中用量ICS	中用量SFC または 高用量ICS +LTRA、+テオフィリン徐放製剤も考慮
追加治療 （1カ月以上 継続を考慮）	LTRA	上記の併用	LTRA または テオフィリン 徐放製剤	・高用量SFC または、さらに高用量のICS ・抗IgE抗体 ・経口ステロイド

●5歳以下				
治療ステップ	ステップ1	ステップ2	ステップ3	ステップ4
基本治療	発作の治療	LTRA または 低用量ICS または DSCG	中用量ICS	高用量ICS +LTRAも考慮
追加治療 （1カ月以上 継続を考慮）	LTRA または DSCG	上記のいずれか 2つ、または全 て併用	上記＋LTRA	・高用量ICS ＋LABA貼付薬 ・さらに高用量ICS ・経口ステロイド

短期追加治療	感冒や季節の変動などで一過性にコントロールが不良になった場合、LABA貼付薬もしくは経口β_2刺激薬を2週間以内

ICSの用量の目安（μg/日）

	低用量	中用量	高用量
FP、BDP、CIC	〜100	〜200	〜400
BUD	〜200	〜400	〜800
BIS	〜250	〜500	〜1000

LTRA：ロイコトリエン受容体拮抗薬　　ICS：吸入ステロイド　　SFC：サルメテロール・フルチカゾン配合薬
DSCG：クロモグリク酸ナトリウム　　LABA：長時間作用性β_2刺激薬　　FP：フルチカゾン　　BDP：ベクロメタゾン
CIC：シクレソニド　　BUD：ブデソニド　　BIS：ブデソニド吸入懸濁液

　基本治療開始後は、コントロール状態を評価する。評価結果に応じて、例えば3カ月発作を認めなければ治療のステップダウンを、週1回以上の小発作を来していれば治療のステップアップを、それぞれ検討する──といった具合である（**図2**）。

　なお、ガイドライン2017における非発作時の治療の改訂ポイントは、次の通りである。

（A）吸入ステロイド（ICS）と長時間作用性β_2刺激薬（LABA）の配合薬（サルメテロール・フルチカゾン配合薬：SFC）が、6歳以上の治療ステップ3の「基本治療」に加わった

（B）LABA貼付薬が「短期追加治療」に位置付けられた

（C）5歳以下を「乳幼児喘息」として、厳密な診断を推奨している

図2　コントロール状態による長期管理の進め方

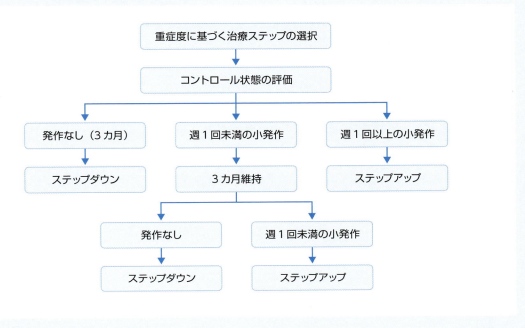

（D）抗IgE抗体製剤（オマリズマブ［遺伝子組換え、商品名ゾレア］）を収載した

　オマリズマブは、2009年に成人に保険適用され、14年から6歳以上の小児に適応拡大された。また、16年3月には12歳以上の難治喘息患者に対して、抗IL-5抗体であるメポリズマブ（遺伝子組換え、ヌーカラ）が保険適用された。

　経口ステロイドの用量を、保険適用範囲を超えて増量することは、少なくとも勧められるものではないと考える。5歳以下のICSは吸入補助器具（スペーサー）を用いればエアー製剤も使用できるが、ブデソニド（パルミコート）懸濁液をネブライザーで吸入させる場合は、ネブライザーの種類によって吸入効率が異なることは知っておきたい。具体的には、メッシュ式ネブライザーの方が、ジェット式より吸入効率は良い（詳細は65ページ参照）。

　実際の治療については、次項で詳述する。

医師が処方を決めるまで

小児気管支喘息の処方の実際

永田 智（東京女子医科大学小児科教授）

Point

▶ 初発患者は重症度を暫定的に判断し、軽症ならロイコトリエン受容体拮抗薬（LTRA）を投与して経過をみる

▶ 吸入ステロイド（ICS）の増量前に、長時間作用性β_2刺激薬（LABA）との合剤（SFC）を選択する

▶ 感冒や季節変化などで一過性にコントロール不良になった場合は、ステップアップの前にLABA貼付薬を2週間程度用いる

　小児の喘息の治療の際には、「小児気管支喘息・治療管理ガイドライン」という、かなりしっかりしたガイドラインがあり、多くの小児科臨床医がこの指針に基づいて、小児の喘息患者を診療している。

　本ガイドラインは、新薬の発売や国際基準の改訂などを受けて数年ごとに改訂されており、2019年4月時点では、2017年版が最新版である。エビデンスとコンセンサスを常に見据えており、我が国の数あるガイドラインの中でも模範的なものと評価されている。

　同じ年齢、重症度の喘息患者に対しても、使用する薬剤をあくまで限定せず、現場の臨床医にある程度の自由度が与えられている点は、このガイドラインの優れたところだが、一方で、処方箋を応需する薬剤師からみると、混乱を招くもととなっていると思われる。

　本稿では、ガイドラインに基づきながらも、患者の様々な状況に応じた処方を紹介しつつ、診療の実際を解説していく。

　さて、臨床医がガイドラインに準ずる治療を行う上で、最初に成すべきことは、喘息としての「重症度」を決定することにほかならない。非発作時には、重症度を判定して、それに対応した薬物療法を行う。

症例1 軽症で受診も発作を反復
ステップアップしコントロール

　症例1は、喘鳴を主訴に受診した6歳女児である。2歳ごろから、感冒のたびに咳嗽が2週間くらい長期に及ぶことがたびたびあった。家族歴として、母親が幼少時より気管支喘息に罹患している。

　前日夕方から、喘鳴が出現し、夜よく眠れなかったため、午前中に来院。聴診により呼気の延長と気管支狭窄音を認め、理学的にも喘息発作と考えた。受診時は、日常生活ができる軽度の呼吸困難で、経皮的酸素飽和度（SpO_2）は96％以上を保っていた。喘息小発作と考えられたことから、メプチン吸入液（一般名プロカテロール塩酸塩水和物）と、インタール吸入液（クロモグリク酸ナトリウム）を投与した。

　表3に示す通り、喘息の重症度は、発作が一定期間に何回くらいあるかが基本的な目安になる。そのため、本症例のように初発の発作の場合は、正確な重症度を判断することはできない。

　初発の発作が小発作であり、重症感をあまり感じなかったことから、まず暫定的に重症度を「軽症持続型」

（無治療で1カ月に1回以上の発作を来す程度）と仮定した。この重症度が正しかったか否かは、その後の経過を観察する以外に手はない。

この患児は、上述のプロカテロールの吸入15分後に聴診して喘鳴が消失したのを確認し、特異的IgE抗体検査など喘息の客観的診断に有用な血液検査をオーダーした上で、「軽症持続型」の重症度に基づいて「治療ステップ2」として、ロイコトリエン受容体拮抗薬（LTRA）であるモンテルカストナトリウム（商品名キプレス、シングレア他）とL-カルボシステイン（ムコダイン他）、アンブロキソール塩酸塩（ムコソルバン他）に加え、頓用でメプチンを処方し、1週間後の再診を指示した（**処方A**）。

なお、この女児はこれまで錠剤を服用したことがなかったが、そのような子どもでも、チュアブル錠であれば、通常はまず問題なく服用できる。吸入についても未経験であり、これについてはドライパウダー製剤を家庭でいきなり使用するのは無理であろうと考え、今回は、レリーバー（急性発作への対症薬）として、短時間作用性β₂刺激薬（SABA）であるプロカテロールの内服薬を処方した。

SABAの内服の作用時間は意外に早く、30分以内といわれている。ちなみに筆者は、SABAの内服は厳格に「発作時頓用」として処方し、定期内服は避けるようにしている。SABAの持続投与により、β受容体が刺激に対して耐性化し、いざ発作時に同薬が無効になってしまうのを回避するためである。

カルボシステインやアンブロキソールのように、作用機序の異なる去痰薬を組み合わせた処方も勧められる。十分な去痰は、発作による苦しい咳嗽をリリーフする重要なポイントだからである。

もちろん、いくら咳嗽が強いとはいえ、中枢性鎮咳薬の処方は回避すべきである。シングレア、キプレスのようなモンテルカストは、喘息発作予防薬としての効き目が早いことが特徴で、内服を始めて2日目くらいで有効になることが多い。

この女児も帰宅後、朝晩咳嗽があったが、3日目くら

いから咳嗽も治まり安眠できるようになった。1週間後に再来するまで、明らかな喘息発作らしきエピソードはなく、元気になったという。

再来時に確認した血液検査結果は、血清総IgE 860 IU/mLで、特異的IgE抗体はハウスダスト、ダニともに陽性を示し、気管支喘息としての診断に矛盾しないものと考えられた。

初診時の治療で有効と考えられたため、処方内容は変えず、投薬後4週間の経過をみるため、次回は3週間後に再診を指示した。

この場合、レリーバーとしてSABAを何回使用したかが1つの重要な問診のポイントとなる。この患児は3週間後の再診での問診で、2日間、計3回プロカテロールを用いていたことが分かった。そこで、低用量（100μg/日）の吸入ステロイド（ICS）による追加治療を行う判断をし、フルチカゾンプロピオン酸エステル（フルタイド）を処方した（**処方B**）。

6歳以上はDPIの使用も検討

フルチカゾンの吸入薬には、「ドライパウダー定量吸入器（DPI）」と、吸入器に充填されている薬剤を一定量のエアロゾルとして噴霧する「加圧噴霧式定量吸入器（pMDI）」があるが、後者を用いる場合には、吸入補助器具（スペーサー）の使用が勧められる。現在、日本小児アレルギー学会が推奨するスペーサーは有償のもののみであり、患者に3000円前後の製品を自費購入してもらう必要がある。そのため筆者は、6歳以上の小児であれば、DPIが使用できるか外来で練習器を用いて試してもらっている。大半の子どもは、2～3回の練習でうまく吸入できる。

この女児もDPIが使用できたため、フルタイド50ディスカスを処方した。この場合のもう1つのメリットは、レリーバーとしてDPIのプロカテロールも使用できる点である。有償で荷物になるスペーサーを持ち歩く必要がないのは、患者・家族にとって大きな利点である。本患児も、頓用のプロカテロールをドライシロップからDPIに切り替えた。

症例1

喘鳴を主訴に受診した6歳女児（身長113cm、体重20kg）

◆**初診時の処方（処方A）**

① 【般】モンテルカストチュアブル錠5mg
1回1錠（1日1錠）
1日1回　就寝前　7日分

② 【般】カルボシステインシロップ用50％
1回0.4g（1日1.2g）

【般】アンブロキソール塩酸塩シロップ用1.5％
1回0.4g（1日1.2g）
1日3回　朝昼夕食後　7日分
※咳嗽がなければ中止可

③ 【般】プロカテロール塩酸塩シロップ0.005％
1回0.5g
発作時　10時間以上空けて1日2回まで
10回分

◆**初診から4週間後の処方（処方B）**

① 【般】モンテルカストチュアブル錠5mg
1回1錠（1日1錠）
1日1回　就寝前　7日分

② 【般】カルボシステインシロップ用50％
1回0.4g（1日1.2g）

【般】アンブロキソール塩酸塩シロップ用1.5％
1回0.4g（1日1.2g）
1日3回　朝昼夕食後　7日分
※咳嗽がなければ中止可

③ フルタイド50ディスカス　1個
1回1吸入　1日2回　朝食後と就寝前

④ メプチンスイングヘラー10μg吸入
100回　1個
1回1吸入　発作時　吸入後15分後に十分に呼
吸状態の改善があれば8〜12時間間隔で反復
使用可.不十分だが改善する場合は、1〜2時間間
隔で1日3回まで反復使用可　1個

◆**処方Bから約3カ月後の処方（処方C）**

① アドエア100ディスカス28吸入用　1個
1回1吸入　1日2回　朝食後と就寝前

② 【般】モンテルカストチュアブル錠5mg
1回1錠（1日1錠）
1日1回　就寝前　14日分

◆**台風の時期の処方（処方D）**

① フルタイド50ディスカス　1個
1回1吸入　1日2回　朝食後と就寝前

② 【般】モンテルカストチュアブル錠5mg
1回1錠（1日1錠）
1日1回　就寝前　14日分

③ ホクナリンテープ1mg　14枚
1回1枚　胸部か背中に貼付　1日1枚
入浴後

発作再発で「ステップアップ」を判断

フルチカゾン吸入薬の導入以降、当初、発作はコントロールされていたが、1カ月を過ぎる頃から週に1回未満ではあるが発作が再び表れるようになり、3カ月間で計6回レリーバーを用いたことが分かった。

週に1回未満の小発作で済んでいるのであれば、「コントロールは比較的良好」と判断されるが、3カ月間この状態（月1回以上週1回未満の頻度で小発作が出現している状態）が続いていることから、図2に準

図3 喘息における定期薬のステップアップ、ステップダウンの一例

3カ月間発作が起こらなければ1剤ずつ減らしていき、モンテルカストナトリウム（商品名キプレス、シングレア他）のみで3カ月間無発作を維持できれば、定期薬は処方せず、発作時のみの対応とする。

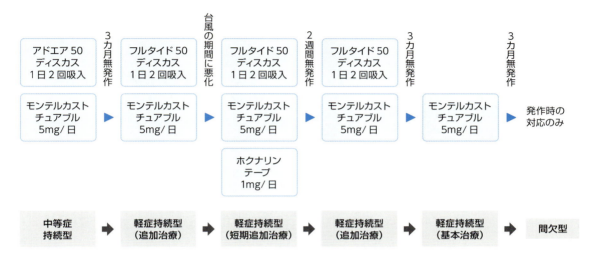

じて、治療のステップアップを行うとの判断に至った。

これまでの暫定的な重症度は「軽症持続型」であり「治療ステップ2」の追加治療まで行っていることになる。表3に基づけば、この女児の真の重症度は「中等症持続型」ということになり、「ステップ3」の治療に移行することとなった。

6歳以上の中等症以上の喘息では、投薬に加えて、ピークフロー（PEF）測定によるフォローアップが勧められる。

PEF測定は、患者の最大呼気流量を簡易に毎日測定し、気道過敏の状態を把握するものである。2000～4000円の簡易型PEFメーターを購入してもらい、毎日朝晩、時間を決めて測定させる。測定にはコツがあり、自宅で1人で測定できるように、外来で何度も練習させている。案外、患児自身がこの測定に興味を持ち、進んでやってくれることが多い。測定値は日誌に記録させるので、気道の状態が数値化され、外来フォローアップの強い武器にもなり、患者の自己管理力も格段に誘発される。

PEFの標準値は、児の身長を用いた計算式もある

が、2～3週間連日測定させて、その間のベストの値を「自己ベスト」として記録し、以降しばらくは同値を基準に評価する方法の方が、オーダーメードの治療として理にかなっている。

「治療ステップ3」の初期治療は、中等量（200μg/日）のフルチカゾン、もしくは低用量のサルメテロールキシナホ酸塩・フルチカゾンプロピオン酸エステルの配合薬（SFC、アドエア）の選択に迫られるが、筆者は後者を選択した（**処方C**）。

ICS増量前SFCを使用

ある量のフルチカゾンの吸入を行っていた患者がコントロール不良になった場合、フルチカゾンを倍量にするより、同薬の量を変えずにSFCに変更した方が、発作回数、レリーバー使用頻度が減り、ピークフロー値も安定することが知られている。これはステロイドがLABAの気管支拡張効果を高め、LABAがステロイドの抗炎症効果を増強するためとされる。なお、このとき、同じLABAであるツロブテロール（ホクナリン他）の貼付薬を併用している場合は中止する。

この女児もSFC処方後、喘息発作は3カ月間消失し、PEF値も自己ベストの80％以内の変動にとどまった。

3カ月間無発作だったため、ステップダウンが可能となり、アドエアをフルチカゾンに戻した（**図3**）。フルチカゾン吸入薬への切り替え後2カ月間は、発作らしい発作はほとんど起こらず、PEFも自己ベスト付近の値を推移し落ち着きを保っていた。

一過性の増悪にLABA貼付薬

ところが、台風の時期になると一変。PEF値の明らかな低下を認め、自己ベスト値の80％の値を切ることもしばしばとなり、ついに60％の値以下になった時、喘息発作を起こした。

発作は、プロカテロールのDPIで抑えられる程度であり、緊急受診の必要はなかったので定期受診時にその報告を受けた。診察の結果、気象状況による一過性の気道過敏亢進状態と考え、ステップアップの前に、短期追加治療としてLABA貼付薬を2週間処方することにした（**処方D**）。

その後2週間は、レリーバーは1回使用したのみで比較的楽に過ごせたことを確認した上で、LABA貼付薬は中止した。LABAは単独で用いると気道過敏を亢進させることが知られており、ガイドライン上は2週間以内の使用とされている。ただしこの場合は、ICSとの併用であり、この規定を厳密に守る必要は理論的にはないと考えられる。LABA貼付薬に関する臨床情報が乏しいため、今後安全性に対するエビデンスの集積が期待される。

症例2 気管支炎との鑑別が困難な喘鳴を伴う1歳半の男児

症例2は、喘鳴を主訴に受診した1歳6カ月の男児である。既往歴として、乳児期後半からアトピー性皮膚炎を指摘されており、家族歴は両親ともに花粉症である。

1週間ほど前から夜間に咳嗽がみられ、前日夕から喘鳴が出現したため、翌日午前中に受診した。明らかな多呼吸・陥没呼吸はないが、聴診にて気管支狭窄音を認めた。呼気延長は不明瞭。理学的には、喘息発作か急性気管支炎・細気管支炎（実際の臨床ではこれを『喘息性気管支炎』と呼ぶことが多い）による喘鳴か区別困難であった。

SpO$_2$は95％以上であり酸素投与は不要だったが、β_2刺激薬を吸入させても、喘鳴はあまり改善していない様子だった。鼻汁中のRSウイルス抗原迅速試験は陰性であった。

SABAとステロイドを処方

このように、気管支喘息発作と、ウイルス性気管支炎（細気管支炎）との区別が難しい症例は、2歳未満ではしばしば経験する。呼吸困難はあまりないため入院加療は不要と考え、血清特異的IgE抗体を検索し、SABAへの反応性を見ながら、短期間（2日間）の経口ステロイドを使用し、1週間経過をみることにした（**処方E**）

喘息とは確定していないが、細気管支炎でも、LTRAが喘鳴の再発を抑えるのに寄与するといわれており、同薬の併用はよく行われる。プロカテロールの頓用は、症例1の場合のように確実な効果を期待するものではなく、喘息と気管支炎・細気管支炎の治療的な鑑別のため、β_2刺激薬への反応性を観察するために処方した。

経口ベタメタゾン（リンデロン他）は、喘息では効果的であり、かつ、気管支炎・細気管支炎でも抗炎症作用により、ある程度の効果は期待できる可能性がある。その使用目的は、あくまで短期間用いて呼吸困難の進行を抑えて患者のQOLを向上させることにある。

1週間後の再診時の母親の話では、ベタメタゾンを服用した2日間を含め最初の5日間ほどは喘鳴は軽度であったものの、2日ほど前から徐々に増強し、プロカテロールを内服させたが、何となく効いたような気がする程度だとのことであった。

特異的IgE抗体の検索では、ダニ・ハウスダストと

解説　小児気管支喘息の処方の実際

症例2

喘鳴を主訴に受診した1歳6カ月男児（体重10kg）

◆初診時の処方（処方E）

① 【般】ベタメタゾン散0.1%　1回0.5g（1日1g）
　　　1日2回　朝夕食後　2日分

② 【般】モンテルカスト細粒4mg
　　　　　　　　　　　　1回4mg（1日4mg）
　　　1日1回　就寝前　7日分

③ 【般】カルボシステインシロップ用50%
　　　　　　　　　　　　1回0.2g（1日0.6g）
　　【般】アンブロキソール塩酸塩シロップ用1.5%
　　　　　　　　　　　　1回0.2g（1日0.6g）
　　　1日3回　朝昼夕食後　7日分
　　　※咳嗽がなければ中止可

④ ホクナリンテープ0.5mg　7枚
　　　1回1枚　上半身に貼付　1日1枚　入浴後
　　　※咳嗽がなければ中止可

⑤ メプチンシロップ5μg/mL　1回2.5mL
　　　喘鳴著明時　10時間以上空けて1日2回まで
　　　6回分

◆初診から1週間後の処方（処方F）

① パルミコート吸入液0.25mg
　　　　　　　　　1回0.25mg（1日0.25mg）
　　　1日1回　就寝前　14アンプル
　　　※ジェット式ネブライザーで吸入

② 【般】モンテルカスト細粒4mg
　　　　　　　　　　　　1回4mg（1日4mg）
　　　1日1回　就寝前　14日分

③ メプチン吸入液ユニット0.3mL　1回2滴
　　インタール吸入液1%　1回1アンプル
　　　発作時、混合してジェット式ネブライザーで吸入。
　　　吸入後15分後に改善した場合は、1～2時間間隔
　　　で1日3回まで反復使用可。改善しなければ医療
　　　機関を受診　14回分

もに陽性だったが、アトピー性皮膚炎もあるため、喘息に関係したアレルゲンとは断定できなかった。しかし、臨床的に乳幼児喘息と暫定診断し、ガイドラインに準じた治療を行うこととした。

ネブライザーでBISを吸入

　1カ月間経過をみたわけではなく重症度も暫定的だが、LTRAだけではコントロールが困難と考えた。そこで治療ステップ2の追加治療として、低用量のフルチカゾン（FP-HFA）もしくはベクロメタゾンプロピオン酸エステル（BDP-HFA）のpMDIであるキュバールを、スペーサーを使って開始するか、ジェット式ネブライザーによるブデソニド懸濁液（BIS）のパルミコートを投与するのが妥当と考えた。保護者に両選択肢を提示したところ、SABAの吸入をレリーバーとして使えるからとの理由で、ネブライザーを購入して使用するパルミコートを選択した（**処方F**）。

　BISを吸入する時にジェット式ネブライザーを勧める理由は、BISの治験がジェット式で行われ、メッシュ式ネブライザーを使用したデータが少ないことによる。実際、メッシュ式の方が吸入器としての効率が高く、同量のBISを処方した場合、むしろ「効き過ぎる」という懸念が生じるわけである。

　しかし裏を返せば、メッシュ式で吸入時間を少なくすればよいともいえる。そもそもメッシュ式はジェット式に比べてはるかに軽量であり、電池式で持ち運ぶことができる、音が静か、傾けても噴霧できる──など、様々な利点を有する。本来は、メッシュ式を用いたときのBISの至適吸入時間が割り出せれば、服薬を介助する保護者にとっても大きなメリットを持つものと考えられる。

　ガイドライン2017では、発作時のβ_2刺激薬の用量が増量されており、乳幼児でも30μg（吸入薬の製剤量として0.3mL）/回程度の使用が許されている。だ

日経DIクイズ　呼吸器疾患篇　065

が、この用量は主に外来での医師の処置用の処方量であり、自宅で保護者が使用する場合は、保険適用の10μg/回の使用を勧めるべきであろう。

この男児は、上記治療を始めて最初の1週間で喘鳴が落ち着き、次の1カ月間は喘鳴のエピソードはなかった。

しかし、2カ月半後に同様の治療下でも軽度の喘鳴が2週間続いた。喘鳴は突発的でなく呼吸困難も軽く、β₂刺激薬の吸入も明らかに有効であるという印象は薄かった。

この喘鳴が喘息発作によるものと考えても、「1カ月に1回以上の発作頻度」に該当しないため、重症度を「中等症」にする必要性はないと考えた。ブデソニドは増量せず経過をみたところ、その後数カ月間、喘鳴エピソードはみられなかった。

本症例のように、幼少児、特に2歳未満の小児に、喘息と確定が困難な、喘鳴を繰り返す患者をしばしば経験する。β₂刺激薬の吸入への反応性や家族歴、患児の特異的IgE抗体価などを参考にしても、判断が困難な例が存在するため、国際的にも、「1シーズンに3回以上原因不明の喘鳴のエピソードを繰り返す児は喘息と暫定診断する」という苦肉の提言がなされているほどである。

本症例は、その暫定診断基準も明らかに満たさないため、ブデソニド、モンテルカストによる定期薬剤治療をいったん中止し、また喘鳴のエピソードが出現したときにそのシーズン中に2〜3カ月を目安に、処方Fの治療を行うことにしている。

＜終わりに＞

ガイドラインが定着した疾患においては、治療薬の顔ぶれはある程度決まってくるため、あまり予想外の処方はみられないかもしれない。しかし、ガイドラインに登場する薬剤でも、エビデンスに確実に裏打ちされたものは意外と少なく、医師の経験や専門医のコンセンサスに左右される処方も多いものと思われる。

従って、本稿で筆者が挙げた治療法に合致しないケースも数多く存在すると思うが、処方を見て処方医の意図が少しでも理解できるようになれば、些少ながらお役に立てたことと思う。

気管支喘息の基礎知識

東田 有智 （近畿大学病院病院長）

喘息治療では吸入指導が極めて重要であり、薬剤師の積極的な関わりが求められる。薬剤や病態への理解を深めることが、より効果的な指導につながる。ガイドラインを活用して、適切な吸入指導を行いたい。

1. はじめに

気管支喘息（以下、喘息）は、「気道の慢性炎症を本態とし、変動性を持った気道狭窄（喘鳴、呼吸困難）や咳などの臨床症状で特徴付けられる疾患」と定義されている[1]。患者数は世界中で年々増加しており、厚生労働省の調査によれば、我が国の患者数は約450万人に上る。

治療の基本は、吸入ステロイドによる気道炎症の制御である。気道炎症の原因となる、アレルゲンなどの危険因子を回避・除去するとともに、薬物治療により気道炎症を制御し、十分な気道拡張を達成することで、患者が健常人と変わらない日常生活を送れるように、コントロールを行っていく。治療は長期にわたるため、処方薬の副作用の回避や継続的な吸入指導が必要となる。

我が国では1993年、「アレルギー疾患治療ガイドライン」初版の発刊から、以後8回の改訂を経て、2018年6月に「喘息予防・管理ガイドライン2018（JGL2018）」が発刊された。薬物治療の進歩に加え、ガイドラインが普及し、標準治療が広く行われるようになったことで、我が国の喘息死は激減し、喘息のコントロール状況は格段に向上した。本稿では、JGL2018を基に、気管支喘息の基本的な知識を解説する。

2. 喘息の病態・症状

喘息患者の気道では、好酸球、リンパ球、マスト細胞などの炎症細胞の浸潤のほか、気道上皮の剥離や、杯細胞の過形成、上皮下の線維増生（基底膜部の肥厚）や気道平滑筋の増生などが認められる。その結果、気道過敏性の亢進や気道分泌の増加、気道の狭窄などが誘導され、喘鳴や呼吸困難、咳などの変動性を持った喘息症状を来す。

また、長期に喘息に罹患している患者では、慢性炎症により線維化や平滑筋肥厚により非可逆的な気流制限（気道リモデリング）を来し、持続的な症状を有するようになる。喘息の病像を形成する因子は極めて多様で、全ての喘息症例に共通ではない。

3. 喘息の診断

喘息患者は咳、息切れなどを主訴に来院することが多いが、いずれも非特異的な症状のため、それだけで診断することは難しい。表1に示す典型的な症状を確認し、呼吸器感染症など他疾患と鑑別するためには、丁寧な問診が重要になる。

まず、症状の罹患期間や発症の季節性、日内変動などについて質問する。喘鳴、息切れ、咳、胸部絞扼感など典型的な症状が変動して出現したり、夜間や早朝に増悪したりするなどの傾向があれば、喘息の可能性が

表1　喘息患者に認められる典型的な症状

- 喘鳴、息切れ、咳、胸部絞扼感の複数の組み合わせが、変動を持って出現する
- 夜間や早朝に増悪する傾向がある
- 症状が感冒、運動、アレルゲン曝露、天候の変化、笑い、大気汚染、強い臭気などで誘発される

日本アレルギー学会「喘息予防・管理ガイドライン2018」、一部改変、表2〜6とも）

表2　成人喘息を疑う際の追加問診項目

- 症状の初発時期、過去の医療機関受診・投薬歴と治療に対する反応
- 既往歴：アレルギー性鼻炎、薬剤や食物アレルギー
- 生活歴：喫煙、常用薬剤（健康食品を含む）、住環境、ペット飼育状況
- 職歴と職場環境：勤務と症状との関連に注意する
- 家族歴：アトピー素因、喘息

高くなる。成人喘息を疑う場合は、さらにアレルギー歴や喫煙歴、空咳の副作用があるACE阻害薬など症状に関連した薬剤服用の有無を聞き取る（**表2**）。

短期間の咳嗽（急性咳嗽）であれば、気道感染症との鑑別が必要となる。感冒症状（咽頭痛や発熱）や炎症反応の上昇、胸部X線写真の変化などをチェックする。

長期間の症状であれば、慢性閉塞性肺疾患（COPD）やびまん性汎細気管支炎などの慢性呼吸器疾患との鑑別が必要となる。また、心不全や副鼻腔炎、心因性咳嗽なども鑑別に挙がる。他疾患との鑑別のために、初診時の胸部X線写真と一般的な採血は必須と考える。

また、診断に有用な症状として、ウイルス感染後や季節、天候の変化、アレルゲン曝露、たばこの煙などで誘発される反復する咳や喘鳴などがある。これらの症状がある患者では、アレルギーの評価のために、末梢血のIgEや好酸球数の測定、吸入抗原となるアレルゲンの特異的IgEの測定などを行う。

喘息には絶対的な診断基準はなく、症状と検査所見を組み合わせて診断する。**表3**にJGL2018による診断の目安を示す。喘息の臨床診断は、①発作性の呼吸困難、喘鳴、胸苦しさ、咳などの症状の反復、②可逆性の気流制限、③気道過敏性の亢進、④気道炎症の存在、⑤アトピー素因の存在、⑥他疾患の除外——に

表3　JGL2018における喘息診断の目安

- ① 発作性の呼吸困難、喘鳴、胸苦しさ、咳の反復
- ② 可逆性の気流制限
- ③ 気道過敏性の亢進
- ④ 気道炎症の存在
- ⑤ アトピー素因
- ⑥ 他疾患の除外

※ ①、②、③、⑥は診断に重要である。④が好酸球性の場合は診断的価値が高い。⑤は喘息の診断を支持する。

よって行う。特に⑤アトピー素因の存在は、喘息を強く示唆するとされている。

このほかに、喀痰中の好酸球数や呼気中一酸化窒素濃度（FeNO）の測定なども、診断に有用である。日本人では、FeNOのカットオフ値を37ppbとした場合、喘息の診断に有用とされる[1,2,3]。

また、肺機能検査は診断だけでなく、日々のコントロール状態や発作時の診断においても有用である。肺機能検査にはスパイロメトリー、気道可逆性検査、気道過敏性検査、ピークフローがある。

スパイロメトリーは、肺が吸い込むことができる空気の量や、どれくらいの速さで吐き出すことができるかなどを調べる検査の総称であり、喘息やCOPDの診察において、閉塞性障害（気流障害）を評価するた

図1　気管支喘息患者のフローボリューム曲線

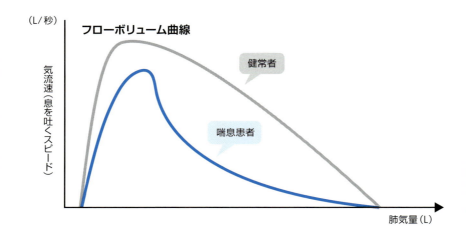

めに使用される。

　1秒量（FEV₁）を測定し、閉塞性障害の程度を評価することができるため、喘息の重症度や治療効果などの判定が客観的に行える。喘息の検査所見は、閉塞性障害でありFEV₁、1秒率（FEV₁を努力肺活量［FVC］で割った値）の低下を認める。フローボリューム曲線は閉塞性換気障害を反映し下に凸となる（図1）。

　気道可逆性検査も、喘息の診断に重要である。この検査は、短時間作用性β₂刺激薬（SABA）を吸入する前後で呼吸機能検査を行い、その変化率を測定する検査で、気流制限の有無と、その可逆性を調べることができる。

　β₂刺激薬を吸入する前後でFEV₁を測定し、その変化率を測定する。改善率が12％以上、かつ改善量が200mL以上の場合は有意な可逆性があると判定し、喘息診断の根拠となる。COPDの一部には気道可逆性を認める症例もあるが、FEV₁の改善が大きいほど喘息の存在を強く示唆する。そのほかに、喘息との鑑別には喫煙歴の有無や画像所見、症状などから総合的に判断する必要がある。

　気道過敏性検査は、メサコリンなどの喘息発作を誘発させる物質を吸入させFEV₁の低下率を測定する検査である。方法としては、まずメサコリン吸入前のFEV₁を測定し、その後メサコリンをネブライザーにて低濃度から吸入させる。吸入後にFEV₁を測定し吸入前の80％以下となれば陽性と判定する。

　これを徐々に濃度を上げながら繰り返していく。ある濃度まで増量しても80％以下にならなければ陰性とする。負荷試験であり、必ず医師の監視の下で行うことが求められており、FEV₁が1L以下の患者や予測値の50％以下の患者は、重篤な喘息発作を誘発する危険があるため行わない。可逆性検査、過敏性検査ともに治療薬の影響を避けるため、事前に服薬を中止する必要がある。

　ピークフローメーターは、気流制限の程度や気道の可逆性を調べることができる簡便な測定器で、診断や喘息のコントロール状況のモニタリングに用いられる（**写真1**）。ピークフローは、スパイロメトリーのFEV₁とよく相関することが知られている。スパイロメトリーは病院や診療所に来院し医師や技師の指導の下で行わなければならないのに対し、ピークフローは安価で携帯可能な器具で測定でき、何度でも施行可能であ

写真1　ピークフローメーター

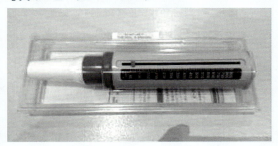

るため、患者が自宅で喘息のコントロール状態を把握するのに有用である。

4. 治療

　喘息の薬物治療では様々な薬を用いるが（**表4**、**表5**）、基本は吸入ステロイドである。ガイドラインでは、喘息治療をその強度から4つのステップに分けているが、その全てにおいて吸入ステロイドが第一選択薬となっており、症状に応じて用量を選択する（**表6**）。全ての喘息治療のステップにおいて、長期管理中に急性増悪（発作）が生じた場合には、原則として、SABAの頓用で対処する。

表4　喘息の長期管理薬の種類と薬剤（かっこ内は主な商品名）

1．副腎皮質ステロイド
1）吸入ステロイド 　　（1）ベクロメタゾンプロピオン酸エステル（キュバール） 　　（2）フルチカゾンプロピオン酸エステル（フルタイド） 　　（3）ブデソニド（パルミコート） 　　（4）シクレソニド（オルベスコ） 　　（5）モメタゾンフランカルボン酸エステル（アズマネックス） 　　（6）フルチカゾンフランカルボン酸エステル（アニュイティ） 　2）経口ステロイド
2．長時間作用性β₂刺激薬
1）吸入薬　サルメテロールキシナホ酸塩（セレベント）、ホルモテロールフマル酸塩水和物（オーキシス） 　　2）貼付薬　ツロブテロール（ホクナリン他） 　　3）経口薬　プロカテロール塩酸塩（メプチン他）、クレンブテロール塩酸塩（スピロペント他）、ツロ 　　　ブテロール塩酸塩（ホクナリン、ベラチン他）
3．吸入ステロイド・長時間作用性吸入β₂刺激薬配合薬
（1）フルチカゾンプロピオン酸エステル・サルメテロールキシナホ酸塩（アドエア） 　　（2）ブデソニド・ホルモテロールフマル酸塩水和物（シムビコート） 　　（3）フルチカゾンプロピオン酸エステル・ホルモテロールフマル酸塩水和物（フルティフォーム） 　　（4）フルチカゾンフランカルボン酸エステル・ビランテロールトリフェニル酢酸塩（レルベア）
4．ロイコトリエン受容体拮抗薬
（1）プランルカスト水和物（オノン他） 　　（2）モンテルカストナトリウム（キプレス、シングレア他）
5．テオフィリン徐放製剤
6．長時間作用性抗コリン薬
チオトロピウム臭化物水和物（スピリーバ）
7．抗IgE抗体製剤
オマリズマブ（ゾレア）
8．（1）抗IL-5抗体製剤
メポリズマブ（ヌーカラ）
**　　（2）抗IL-5受容体α鎖抗体製剤**
ベンラリズマブ（ファセンラ）
9．ロイコトリエン受容体拮抗薬以外の抗アレルギー薬
（1）メディエーター遊離抑制薬　クロモグリク酸ナトリウム（インタール他）など 　　（2）ヒスタミンH₁受容体拮抗薬 　　　ケトチフェンフマル酸塩（ザジテン他）、アゼラスチン塩酸塩（アゼプチン他）、オキサトミド（セル 　　　テクト他）、メキタジン（ゼスラン、ニポラジン他）、エピナスチン塩酸塩（アレジオン他） 　　（3）トロンボキサン阻害薬 　　　（1）トロンボキサンA₂合成阻害薬　オザグレル塩酸塩（ドメナン、ベガ他） 　　　（2）トロンボキサンA₂受容体拮抗薬　セラトロダスト（ブロニカ） 　　（4）Th2サイトカイン阻害薬　スプラタストトシル酸塩（アイピーディ他）
10．その他の薬剤・療法（漢方薬、特異的免疫療法、非特異的免疫療法）

解説　気管支喘息の基礎知識

表5　主な長期管理薬の効果に関する特徴

便宜的に、各薬剤の治療スペクトラム強度を数字（0 〜 5）と色の濃さで示す。臨床的なエビデンスが不十分の場合は「不明」とした。

	気管支拡張	抗炎症	リモデリング抑制	気道分泌抑制
吸入ステロイド	0	5	4	3
LABA	5	1	0	亢進
LAMA	5	1	0	5
LTRA	2	4	3	2
テオフィリン徐放製剤	4	2	1	0
抗IgE抗体製剤	0	5	2	0
抗IL-5抗体製剤	0	5	不明	0
抗IL-5Rα抗体製剤	0	5	不明	0

LABA：長時間作用性β_2刺激薬、LAMA：長時間作用性抗コリン薬、LTRA：ロイコトリエン受容体拮抗薬、
リモデリング：持続する気道炎症による傷害と構造変化

表6 喘息治療ステップ

	（軽症間欠型相当）	（軽症持続型相当）	（中等症持続型相当）	（重症持続型相当）
未治療患者の症状	・症状が週1回未満 ・症状は軽度で短い ・夜間症状は月2回未満	・症状が週1回以上、しかし毎日ではない ・日常生活や睡眠が月1回以上妨げられる ・夜間症状が月2回以上	・症状が毎日ある ・SABAがほぼ毎日必要 ・日常生活や睡眠が週1回以上妨げられる ・夜間症状が週1回以上	・治療下でもしばしば増悪 ・症状が毎日ある ・日常生活が制限される ・夜間症状がしばしばある
	治療ステップ1	**治療ステップ2**	**治療ステップ3**	**治療ステップ4**
長期管理薬の基本治療	吸入ステロイド （低用量）	吸入ステロイド （低～中用量）	吸入ステロイド （中～高用量）	吸入ステロイド （高用量）
	上記が使用できない場合、以下のいずれかを用いる ・LTRA ・テオフィリン徐放製剤 ※症状がまれなら長期管理薬は必要なし	上記で不十分な場合に以下のいずれか1剤を併用 ・LABA（配合剤使用可） ・LAMA ・LTRA ・テオフィリン徐放製剤	上記に以下のいずれか1剤、あるいは複数を併用 ・LABA（配合剤使用可） ・LAMA ・LTRA ・テオフィリン徐放製剤	上記に以下の複数を併用 ・LABA（配合剤使用可） ・LAMA ・LTRA ・テオフィリン徐放製剤 ・経口ステロイド[*1] ・抗IgE抗体[*2] ・抗IL-5抗体[*2] ・抗IL-5Rα抗体[*2] ・気管支熱形成術[*2]
発作治療	SABA	SABA	SABA	SABA

SABA：短時間作用性β2刺激薬、LABA：長時間作用性β2刺激薬、LAMA：長時間作用性抗コリン薬、LTRA：ロイコトリエン受容体拮抗薬
*1： 経口ステロイドは短期間の間欠投与を原則とする。短期間の間欠投与でコントロールが得られない場合は、必要最小量を維持量とする
*2： 吸入ステロイドにLABA、LTRAなどを加えてもコントロール不良の場合に用いる

参考文献

1）日本アレルギー学会「喘息予防・管理ガイドライン2018」（協和企画、2018）

2）J Allergy Clin Immunol 2011;128:451-62.

3）Allergol Int. 2010;59:363-7.

解説　気管支喘息の処方の実際

医師が処方を決めるまで

気管支喘息の処方の実際

東田 有智（近畿大学病院病院長）

▶ 気管支喘息の薬物治療の基本は吸入ステロイド。症状に応じて用量を選択しつつ他剤を追加するとともに、吸入方法が適切かを随時確認する

▶ 初診時でも、即効性とアドヒアランス向上を期待して、吸入ステロイドと長時間作用性β_2刺激薬（LABA）の配合薬を処方することは多い

▶ 長時間作用性抗コリン薬（LAMA）は、軽症例から使用でき、LABA不適例や慢性閉塞性肺疾患（COPD）合併例などに適している

症例1　即効性を期待してICSとLABA併用

症例1は40歳の男性会社員。咳を繰り返すため受診した。咳は夜に悪化し、目が覚めて眠れないという。

気管支喘息（以下、喘息）患者は、咳、息切れなどを主訴に来院することが多いが、いずれも非特異的な症状のため、診断は難しい。しかし喘鳴、息切れ、咳、胸部絞扼感など典型的な症状が変動して出現する、夜間や早朝に増悪するなどの傾向があれば、喘息の可能性は高い。

喫煙歴はなく、アレルギー性鼻炎があるが、通院はしておらず常用薬剤はなかった。スパイロメトリーなどによる呼吸機能（気流制限）の評価は、喘息の診断に有用だが、より簡便に気道炎症を評価する方法として、呼気中一酸化窒素濃度（FeNO）測定がある。

FeNOが40ppbと高かったことから、好酸球性気道炎症による喘息と診断。吸入ステロイドと長時間作用性β_2刺激薬（LABA）の配合薬であるレルベア（一般名ビランテロールトリフェニル酢酸塩・フルチカゾンフランカルボン酸エステル）を処方した。

吸入ステロイドは気道の炎症を抑える効果に優れているため、適切な量を正しく使用していれば、理論上は単剤で症状のコントロールが可能である。しかし、吸入後の即効性は気管支拡張作用があるLABAの方が優れているため、併用した方が患者の満足度が高く、結果的にアドヒアランス向上につながることが多い。患者は社会人で忙しかったことから、配合薬の中でも1日1回の吸入で済むレルベアを処方した。

症例1のようにアレルギー性鼻炎を合併する喘息患者は多く、成人喘息患者の40％以上に合併が認められるとの報告もある。鼻閉などにより喘息症状が悪化する場合は、キプレス（モンテルカストナトリウム）などのロイコトリエン受容体拮抗薬（LTRA）を追加する。

LTRAは気管支拡張作用と気道炎症抑制作用があ

> **症例 1**
>
> **40歳、男性。**
> **アレルギー性鼻炎を合併した気管支喘息**
>
> ［処方箋］
> レルベア 100 エリプタ 30 吸入用　1本
> 　　　1回1吸入　1日1回　夕食後
>
> ［アレルギー性鼻炎悪化時の処方箋］
> ① レルベア 100 エリプタ 30 吸入用　1本
> 　　　1回1吸入　1日1回　夕食後
> ② 【般】モンテルカスト錠 10mg
> 　　　　　　　　　　　1回1錠（1日1錠）
> 　　　1日1回　就寝前　30日分

り、「喘息予防・管理ガイドライン2018」（JGL2018）ではアレルギー性鼻炎合併喘息、運動誘発喘息、アスピリン喘息患者の長期管理で有用性が高いとしている。

患者の好みも薬剤選択に重要

吸入薬は正しく使って初めて効果を発揮するため、薬剤を選ぶ際、患者の好みは重要である。定量吸入器は主に、加圧噴霧式定量吸入器（pMDI）、ドライパウダー定量吸入器（DPI）、ソフトミスト（SMI）に分類される。私は、吸入薬を自分で実際に使用してみて、使い心地を確認してから患者に処方するようにしている。

例えば、前述のレルベアはDPIであるが、患者によっては「粉っぽいのでむせる」と訴える場合がある。そういう患者に対して私は、配合薬で、pMDIのフルティフォーム（フルチカゾンプロピオン酸エステル・ホルモテロールフマル酸塩水和物）か、DPIでもより粉っぽさが少ないシムビコート（ブデソニド・ホルモテロールフマル酸塩水和物）を薦めている。

また、ほとんどのDPIは添加物として乳糖を含むが、パルミコート（ブデソニド）は乳糖を含まないので、粉っぽさはほぼ感じない。しかし逆に「吸った感じがしない」という患者もいる。また、pMDIは噴霧時

の溶剤としてアルコールが使用されているため、「においが気になる」と言われる場合もある。

このように患者の好みは千差万別だが、アドヒアランスに大きく影響するため、その患者が好む薬剤とデバイスを選ぶようにしている。

症例 2 LABA不適例には LAMAを処方

症例2は35歳の女性。喘息コントロールのためレルベアを使用していたが、手のふるえが気になるとの訴えがあった。LABAの副作用と判断し、レルベアを中止して、長時間作用性抗コリン薬（LAMA）のスピリーバ（チオトロピウム臭化物水和物）と吸入ステロイドのアニュイティ（フルチカゾンフランカルボン酸エステル）を処方した。

β_2刺激薬は強力な気管支拡張薬で安全性は高いが、まれに副作用として振戦、動悸、頻脈などが認められることがある。LAMAであるチオトロピウムは、気道平滑筋のムスカリンM3受容体に作用して呼吸機能を改善させる薬で、慢性閉塞性肺疾患（COPD）の治療に広く用いられている。

JGL2018では、軽症の治療ステップ2の選択肢にLAMAを追加している（表6）。これは低〜中用量の吸入ステロイドとの併用で、LABAと同等の効果が報

> **症例 2**
>
> **35歳、女性。**
> **LABAで副作用が出た喘息患者**
>
> ［処方箋］
> ① スピリーバ 1.25μg レスピマット 60吸入
> 　　　　　　　　　　　　　　　　　1本
> 　　　1回2吸入　1日1回　夕食後
> ② アニュイティ 100μg エリプタ 30吸入用
> 　　　　　　　　　　　　　　　　　1本
> 　　　1回1吸入　1日1回　夕食後

解説　気管支喘息の処方の実際

症例3

69歳、男性。
気管支喘息とCOPDの合併例（ACO）

［処方箋］

① シムビコートタービュヘイラー 60吸入　2本
　　　1回2吸入　1日2回　起床時、夕食後
　　　＊発作時に1回1吸入追加、定期吸入と合わせて1日8吸入まで

② スピリーバ 2.5μgレスピマット 60吸入　1本
　　　1回2吸入　1日1回　夕食後

告されたことなどによる。

　ただし2019年5月現在、喘息の適応を持つ吸入ステロイドとLAMAの配合薬は販売されていないため、アドヒアランスの点から選択しづらい。

　LABAでなくLAMAを使用するケースとしては、症例2のようにLABAの副作用が懸念される場合や、高血圧患者でβ遮断薬を服用中の場合などが想定される。LAMAの副作用としては口渇が最も多く、閉塞隅角緑内障や排尿障害のある前立腺肥大症の患者には禁忌であることに注意する。

症例3 喘息・COPD合併例には3剤を併用

　症例3は69歳の男性。喘息の治療を開始したが改善せず、喫煙歴があったため、喘息とCOPDの合併例（Asthma and COPD Overlap：ACO、エイコ）と診断し、スピリーバとシムビコートを処方した。

　喘息は吸入ステロイドによる抗炎症療法が基本であるのに対し、COPDは気管支拡張療法が基本であり、LAMAとLABAを中心に使用する。そのため合併例では、喘息の治療で既に吸入ステロイドとLABAを併用中であれば、治療効果をみてLAMAを追加し、3剤併用療法を行う。19年5月にはCOPDを適応症として、吸入ステロイドとLABA、LAMAの3剤の配合薬であるテリルジー（フルチカゾンフランカルボン酸エステル・ウメクリジニウム臭化物・ビランテロールトリフェニル酢酸塩）が発売された。

　ACOは増悪頻度が高く、コントロール不良となりやすい。その場合、シムビコートを定期吸入に加えて発作時に頓用で使用する。このように1つの吸入薬を長期管理と発作治療の両方に用いる治療法を「SMART療法」と呼ぶ。

生物学的製剤は最終手段

　喘息に用いる生物学的製剤としては、抗IgE抗体製剤のゾレア（オマリズマブ）に加えて、16年に抗インターロイキン（IL）-5抗体製剤のヌーカラ（メポリズマブ［同］）、18年に抗IL-5受容体α鎖抗体製剤のファセンラ（ベンラリズマブ［同］）が登場した。JGL2018には、重症例の治療ステップ4にこれらを追加している（表6）。

　また、難治性のアトピー性皮膚炎治療薬で抗IL-4/13抗体製剤のデュピクセント（デュピルマブ）に18年4月、コントロール不良の気管支喘息の適応が追加された。

　抗IgE抗体製剤のオマリズマブも含め、生物学的製剤はいずれも既存治療でコントロール不良の難治性喘息の治療で使用が考慮され、最終手段と考えてよい。

日経DIクイズ　呼吸器疾患篇　077

表7 ドライパウダー定量吸入器（DPI）の吸入方法

① 薬剤の添付文書、取り扱い説明書に従って薬剤を充填する
- ▶ ディスカス：水平にしてカバーを開け、レバーを押す
- ▶ タービュヘイラー：キャップを開け、垂直にして回転グリップを回す
- ▶ スイングヘラー：垂直にしてレバーを押す
- ▶ エリプタ：カバーを開ける

② 器具に息を吹きかけないよう、横を向いて息を吐き出す

③ 吸入口をくわえて口を閉じ、力強く深く吸う

④ 吸入口から口を外し、数秒間息を止めて、ゆっくりと息を吐き出す

※医師から複数回の吸入指示があるときは、1押しごとに吸入を行う
※吸入ステロイドの吸入終了後は、うがいまたは飲水を行う

表8 吸入療法の現状と吸入指導の重要性

- ● 患者の半数以上は正しく吸入できていない
- ● 最も多い不良手技
  pMDI：同調、ゆっくり深く吸う、吸入後の息止めなどができていない
  DPI：薬剤のセット、吸入前に吐く、吸入後の息止めなどができていない
- ● 多くの医療スタッフは吸入方法を正しく示すことができない
- ● 吸入手技の不良な患者はそれに気付いていない
- ● 完全な吸入器は存在しない
- ● 短時間の吸入指導が喘息コントロールの改善につながる（エビデンスA）
- ● 舌を吸入器の下に入れ、なるべく下げるよう指導する
- ● 正しい吸入手技は薬剤の副作用を軽減する
- ● 患者教育の一環としてコミュニケーションや信頼関係の構築が重要

アトピー型喘息には抗IgE抗体、好酸球性気道炎症には抗IL-5抗体が確かに有効だが、治療費用が高額になるという問題がある。一方、経口ステロイドは安価で効果も高いが、副作用のリスクがあるため、連用はできる限り回避したい。

当院には既存治療でコントロール不良の患者が多数紹介受診するが、吸入手技を再評価し、使用方法を見直すだけで、コントロールが良好になる患者は多い（**表7**）。JGL2018にも、吸入指導の項目を追加している（**表8**）。

患者に薬剤を持参してもらい、正しく使用できているかを確認することもあるが、診察室では限界がある。薬局において薬剤を交付する際に、患者が吸入薬を正しく使えているかを確認し、丁寧な吸入指導を行ってほしい。

参考文献

1）日本アレルギー学会「喘息予防・管理ガイドライン2018」（協和企画、2018）

2）日本呼吸器学会「喘息とCOPDのオーバーラップ（Asthma and COPD Overlap：ACO）診断と治療の手引き2018」（メディカルレビュー社、2017）

慢性閉塞性肺疾患（COPD）の基礎知識

一ノ瀬 正和 （東北大学医学部呼吸器内科学分野教授）

COPD治療薬のほとんどは吸入薬であり、専用のデバイスを用いて吸入する。患者が正しい吸入手技を習得して良好な服薬アドヒアランスを保つことが、疾患コントロールのキーポイントであり、薬剤師による吸入指導が非常に重要である。

慢性閉塞性肺疾患（chronic obstructive pulmonary disease：COPD）は、以前は慢性気管支炎や肺気腫などと呼ばれていた疾患の総称であり、中高年の喫煙経験者での発症率が高い。症状の特徴は、咳や痰のほか、階段昇降や歩行など体を動かしたときに息切れする労作時呼吸困難が挙げられる。

労作時呼吸困難は、身体活動性の低下を来し、肺炎や骨粗鬆症、心血管疾患などの併存症の原因となることが指摘されている[1]。薬物治療の中心は気管支拡張薬で、気管支喘息合併例には、吸入ステロイドを併用する。

1. 疫学

COPDの発症の大部分は、長期間の喫煙に由来する。日本のCOPD有病率や死亡率は、高齢化や喫煙率の高さなどの影響を受けて、世界的に高いレベルにある。欧米のCOPDの罹患率は10％前後と報告されているのに対し、我が国では、大規模COPD疫学調査（Nippon COPD Epidemiology [NICE] 研究）において、40歳以上の10.9％（男性16.4％、女性5.0％）に気流閉塞（閉塞性換気障害）を認めることが明らかになっている。また、気管支喘息の可能性のある患者を除いた日本人のCOPD患者有病率は、40歳以上の8.6％（約530万人）と推定されている[2]。

一方、実際に診断を受けて管理されているCOPD患者は、有病者の10％に満たないとされ、過小診断、過小治療が問題となっている。過小診断の理由は、労作時呼吸困難などの症状が緩徐に進行するため、患者自身が老化現象と考えて受診しないためと考えられる。実際、我々の調査でも、呼吸器疾患以外の慢性疾患で医療機関に通院中の患者の中には多くのCOPD患者がおり、看過されているという結果であった[3]。

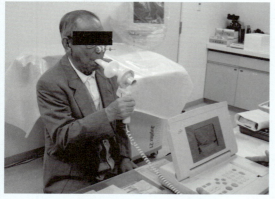

写真1　呼吸機能検査：スパイロメトリー

COPDの診断には、スパイロメトリーによる気流閉塞の検出が必要である。最大吸気位から最大努力で一気に呼気する手技によって1秒量（FEV₁）や努力肺活量を求める。

2. 病態と分類

COPDは、たばこの煙を主とする有害物質を長期間吸入曝露することなどにより生ずる肺疾患である。スパイロメトリーによる呼吸機能検査で気流閉塞を示すのが特徴である（写真1、図1）。臨床的には徐々に進行する労作時呼吸困難や慢性の咳・痰を示すが、これらの症状に乏しいこともある[1]。

気流閉塞は、末梢気道病変と気腫性病変が様々な割合で複合的に作用することにより起こる。末梢気道病変は、たばこの煙などの有害物質を長期間吸入することで、細気管支が炎症を起こしたもので（細気管支炎）、咳や痰が多くなり、末梢気道の内側が肥厚して狭くなることで、空気の流れが悪くなる（図2）。

一方、気腫性病変は、気管支の末梢にある肺胞が炎症を起こして、肺胞の弾力がなくなったり、肺胞壁が破壊されたりして、肺胞から空気がうまく排出できなくなる状態を指す。吐き残した空気が肺にたまって過膨張となることで、胸郭の拡大を認めるほか、呼気補助筋の発達や独特の呼吸方法がみられる（写真2）。

一般に、たばこやバイオマス燃料の煙などの有害粒子を吸入すると、肺に軽度の炎症が誘発されるが、COPDを発症する患者では炎症反応が慢性的に増強され、肺末梢気道の狭小化、肺胞壁の破壊、過分泌に至ると考えられる。炎症反応の増強が起こる理由として、プロテアーゼとアンチプロテアーゼの不均衡や、酸化ストレス制御機能の低下などが考えられている[1]。また最近では、小児期の気管支喘息や呼吸器感染症の既往などによる肺の発育障害も、COPDのリスク因子と考えられるようになっている。

病理学的には、中枢気道における粘膜下腺の肥大と過形成や、末梢気道における気道壁の線維化および杯細胞の過形成、さらに肺胞破壊（気腫化）などの病態を示す。病型分類では、CT像などの画像所見から「気腫型」と「非気腫型」に分類されるが、大半の症例では、程度の差はあれ、両方の病態が複合的に存在する（図3）[1]。

また、気管支喘息を併発したCOPDは、喘息合併COPD（Asthma and COPD Overlap：ACO）と称される。ACOは、変動性、あるいは発作性の呼吸

図1　呼吸機能検査パターン（フローボリューム曲線のイメージ）
COPDによる閉塞性換気障害の進行と肺の過膨張

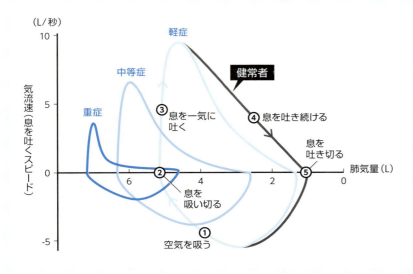

スパイロメトリーの付属の筒状の器具をくわえて、①空気を吸う、②空気を吸い切ったら、③息を一気に吐く、④さらに残りの息を吐き続ける——という一連の動作により、1秒量（FEV_1）や努力肺活量などの呼吸機能が評価できる。COPDが重症になるほど、肺に空気がたまって吸うことができる空気の量が減り、呼気量や気流速が落ちる。

（日本呼吸器学会「スパイロメトリーハンドブック〜日常診療で簡単に行える呼吸機能検査」より引用、一部改変）

図2 COPDの肺と正常の肺の違い

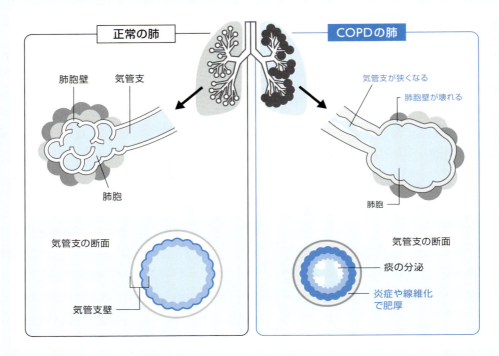

一般に、肺は気管支が枝分かれし、末梢の細気管支の先端にある毛細血管が取り囲む肺胞で、血液のガス交換が行われている。しかし、COPDの患者では、気管支の炎症による狭小化と肺胞の炎症により、肺胞の弾力がなくなったり、肺胞の壁が破壊されたりしている。

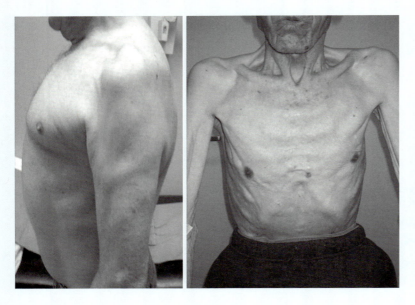

写真2 COPD患者の外観

COPDの患者では、息が吐きづらくなるため、吐き残した空気が肺にたまって過膨張となることで、胸郭の拡大（樽状胸）を認める（左）。また、重症COPD患者は呼吸による換気が困難であるため、鎖骨や肩の上にあるいくつかの吸気補助筋（胸鎖乳突筋、前斜角筋）の利用が増強され、特徴的な肥大を呈する（右）。また吸気時に、肋骨や鎖骨上窩の陥入や口すぼめ呼吸がみられることもある（右）。

図3　COPDの病型分類

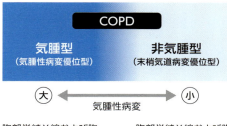

COPDの気流閉塞は、肺の気腫性病変と末梢気道病変が複合的に作用して起こる。病型として肺気腫病変が優位である「気腫型COPD」と、末梢気道病変が優位である「非気腫型COPD」に分類される。
（日本呼吸器学会「COPD（慢性閉塞性肺疾患）診断と治療のためのガイドライン 第5版 2018」より引用、一部改変、表1～3、図5とも）

表1　呼吸困難（息切れ）を評価するmMRC質問票

グレード分類	当てはまるものにチェックしてください（1つだけ）
0	激しい運動をしたときだけ息切れがある
1	平坦な道を早足で歩く、あるいは緩やかな上り坂を歩くときに息切れがある
2	息切れがあるので、同年代の人よりも平坦な道を歩くのが遅い、あるいは平坦な道を自分のペースで歩いているとき、息切れのために立ち止まることがある
3	平坦な道を約100m、あるいは数分歩くと息切れのために立ち止まる
4	息切れがひどく家から出られない、あるいは衣服の着替えをするときにも息切れがある

＊ 呼吸リハビリテーションの保険適用は、上記mMRCのグレード1以上となる。

器症状、過去の気管支喘息の既往、喫煙歴やアトピー素因などの条件を一定数認める場合に診断される。

3. 症状

　前述の通り、COPD患者の代表的な症状は、労作時呼吸困難と慢性の咳と痰である。加齢やかぜによるとして見過ごされていることも多いが、喫煙歴のある40歳以上の成人で、労作時呼吸困難や慢性の咳・痰がある場合、COPDが疑われる[1]。一般に、発症早期に咳と痰を認め、症状がある程度進行すると労作時呼吸困難が自覚されることが多い。その後、症状は持続性となり、呼吸困難の悪化とともに、呼吸不全、心不全、体重減少などがみられるようになる。

　一方、症状が進行しても、本人は自覚していないこともあり、増悪により急激に悪化して初めて受診する患者もいる。また、呼吸困難を回避するために、自然と運動を自己制限してしまい、呼吸困難を自覚していない場合もある。

　呼吸困難の評価には、日常生活への影響を測定するmodified British Medical Research Council（mMRC）の質問票がよく用いられている（表1）。慢性の咳は、一般には痰を伴うことが多いが、乾性咳のこともある。

　労作時呼吸困難により、COPD患者の身体活動性は低下する。実際、我々の検討で健常者に比べCOPD患者は、軽症であっても強度の大きい身体活動は大きく低下していた（図4）[4]。身体活動性の低下は、肥満と同様に全身性炎症を引き起こし、糖尿病、動脈硬化症などの併存症の一因となり得るとされている。

4. 診断

　このように、慢性の咳・喀痰、労作時呼吸困難が代表的な症状であるが、これらはCOPDに特異的な症状ではない。さらに無症状のCOPD患者も少なくなく、症状からの診断には限界がある。そのため中高年で喫煙歴があれば、積極的にCOPDを疑い、呼吸機能検査を行ってCOPDと診断して治療することが重

図4 健常者と比較した場合のCOPD患者の身体活動性の平均低下率

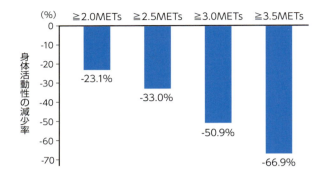

METsは身体活動性の指標で、値が大きいほど身体への負荷が高いとされる。COPD患者では、2〜2.5METsといった軽い負荷の活動に比べて、3METs以上の強い負荷の活動における身体活動性の低下が顕著である。
（Respir Investing.2014;52:41-8.より引用）

表2 COPDの診断基準

① 長期の喫煙歴などの曝露因子があること

② 気管支拡張薬吸入後のスパイロメトリーで1秒率（FEV$_1$/FVC）が70％未満であること

③ 他の気流閉塞を来し得る疾患を除外すること

写真3 COPD患者胸部X線所見の特徴

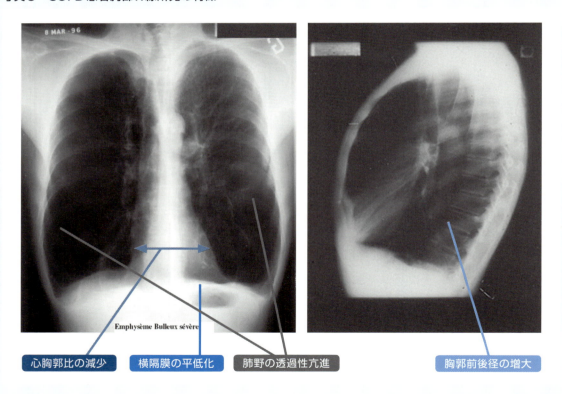

写真4　COPD患者の画像所見の特徴

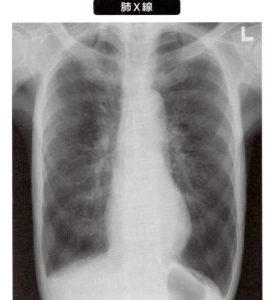
肺X線

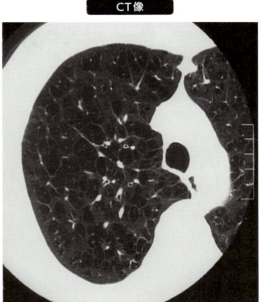
CT像

肺X線で肺の過膨張（縦径の増加）が認められる。

CT像では低吸収領域（気腫化領域）が認められる。

要である。

　COPDの診断基準は、（1）長期の喫煙歴などの曝露因子がある、（2）気管支拡張薬を吸入後のスパイロメトリーで、1秒率（FEV_1/FVC：一気にどれくらい息を吐き出すことができるか評価する指標）が70％未満、（3）他の気流閉塞を来し得る疾患が除外できた場合──である（**表2**）[1]。

　COPDの診断には、スパイロメトリーによる気流閉塞の検出が必要である。気流閉塞は、一気にどれくらい息を吐き出すことができるかを示す指標である1秒率（FEV_1/FVC）により評価し、70％未満を診断の要件の1つとしている。他の閉塞性肺疾患の除外には画像診断（単純胸部X線写真やCT像）が有用である（**写真3、写真4**）。末梢気道病変優位か、あるいは気腫性病変優位かといった病型を知るために、精密呼吸機能検査や胸部CT検査を行う。

5. 治療

① 管理目標

　COPDの治療目標は、労作時呼吸困難や咳・痰などの「現状の改善」と、増悪の予防や合併症の予防・治療など「将来リスクの低減」である（**表3**）[1]。具体的には、**図5**に示すように、薬物療法と非薬物療法を組み合わせた治療を行う。

② 薬物療法

　薬物療法の中心は気管支拡張薬であり、患者の重症度に応じて、長時間作用性抗コリン薬（LAMA）、長時間作用性$β_2$刺激薬（LABA）、テオフィリンの吸入薬を段階的に投与する。長時間作用性の薬剤をベー

表3 COPDの管理目標

I. 現状の改善	① 症状およびQOLの改善
	② 運動耐容能と身体活動性の向上および維持
II. 将来のリスクの低減	③ 増悪の予防
	④ 全身依存症および肺合併症の予防・診断・治療

図5 安定期COPDの重症度に応じた管理

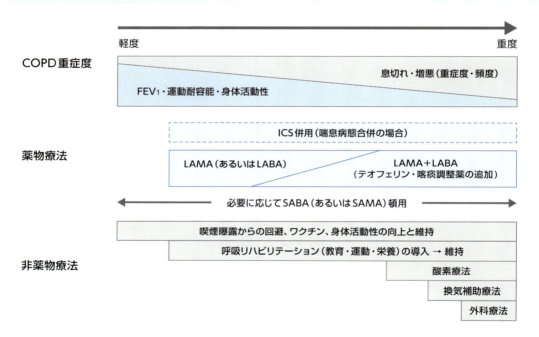

- COPD重症度は、閉塞性障害の程度（FEV_1の低下）による病期に加え、運動耐容能や身体活動性の障害程度、さらに息切れの強度や増悪の頻度と重症度を加算し、総合的に判断する。
- 通常、COPDが重症化するに従い、FEV_1・運動耐容能・身体活動性が低下し、息切れの増加、増悪の頻回化を認めるが、FEV_1と他の因子の程度に乖離がみられる場合は、心疾患などの併存症の存在に注意を要する。
- 薬物療法では、単剤で不十分な場合は、LAMA、LABAを併用するか、LAMAとLABAの配合薬を使用する。
- 喘息の合併が考えられる場合にはICSを併用する。LABA・ICS配合薬を使用してもよい。

SABA：短時間作用性β_2刺激薬　　SAMA：短時間作用性抗コリン薬
LABA：長時間作用性β_2刺激薬　　LAMA：長時間作用性抗コリン薬
ICS：吸入ステロイド

安定期のCOPDの管理においては、閉塞性障害の程度（FEV_1の低下）による病期に加え、息切れなどの症状や増悪の頻度を加味した重症度を総合的に判断した上で、治療法を段階的に増強していく。

スに用い、呼吸困難増強時などに短時間作用性薬剤を適宜使用する。喘息合併症例には吸入ステロイド（ICS）を併用する。

③ 非薬物療法

COPDの治療では、COPDの主因である喫煙の中止、すなわち禁煙指導が最も重要である。さらに、増悪予防の見地から、インフルエンザワクチンの接種も行う。また、身体活動性低下がCOPD患者の生命予後を悪化させるので、薬物療法に加え、リハビリテーションで身体活動性の向上と維持に努めることも重要である。呼吸不全症例には酸素療法や換気補助療法を行う。内科的治療で不十分な場合、外科的に肺容量の減量術を行うことがあるが、まれである。

④ 予後

COPDの経過は、閉塞性換気障害の進行、すなわちFEV_1の経年低下で評価される。喫煙を続け、未治療であればFEV_1の低下速度は大きいが、禁煙して、適切な薬物療法を行えばFEV_1低下は抑制される。

COPDは、気道感染などによる増悪を機に経過や生命予後が悪化することが多い。これに対し、禁煙やインフルエンザワクチンの接種、長時間作用性気管支拡張薬の投与は、増悪を減らし、COPD患者の経過や予後に好影響をもたらすと考えられる。

参考文献

1）日本呼吸器学会「COPD（慢性閉塞性肺疾患）診断と治療のためのガイドライン 第5版 2018」（メディカルレビュー社）

2）Respirology.2004:9;458-65.

3）Respirology.2003:8;504-8.

4）Respir Investing.2014:52;41-8.

医師が処方を決めるまで

慢性閉塞性肺疾患（COPD）の処方の実際

一ノ瀬 正和 （東北大学医学部呼吸器内科学分野教授）

Point

▶ COPD患者の労作時の息切れは、気道狭窄と肺の過膨張によって生じる。長時間作用性抗コリン薬（LAMA）や長時間作用性β_2刺激薬（LABA）などの長時間作用性気管支拡張薬の投与で、大多数の患者が症状の改善を示す

▶ 薬物治療では、LAMAまたはLABAの単剤から治療を開始し、反応を確認しながら両者の配合薬の投与を行う。ただし、症状が強い場合は、治療開始時からLAMA・LABA配合薬の投与も可能

▶ COPD患者の20％程度は、気管支喘息を合併する。喘息合併例には、長時間作用性気管支拡張薬に、吸入ステロイドを併用する

症例1 症状に気付かないCOPD患者に注意

症例1は65歳男性。たばこを1日30本、46年間吸い続けており、現在も喫煙している。朝方に、痰はあるものの、加齢のせいだと認識し、放置していた。娘が雑誌でCOPDの記事を読み、父親の症状が該当するのではないかと思い、病院へ連れてきた。

胸部X線写真では特に異常所見を認めないが、呼吸機能検査で1秒率64％と閉塞性障害認め、気管支拡張薬を吸入後も、1秒率66％、予測値に対する1秒量77％と、中等度の閉塞性障害を認めた。COPDと診断し、まず1カ月間、長時間作用性抗コリン薬（LAMA）のチオトロピウム臭化物水和物（商品名スピリーバ）を吸入してもらった。

1カ月後の診察では、初診時に比べ1秒量が110mL、努力肺活量が210mL増加。朝方の喀痰の減少と、階段歩行が楽になったとのことだった。この患者は自分の呼吸機能に合わせて、普段から階段をゆっくり上るなど、労作を制限していたため、本来存在する息切れを自覚していなかった。今回、薬剤を投与して呼吸機能が改善したことにより、初めて自分の異常に気付いたと考えられる。

この症例のように、喀痰、労作時息切れを「年のせい」と捉えている人は多い。喫煙者で中高年であれ

症例1

65歳、男性。自覚症状がないCOPD

［処方箋］
スピリーバ2.5μgレスピマット60吸入　1本
　　1回2吸入　1日1回　起床時

ば、COPDの可能性を考慮して、1度は呼吸機能検査を行ってみるのが望ましい。

症例 2 強い労作時息切れを訴えるCOPD患者

症例2は68歳の男性。20歳から喫煙していたが、数年前に禁煙した。アトピー性皮膚炎や気管支喘息の既往はなく、緑内障や排尿障害などの併存症もない。50代後半から階段を上る際の息切れを自覚、その後息切れは進行し、最近では100m歩行するにも休憩を取らなければならない状態になり、受診した。

受診時の動脈血酸素飽和度は96％と正常だったが、呼気時間の著明な延長と肺野で呼気終末に気道分泌物の存在を示すラ音を聴取した。胸部X線写真で気腫化を思わせる透過性亢進と肺の過膨張がみられ、呼吸機能検査では、高度の閉塞性障害（1秒率が50％で予測値に対する1秒量が35％）を認めた。

高度の閉塞性障害を伴ったCOPDと診断し、LAMAと長時間作用性β_2刺激薬（LABA）の配合薬であるウルティブロ（一般名インダカテロールマレイン酸塩・グリコピロニウム臭化物）を投与した。

2週間後の診察では、呼吸機能は1秒量で250mL、努力肺活量で400mL、それぞれ改善を認めた。歩行時の息切れも大きく改善した。

COPDの典型的な症状は、労作時呼吸困難、咳・痰であるが、特に労作時呼吸困難は、運動耐容や身体活動性の低下を来し、併存症にも悪影響を与えるため改善が必要である。

COPDの労作時呼吸困難は、気管支の閉塞による呼吸抵抗の増加と肺の過膨張によるが、気管支拡張薬はこの両者を改善し、症状を軽減する。気管支拡張薬は吸入薬が基本で、LAMAとLABAの2系統が中心となる。一般には、まず単剤投与から開始し、症状に応じて多剤併用する。症状の改善は治療に対するアドヒアランスを保つ上からも重要であり、本症例のように症状が強い場合は、LAMA・LABAの配合薬で治療を開始する場合もある。

症例 3 歩行時と入浴時の息切れを訴えるCOPD

症例3は66歳の女性。30歳から喫煙していたが、数年前に禁煙した。その頃から階段を急いで上がると息切れを感じるようになり、症状が徐々に悪化してきたという。最近では平地歩行でも息切れを感じるようになった。朝方に痰も出る。

受診時、胸部X線写真・CT検査で軽度の気腫化を認めた。喘息で上昇することが多い呼気一酸化窒素濃度（FeNO）は正常範囲であったが、呼吸機能検査で1秒率50％、予測値に対する1秒量78％と中等度の閉塞性障害を認め、COPDと診断した。まずLAMA

症例 2

68歳、男性。
閉塞性障害を伴ったCOPD

［処方箋］
ウルティブロ吸入用カプセル　28カプセル
　　　　1回1吸入　1日1回　起床時
＊専用の吸入用器具を用いて吸入

症例 3

66歳、女性。
中等度の閉塞性障害認めるCOPD

［初診時の処方箋］
エクリラ 400μg ジェヌエア 60 吸入用　1本
　　　　1回1吸入　1日2回　起床時と夕食後

［1カ月後の処方箋］
エクリラ 400μg ジェヌエア 60 吸入用　1本
オーキシス 9μg タービュヘイラー 60 吸入
　　　　　　　　　　　　　　　　　　　1本
　　　　1回1吸入　1日2回　起床時と夕食後

のアクリジニウム臭化物（商品名エクリラ）を投与した。1カ月後の診察では、1秒量150mL、努力肺活量200mLの改善があり、息切れも改善傾向であったが、入浴時に息切れを自覚したとのことで、朝夕2回投与のLABAである、ホルモテロールフマル酸塩水和物（オーキシス）を追加処方した。その結果、呼吸機能はさらに改善し、入浴時を含めた息切れも改善した。

COPDの薬物治療では、LAMAあるいはLABAをまず投与し、効果が不十分であれば両者の併用、あるいは配合薬を用いるのが基本で、呼吸機能や患者症状の改善を見ながら治療薬を加えていく。用法が1日1回の薬剤の方がアドヒアランスも保ちやすいが、入浴時などでの息切れがある場合は、症状改善が見込める1日2回投与の薬剤の方が、有効性が期待できる。

症例 4 喘息合併COPD患者への対応

COPDと喘息はいずれも罹患率が高く、双方が発症の危険因子となっているため、合併することが多い。合併例は、Asthma and COPD Overlap（ACO）と呼ばれる。喫煙歴や画像所見（胸部X線写真やCT検査）、呼吸機能検査における肺拡散能の低下から

症例 4

68歳、男性。喘息を合併したCOPD

［初診時処方箋］
エンクラッセ62.5μgエリプタ30吸入用
　　　　　　　　　　　　　　　　　　　1本
　　1回1吸入　1日1回　起床時

［1カ月後の処方箋］
① エンクラッセ62.5μgエリプタ30吸入用
　　　　　　　　　　　　　　　　　　　1本
　　1回1吸入　1日1回　起床時
② シムビコートタービュヘイラー60吸入
　　　　　　　　　　　　　　　　　　　1本
　　1回2吸入　1日2回　起床時と夕食後

表4　ACOの診断基準における喘息の特徴

①～③の2項目あるいは、①～③のいずれか1項目と、④のうち2項目以上を満たすCOPD患者を、喘息合併のACOと診断する。

① 変動性（日内、日々、季節）あるいは発作性の呼吸器症状（咳、痰、呼吸困難）
② 40歳以前の喘息の既往
③ 呼気一酸化窒素濃度（FeNO）＞35ppb
④ -1）通年性アレルギー性鼻炎の合併
　 -2）気道可逆性（1秒量 [FEV_1] ≧12％かつ≧200mLの変化）
　 -3）末梢血好酸球数＞5％あるいは＞300/μL
　 -4）IgE高値（総IgEあるいは吸入抗原）

日本呼吸器学会「COPD（慢性閉塞性肺疾患）診断と治療のためのガイドライン第5版 2018」より引用）

COPDの診断が明らかであっても、喘息合併の有無を常に念頭に置く必要がある。喘息の合併がある場合は、気管支拡張薬に吸入ステロイドを追加する。

症例4は、68歳の男性。労作時呼吸困難を訴え受診した。アレルギー疾患の既往はなく、40本/日×50年の喫煙歴がある。CT検査でびまん性に気腫化を認め、呼吸機能検査でも高度の閉塞性障害（1秒量で0.71L）があり、COPDと診断した。

LAMAで治療を開始したところ、1カ月後の呼吸機能検査で、1秒量は0.96Lと、250mLの改善を認めた。初診時の血液検査で、ハウスダストに対するIgEが陽性で、FeNOが60ppbと上昇していたことから、喘息を合併しているACOであると診断し（**表4**）[1]、吸入ステロイドとLABAの配合薬であるシムビコート（一般名ブデソニド・ホルモテロール）を追加した。追加投与の2カ月後の呼吸機能では、1秒量は1.38Lまで増加し、息切れなどの症状も大きく改善した。この症例のように、喘息の存在が検査で初めて明らかになる症例も少なからずみられるので、注意を要する。

参考文献

1）日本呼吸器学会「喘息とCOPDのオーバーラップ（Asthma and COPD Overlap：ACO）診断と治療の手引き2018」（メディカルレビュー社、2017）

肺癌薬物療法における
支持療法の基礎知識

西野 和美（大阪国際がんセンター呼吸器内科）

分子標的薬および免疫チェックポイント阻害薬の登場により、肺癌の薬物治療は急速に進歩した。一方、従来の抗癌剤とは異なる薬剤に伴う特有の副作用が発現するようになっている。患者のQOLを維持しながら治療を継続、完遂するために、適切な支持療法を行うことが非常に重要である。

はじめに

　癌治療における支持療法とは、癌に伴う症状や治療に伴う有害事象（副作用）を軽減させるための治療を指す。エビデンスに基づいた予防策や治療によって患者のQOLを改善し、治療を継続・完遂させることを目的とする。

　抗癌剤は作用機序などにより、細胞障害性抗癌剤や、分子標的薬、免疫チェックポイント阻害薬（ICI）などに分類される。細胞障害性抗癌剤には、代謝拮抗薬、アルキル化薬、抗癌性抗菌薬などがある。これらは癌細胞だけでなく、正常な細胞も傷害するため副作用が発現する。特に、分裂速度が速い血液細胞や口腔粘膜、毛根の細胞が傷害されやすく、好中球減少、口内炎、脱毛などの副作用を来す。また、悪心・嘔吐、倦怠感などの副作用も引き起こすが、副作用はその症状によって発現時期が異なる（**図1**）。

　一方、2000年代に入り、細胞の癌化や増殖に関与する「ドライバー癌遺伝子」の発見と、それらを標的とした分子標的薬の開発により、急速に肺癌の薬物療法は進歩した。現在、治療可能なドライバー癌遺伝子には、上皮成長因子受容体（*EGFR*）遺伝子変異、未分化リンパ腫キナーゼ（*ALK*）融合遺伝子、*ROS1*融合遺伝子や

BRAF V600E遺伝子変異などがある。

　分子標的薬の多くは、従来の抗癌剤に比べると正常細胞へのダメージが少なく、副作用が少ないとされていたが、まれに間質性肺炎のような重篤な副作用を起こすことがある。またEGFR-チロシンキナーゼ阻害薬（EGFR-TKI）では多くの患者に皮膚障害や下痢などの特徴的な副作用を認め、患者のQOLが低下し、治療薬の減量・中止を余儀なくされることがある。

　さらに、15年12月に、切除不能な進行・再発の非小細胞肺癌に対し、ニボルマブ（商品名オプジーボ）が免疫チェックポイント阻害薬として日本で初めて承認された。その後、ペムブロリズマブ（キイトルーダ）、アテゾリズマブ（テセントリク）が承認されている。またⅢ期非小細胞肺癌の化学放射線治療後の維持療法として、デュルバルマブ（イミフィンジ）が承認されている。免疫チェックポイント阻害薬は、従来の抗癌剤に比べて副作用頻度は少ないものの、甲状腺機能障害、副腎機能障害、下垂体機能障害、大腸炎、間質性肺炎や1型糖尿病などの免疫関連有害事象を来し得るため、早期発見・早期治療が重要である。

　診断と薬物治療の急速な進歩により肺癌患者の予後は年々改善しているが、治療の選択肢が増えたことで、様々な副作用が発現するようになっている。患者

図1 抗癌剤による主な副作用の発現時期

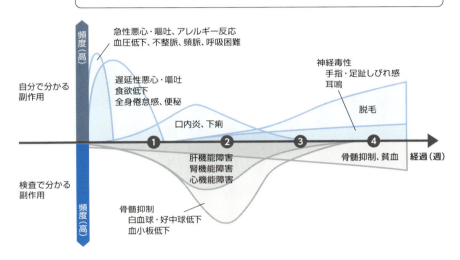

あくまで一般的な目安であり、実際の発現頻度/程度、時期については個人差があります。
（国立がん研究センターがん情報サービス「化学療法全般について」より引用、改変）
https://ganjoho.jp/public/dia_tre/attention/chemotherapy/about_chemotherapy.html

のQOLを維持しながら治療を継続、完遂するために、主治医だけでなく、看護師、薬剤師など多職種から成るチームで支持療法を実践することが重要である。

肺癌の治療に伴う有害事象として特に注意が必要な、血液毒性（骨髄抑制）、消化器毒性（嘔気・嘔吐、下痢、便秘）、皮膚障害を中心に支持療法を紹介する。

1. 血液毒性（骨髄抑制）

抗癌剤の副作用により骨髄の機能が低下すると、白血球、赤血球、血小板が減少し、好中球減少や貧血、血小板減少などが起こる。その表れ方は、抗癌剤の種類や投与スケジュールによって異なる。

細胞障害性抗癌剤の場合、好中球や血小板の減少は、投与開始1〜2週間程度で起こりやすく、貧血は、投与開始3〜4週間程度と比較的ゆっくり症状が表れることが多い（図1）[1]。

① 好中球減少・血小板減少

好中球が減少すると、敗血症などの細菌感染のリスクが高くなる。好中球数が1000/μL未満で感染リスクが増加し、500/μL未満では重症感染症のリスクが高くなるため、抗癌剤を減量・休薬せざるを得なくなる原因（用量規制毒性）の1つとなっている[2]。

特に、37.5℃以上（腋窩温）の発熱を伴う発熱性好中球減少症（FN）は、適切な対応を怠ると急速に重症化し、致命的になるため、早期診断・早期治療が非常に重要である。抗菌薬の投与を速やかに開始し、好中球減少に対する薬剤として、骨髄中の好中球の分化・増殖を促進するヒト顆粒球コロニー形成刺激因子

（G-CSF）製剤の使用を検討する[2]。

原則として、リスクのあるFN患者は入院で抗菌薬の静脈投与を行うが、私は外来化学療法時に経口抗菌薬を処方し、発熱時すぐに内服を開始し、症状が重篤な場合や約10時間たっても解熱しない場合は受診するよう指導することがある。このため薬局でも、FNの薬物治療の院外処方箋を応需する可能性がある。

ガイドラインではシプロフロキサシン塩酸塩（シプロキサン他）とアモキシシリン水和物・クラブラン酸カリウム（オーグメンチン）の併用療法が推奨されている。レボフロキサシン水和物（クラビット他）やメシル酸ガレノキサシン水和物（ジェニナック）を単剤で処方することもあるが、明確なエビデンスはない。

一方、血小板減少は、出血リスクを高める。19年3月に公表された厚生労働省の「血液製剤の使用指針」では、必要に応じて血小板数を測定し、血小板数が1万/μL未満に減少し、出血傾向を認める場合には、血小板数が1万/μL以上を維持するように、血小板輸血を行うことを推奨している[3]。

② 貧血

前述の通り、貧血は治療開始後すぐには症状が表れないが、治療を継続することで徐々に進行する。

重症の場合は、赤血球の輸血を行う。赤血球輸血の適応について、厚労省の「血液製剤の使用指針」には、「トリガー値をHb値7〜8g/dLとする」と記載されており[3]、それ以下で赤血球濃厚液輸血の適応とする施設が多い。しかし実際は、輸血が必要になるほどの重症の貧血は少なく、貧血が急激に進行する例では、腫瘍内出血や消化管出血など他の原因があることが多い。

海外ではエリスロポエチン（EPO）製剤が、癌化学療法時に併用されることもあるが、EPO製剤には血栓塞栓症、腫瘍増殖リスクも報告されており、我が国では癌性貧血には保険適用されていない。

このほか、最近、免疫チェックポイント阻害薬による自己免疫性溶血性貧血が報告されている。この場合は、経口ステロイドや免疫抑制薬での治療が選択される。

2. 消化器毒性

一般に、細胞障害性抗癌剤による消化器症状の副作用は、治療開始後早期に急性の悪心・嘔吐が生じ、その後、遅延性の悪心・嘔吐、食欲低下、便秘が生じる。その後、やや遅れて投与開始から1〜2週間が経過してから下痢が表れることもある（図1）。

① 悪心・嘔吐

悪心・嘔吐などの消化器毒性は、癌治療において非常に高頻度で起こり、また、患者が不安や苦痛を強く感じる副作用の1つである。細胞障害性抗癌剤だけでなく、分子標的薬の中にも催吐性リスクを有する薬剤がある。

悪心・嘔吐は、上部消化管に優位に存在する5-HT_3受容体や、第4脳室のchemoreceptor trigger zone（CTZ）に存在するNK_1受容体、ドパミンD_2受容体が、治療により複合的に刺激され、延髄の嘔吐中枢が興奮することで悪心を感じ、さらに遠心性に臓器の反応が起こることで嘔吐を来すと考えられている[4]。投与後24時間以内に出現するものと、24時間〜約1週間程度持続するもの、治療前に出現する予期性の嘔吐などがある。

制吐薬としては、セロトニン、サブスタンスP、ドパミンなどと拮抗する、（1）5-HT_3受容体拮抗薬、（2）NK_1受容体拮抗薬、（3）デキサメタゾン（デカドロン他）、（4）オランザピン（ジプレキサ他）──などが使用されている（表1）。

5-HT_3受容体拮抗薬は、化学療法による悪心・嘔吐の予防に、最も重要な役割を果たす薬剤の1つで、注射薬と内服薬がある。制吐効果において注射薬と経口薬は同等とされている。

NK_1受容体拮抗薬には、アプレピタント（イメンド他）があり、抗癌剤による嘔吐中枢への刺激を阻害し、

解説　肺癌薬物療法における支持療法の基礎知識

表1　制吐薬適正使用ガイドラインで取り上げられている薬剤一覧

分類	薬剤名	剤形
副腎皮質ステロイド	デキサメタゾン	注射薬、錠剤
	メチルプレドニゾロン[※1]	注射薬
5-HT$_3$受容体拮抗薬	アザセトロン塩酸塩（セロトーン他）	注射薬、錠剤
	インジセトロン塩酸塩（シンセロン）	錠剤
	オンダンセトロン塩酸塩水和物（ゾフラン他）	注射薬、錠剤
	グラニセトロン塩酸塩（カイトリル他）	注射薬、錠剤
	パロノセトロン塩酸塩（アロキシ）	注射薬
	ラモセトロン塩酸塩（ナゼア他）	注射薬、錠剤
NK$_1$受容体拮抗薬	アプレピタント（イメンド）	カプセル剤
	ホスアプレピタントメグルミン（プロイメンド）	注射薬
ドパミン受容体拮抗薬	ドンペリドン（ナウゼリン他）	錠剤、坐剤
	メトクロプラミド（プリンペラン他）	注射薬、錠剤
ベンゾジアゼピン系抗不安薬	アルプラゾラム（コンスタン、ソラナックス他）[※1]	錠剤
	ロラゼパム（ワイパックス、ロラピタ他）[※1]	錠剤
フェノチアジン系抗精神病薬	プロクロルペラジンメシル酸塩（ノバミン）[※1]	注射薬、錠剤
	クロルプロマジン塩酸塩（コントミン他）[※1]	注射薬、錠剤
ブチロフェノン系抗精神病薬	ハロペリドールデカン酸エステル（ネオペリドール、ハロマンス）[※1]	注射薬、錠剤
5-HT$_2$受容体・ドパミン受容体拮抗薬	リスペリドン（リスパダール他）[※1]	錠剤、液剤
多受容体作用抗精神病薬（MARTA）	オランザピン（ジプレキサ他）	錠剤
プロピルアミン系抗ヒスタミン薬	クロルフェニラミンマレイン酸塩（ポララミン、クロダミン他）[※1]	注射薬、散剤

[※1]　我が国では悪心・嘔吐に対して承認されていないものもある
　　　（日本癌治療学会「制吐薬適正使用ガイドライン2015年10月［第2版］一部改訂版ver.2.2［2018年10月］より引用、改変」、表2、3とも）

悪心・嘔吐を抑える。デキサメタゾンも機序は不明であるが、制吐作用を有するため、抗癌剤の制吐薬として保険適用されている。

　癌の支持療法の制吐薬における最近のトピックスは、17年6月より他の制吐薬との併用において、オランザピン5mgを1日1回経口投与することが可能となったことである。患者の状態により1日量は10mgまで増量可能で、最大6日間が目安となる。同薬は、セロトニン5-HT$_3$受容体やドパミンD$_2$受容体に拮抗

する作用により、悪心・嘔吐を抑制する。副作用として高血糖があるため、糖尿病患者には禁忌である。高齢者への投与も慎重に行う。高齢者や体の小さい患者に対し、私は2.5mgで開始することも多い。

　日本癌治療学会の「制吐薬適正使用ガイドライン2015年10月［第2版］一部改訂版ver.2.2」（2018年10月）では、抗癌剤を催吐性リスクごとに分類し（表2）、催吐性リスクに応じた制吐療法を示している（表3）。例えば、肺癌に使用される薬剤では、シスプ

日経DIクイズ　呼吸器疾患篇　095

表2 肺癌治療薬と催吐性リスク

催吐性リスク分類	催吐頻度	薬剤
高度 （high emetic risk）	＞90%	シスプラチン（ブリプラチン、ランダ、アイエーコール他）
中等度 （moderate emetic risk）	30〜90%	カルボプラチン（パラプラチン他）、ネダプラチン（アクプラ）、イリノテカン塩酸塩水和物（カンプト、トポテシン他）、アムルビシン塩酸塩（カルセド）、クリゾチニブ（ザーコリ）、セリチニブ（ジカディア）
軽度 （low emetic risk）	10〜30%	ドセタキセル水和物（タキソテール、ワンタキソテール他）、エトポシド（ラステット、ベプシド他）、ノギテカン塩酸塩（ハイカムチン）、ゲムシタビン塩酸塩（ジェムザール他）、パクリタキセル（タキソール、アブラキサン他）、ペメトレキセドナトリウム水和物（アリムタ）、テガフール・ギメラシル・オテラシルカリウム（ティーエスワン他）、アテゾリズマブ（テセントリク）、アファチニブマレイン酸塩（ジオトリフ）、アレクチニブ塩酸塩（アレセンサ）
最小度 （minimal emetic risk）	＜10%	ビノレルビン硝石酸塩（ナベルビン他）、ベバシズマブ（アバスチン）、ラムシルマブ（サイラムザ）、ニボルマブ（オプジーボ）、ペムブロリズマブ（キイトルーダ）、デュルバルマブ（イミフィンジ）、ゲフィチニブ（イレッサ他）、エルロチニブ塩酸塩（タルセバ）、オシメルチニブメシル酸塩（タグリッソ）

表3 肺癌治療薬の催吐性リスクに応じた制吐療法

催吐性リスク	催吐薬	投与量				
		1日目	2日目	3日目	4日目	5日目
高度 （high emetic risk）	アプレピタント （イメンド、プロイメンド）	125mg	80mg	80mg	–	–
	5-HT₃受容体拮抗薬	1A	–	–	–	–
	デキサメタゾン （デカドロン他）	9.9mg	8mg	8mg	8mg	（8mg）
中等度 （moderate emetic risk） カルボプラチン （パラプラチン他）併用	アプレピタント （イメンド、プロイメンド）	125mg	80mg	80mg	–	–
	5-HT₃受容体拮抗薬	1A	–	–	–	–
	デキサメタゾン （デカドロン他）	4.95mg	（4mg）	（4mg）	（4mg）	–
軽度 （low emetic risk）	5-HT₃受容体拮抗薬	1A	–	–	–	–
	デキサメタゾン （デカドロン他）	6.6mg	–	–	–	–
最小度 （minimal emetic risk）	通常、予防的な制吐療法は推奨されない					

ラチン（催吐頻度が90％超）が、高度催吐性に分類されており、ガイドラインでは同薬を投与予定の症例には、予防的制吐療法として、（1）アプレピタント、（2）5-HT$_3$受容体拮抗薬、（3）デキサメタゾン──の3剤併用療法を推奨している。

　また、プラチナ製剤のカルボプラチン（パラプラチン他）やネダプラチン（アクプラ）、トポイソメラーゼ阻害薬のイリノテカン塩酸塩水和物（カンプト、トポテシン他）は、中等度催吐性リスクのため、同ガイドラインでは、デキサメタゾンを減量して前述の3剤の使用を推奨している。

　一方、分子標的薬には、催吐性リスクが低いものが多いが、クリゾチニブ（ザーコリ）やセリチニブ（ジカディア）は、中等度催吐性リスクを有する薬剤である。当院では、保険適用の問題もあり、通常は、導入時に経口の5HT$_3$受容体拮抗薬とデキサメタゾンを処方しているが、悪心・嘔吐を来しやすい患者ではアプレピタントも併用し、さらに症状に応じて分子標的薬を用量調節しつつ治療を継続するようにしている。

　このほか、過去に抗癌剤や放射線治療で悪心・嘔吐を経験した患者が、その後の治療前に悪心・嘔吐を発症することがある（予期性嘔吐）。この場合、制吐薬は無効であり、抗不安薬や行動療法を行う。

　なお、癌性疼痛に用いるオピオイド鎮痛薬に伴う悪心・嘔吐の頻度は、抗癌剤と比べると催吐性リスクは軽度に相当する。明らかなエビデンスはないが、ドパミン受容体拮抗薬のプロクロルペラジン（ノバミン）、ハロペリドール（セレネース他）、もしくは消化管蠕動亢進薬のメトクロプラミド（プリンペラン他）を予防的制吐薬として用いる。

　これらの薬剤は長期投与で錐体外路症状が表れる可能性に注意が必要である。悪心・嘔吐が改善しない場合や、再度出現した場合、オピオイド以外に考えられる要因を除外し、オピオイドの減量、投与経路の変更、別系統のオピオイドへの変更を考慮する[5]。その上で適応があればオンダンセトロン塩酸塩水和物（ゾフラン他）を用いることもある。

② 便秘

　癌患者では、抗癌剤が胃や腸の運動を調節する自律神経やホルモンに影響を与え、排便を促す蠕動運動が起こりにくくなり、便秘になることがある。また便秘は、鎮咳薬やオピオイド鎮痛薬、入院による運動不足、精神的ストレス、飲水量の低下などによっても引き起こされる。

　薬物治療は、酸化マグネシウム（マグミット他）から開始されることが多いが、近年、慢性便秘に対し、ルビプロストン（アミティーザ）、エロビキシバット水和物（グーフィス）、リナクロチド（リンゼス）など作用機序の異なる緩下薬が発売されている。また、オピオイド誘発性便秘症の治療薬として、17年6月にナルデメジントシル酸塩（スインプロイク）が発売された。

③ 下痢

　腸管粘膜上皮細胞は、抗癌剤による障害を受けやすく、腸管粘膜上皮細胞の障害が下痢の主な原因となる。下痢を起こしやすい肺癌治療薬としては、トポイソメラーゼ阻害薬のイリノテカン塩酸塩水和物（カンプト、トポテシン他）、テガフール・ギメラシル・オテラシルカリウム（ティーエスワン他）、分子標的薬のクリゾチニブ（ザーコリ）、セリチニブ（ジカディア）、アファチニブマレイン酸塩（ジオトリフ）などが挙げられる。

　分子標的薬であるクリゾチニブ、セリチニブ、アファチニブは、Grade2以上の下痢になれば休薬し、Grade1以下に改善後、用量を1段階減らし、治療を継続する。ゲフィチニブ（イレッサ他）、エルロチニブ塩酸塩（タルセバ）、オシメルチニブメシル酸塩（タグリッソ）でも下痢が起こることはあるが、軽度であることが多い。

　また、免疫チェックポイント阻害薬のニボルマブ、ペムブロリズマブ、アテゾリズマブ、デュルバルマブでは、まれに免疫関連有害事象の下痢（大腸炎）が起こる。症状の程度がGrade2の場合は、治療を休薬し、ステロイドを投与する。Grade3の場合、免疫チェック

図2　EGFR阻害薬による皮膚障害

EGFR阻害薬使用中には、副作用として、様々な皮膚障害が表れる可能性がある

発疹　頭皮、顔面（鼻の外側から頬にかけて、眉毛、額など）、胸部、腹部、大腿部などに赤い発疹や、ざ瘡様の皮疹が出現する

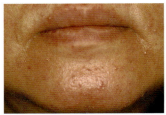
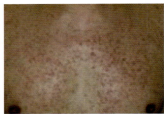

乾燥　全身の皮膚が乾燥して、白い細かい粉がふいたような外観になる。乾燥が進行すると、指先や手のひら、足の裏の皮膚に亀裂が生じ、痛みの原因になる

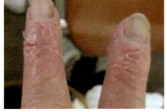

痒み　発疹や乾燥に伴って痒みが出現する
掻き過ぎると皮膚を傷つけ、感染を起こす原因になる

爪の周りの炎症　爪の周りが炎症を起こし（爪囲炎）、亀裂を生じて、痛みが出現する。進行すると出血や感染を起こし、痛みが強くなり、靴を履くことや手作業が困難になる

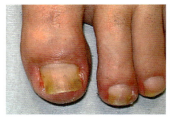
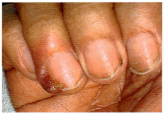

口内炎　口腔粘膜に紅斑や潰瘍が出現する。予防のために、口腔内を清潔に保つ、こまめにうがいを行うなどの日常的な口腔ケアが必要になる

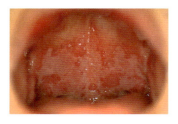

解説　肺癌薬物療法における支持療法の基礎知識

図3　EGFR阻害薬による皮膚障害の典型的な時間経過のイメージ（筆者作成）

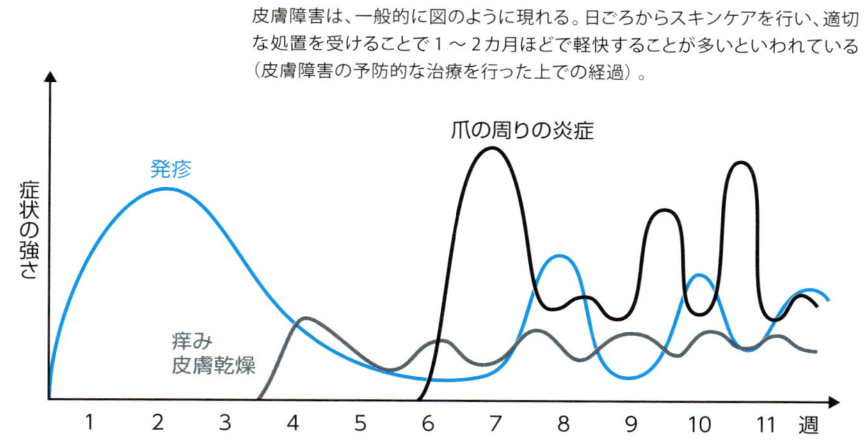

皮膚障害は、一般的に図のように現れる。日ごろからスキンケアを行い、適切な処置を受けることで1〜2カ月ほどで軽快することが多いといわれている（皮膚障害の予防的な治療を行った上での経過）。

ポイント阻害薬を中止し、原則入院で、絶食の上、ステロイド治療を行い、改善しない場合はインフリキシマブ（レミケード他）など免疫抑制薬の適応になる。

3. 皮膚障害

　肺癌治療薬の中で皮膚障害のマネージメントが非常に重要となるのが、分子標的薬のEGFR-TKIである。以前は、皮膚障害は、抗癌剤による薬疹として、原因薬の中止が主な対処法であったが、これら分子標的薬の登場により、皮膚障害のマネジメントの重要性が注目されるようになった。

　EGFR-TKIは、癌細胞の増殖に関わるEGFRに作用することで、癌細胞の増殖を抑えて癌を小さくする。しかし、EGFRは正常皮膚にも発現しているため、EGFR阻害薬によりシグナル伝達が阻害されることで、ざ瘡様皮疹、皮膚乾燥、そう痒、爪囲炎、毛髪異常などの皮膚障害を来す（図2）。発症頻度は非常に高く、ほぼ全例に皮膚障害が認められる。

　治療が長期間続く中で、外見（アピアランス）が変化することで患者のQOLが低下し、治療中止につながるケースもある。皮膚障害が強いほど予後が良好

であるという報告もあることから、皮膚障害をうまくコントロールしながら、患者のQOLを維持し、EGFR-TKIを中断することなく治療継続に導くことが、医療従事者に求められる。

　ゲフィチニブ、エルロチニブ、アファチニブ、ダコミチニブ水和物（ビジンプロ）、オシメルチニブなどのEGFR-TKIが処方される患者には、治療開始前に、どのような皮膚障害がいつ頃から出現し、どのように対応すべきかについて指導しておくことが重要である。

　EGFR-TKIによる皮膚障害の典型的な時間経過のイメージを示す（図3）。筆者の経験では、発疹は、投与開始1週間目から発症しやすく、投与開始2週間〜1カ月程度でピークとなる。続いて1〜2カ月目に皮膚の乾燥や痒みが出現し、半年後にはほぼ全例に皮膚乾燥を認める。爪の異常は、治療開始2〜3カ月後に多いが、EGFR-TKI治療継続中は軽快、増悪を繰り返すことが多い。

　また、免疫チェックポイント阻害薬の皮膚障害としては、そう痒や軽度の皮疹が多いが、中にはスティーブンス・ジョンソン症候群（Stevens-Johnson Syndrome；SJS）や中毒性表皮壊死症（Toxic Epidermal Necrolysis；TEN）などの重篤な皮疹も

報告されている。また、免疫チェックポイント阻害薬の投与後に分子標的薬やその他の薬剤を使用した患者において、重篤な薬疹が出現することがあるため、注意が必要である。

皮膚障害の予防のためには、治療開始時より、保湿、清潔、日焼けや皮膚の刺激を避けるなどのスキンケアが重要である。

皮膚の乾燥には、ヘパリン類似物質や尿素配合薬などの保湿剤が使用される。また、掻痒が強い場合には、抗ヒスタミン薬や抗アレルギー薬などが使用される。ざ瘡様皮疹や脂漏性皮膚炎には、ステロイド外用薬や、抗炎症作用を期待してミノサイクリン塩酸塩（ミノマイシン他）の内服が考慮される。

当院では、EGFR-TKI開始時より、皮膚障害の予防を目的に、ヘパリン類似物質（ヒルドイド他）とミノサイクリン（50mg、1回1錠、1日2回、朝夕）を処方している。顔や首にはヘパリン類似物質のローションを1日2〜数回塗り、身体や手足には、同薬のクリームを1日2〜数回塗るよう指導している。季節によって、使い心地を考慮して、クリームやローションなど使い分ける。

塗布量の目安として1FTU（フィンガーチップユニット）を紹介し、保湿剤とステロイド外用薬を塗ってもらうが、どちらが先がよいのかエビデンスはないと伝えている。皮膚に刺激を与えないよう、擦り込まずに優しく押さえるように塗るように指導している。

皮膚障害が出たときには、ミノサイクリンを継続しながら、発疹が出ている場所にステロイドの外用薬を塗布する。当院では、体幹にはVery Strongのステロイド（アンテベート軟膏、マイザー軟膏など）を、顔にはMildのステロイド（キンダベート軟膏、アルメタ軟膏など）を1日2回、朝と夜の入浴後に、薄く塗るよう指導している。

また、頭皮に発疹が出た場合は、発疹が出ている部分にローションタイプのステロイド（デルモゾールローション）などを優しく塗る。

さらに、症状が悪化した場合は、ミノサイクリンを100mg×2/日に増量し、ステロイド外用薬の強さをワンランク上げて1日2回、同様に塗布する。保湿剤の塗布は継続する。

皮疹の大半は命に関わるものではないが、時に重症化し、爪囲炎は疼痛を伴うことが多くQOLが低下するため、皮膚科専門医へのコンサルトが必要になる例もある。重症化する前に早めの皮膚科専門医への紹介を心掛けることが大切である。患者には、1日1回は全身の皮膚に発疹や乾燥が見られないか観察し、症状を認めたら医師や看護師、薬剤師に早めに伝えるよう指導している。症状が出ても、適切な処置を行うことで、1〜2カ月で軽快することが多い。

薬局でも、EGFR-TKIが処方されている患者が来局したときに、患者の手などをそっと見て、皮膚障害を認めた場合には、支持療法の治療薬が正しく十分に処方されているかなどを確認し、患者が主治医に言えずに困っていることがあれば、医療機関に相談するようアドバイスしてほしい。

参考文献

1) 国立がん研究センターがん情報サービス「化学療法全般について」
https://ganjoho.jp/public/dia_tre/attention/chemotherapy/about_chemotherapy.html

2) 日本臨床腫瘍学会「発熱性好中球減少症（FN）診療ガイドライン［改訂第2版］〜がん薬物療法時の感染対策〜」（2018）

3) 厚生労働省「血液製剤の使用指針」（2017年3月）
https://www.mhlw.go.jp/file/06-Seisakujouhou-11120000-Iyakushokuhinkyoku/0000161115.pdf

4) 日本癌治療学会編「制吐薬適正使用ガイドライン2015年10月［第2版］」（金原出版）

5) 日本緩和医療学会「がん疼痛の薬物療法に関するガイドライン2014年版」

解説　肺癌薬物療法における支持療法の処方の実際

医師が処方を決めるまで

肺癌薬物療法における支持療法の処方の実際

西野 和美 （大阪国際がんセンター呼吸器内科）

Point

▶ 抗癌剤による発熱性好中球減少症（FN）には、抗菌薬の静注や経口投与を行う。また、発症に備えて抗菌薬を処方しておくこともある。

▶ 抗癌剤の制吐性リスクに応じて、制吐薬を投与。複数の薬剤を組み合わせて、治療開始時から投与する。

▶ 分子標的薬の副作用対策では、保湿剤により皮膚障害を予防し、下痢が出たらすぐに止瀉薬を服用するよう指導する。

症例1　発熱性好中球減少症に備え経口抗菌薬を3日分処方

細胞障害性抗癌剤の副作用の1つである骨髄抑制による好中球減少は、投与開始1～2週間で起こりやすい。好中球数が1000/μL未満で感染リスクが増加し、500/μL未満では重症感染症を来しやすくなるとされる。

特に、37.5℃以上の発熱を伴う場合を、発熱性好中球減少症（FN）と呼ぶ。FNでは、急速に重症化し致命的となるため、抗菌薬の静注などの治療が行われる。一方、血液検査で、好中球数は減少しているものの、全身状態がよく、臓器機能が保たれている、好中球減少が10日以内に改善すると予想されるといった条件を満たす低リスクの患者に対しては、外来で経口抗菌薬による治療が行われることがある。

日本臨床腫瘍学会「発熱性好中球減少症（FN）診療ガイドライン改訂第2版」（2017）では、「重症化するリスクが低いFN患者に対して、経口抗菌薬による治療は可能である」とし、データの豊富な経口抗菌薬は、シプロフロキサシン塩酸塩（商品名シプロキサン他）とクラブラン酸カリウム・アモキシシリン水和物（オーグメンチン他）の併用療法であるとしている。ただし、日本の保険診療で認められている用量は、海外で実証された量よりも少ない点は課題である。

また、実臨床では、外来では発熱時に直ちに検査し治療することができないといった事情もあり、抗菌薬をあらかじめ処方しておくことも少なくない。

筆者は、細胞障害性抗癌剤を使用した患者に、レボフロキサシン水和物（クラビット他）や、メシル酸ガレノキサシン水和物（ジェニナック）を3日分ほど処方し、37.6℃以上発熱したら服用し、体調が非常に悪い場合や、10時間たっても解熱しない場合は、すぐに病院を受診するよう指導している。

症例1は、60代の男性。ⅣB期右上葉肺癌（腺癌）に対し、細胞障害性抗癌剤のカルボプラチン（パラプ

> **症例 1**
>
> ## 60代、男性　ⅣB期右上葉肺腺癌
> ## 細胞障害性抗癌剤による
> ## 発熱性好中球減少症
>
> [処方箋]
> 【般】レボフロキサシン錠 500mg
> 　　　　　　　　　　1回1錠（1日1錠）
> 　　1日1回　朝食後　3日分
>
> あるいは、
>
> [処方箋]
> ジェニナック錠 200mg　1回2錠（1日2錠）
> 　　1日1回　　朝食後　3日分

> **症例 2**
>
> ## 50代、女性　ⅣB期肺腺癌
> ## シスプラチンの治療開始時の
> ## 悪心・嘔吐対策
>
> [処方箋]
> ① イメンドカプセル 80mg
> 　　　　　　　　1回1カプセル（1日1カプセル）
> 　　1日1回　夕食後　2日分
> ②【般】オランザピン錠 5mg
> 　　　　　　　　　　1回1錠（1日1錠）
> 　　1日1回　夕食後　6日分
> ③【般】メトクロプラミド錠 5mg
> 　　　　　　　　　　1回1錠（1日3錠）
> 　　1日3回　朝昼夕食前　6日分
> ④【般】ロラゼパム錠 0.5mg　1回1錠
> 　　嘔気時　1日3回まで　10回分

ラチン他）＋パクリタキセル（タキソール、アブラキサン他）＋ベバシズマブ（アバスチン）による化学療法を開始したところ、投与開始14日目に血液検査で好中球数が400/μLとなった。発熱もみられたため、レボフロキサシン500mg/日を3日間服用してもらったところ、服用開始翌日には解熱し、重症化を防ぐことができた。

症例 2 高催吐性のシスプラチンに 悪心・嘔吐予防に3剤を処方

　症例2は、50代の女性。ⅣB期肺腺癌に対し、高度催吐性リスク化学療法のシスプラチン（ランダ他）とペメトレキセドナトリウム水和物（アムリタ）の化学療法を開始した。

　日本癌治療学会「制吐薬適正使用ガイドライン2015年10月［第2版］一部改訂版ver.2.2）」でも推奨されている通り、化学療法開始時に、悪心・嘔吐対策として、NK$_1$受容体拮抗薬のアプレピタント（イメンド）と5-HT$_3$受容体拮抗薬のパロノセトロン塩酸塩

（アロキシ）の静注およびデキサメタゾンリン酸エステルナトリウム（オルガドロン、デカドロン他）の静注の3剤を併用した。

　アプレピタントは、化学療法開始1日目は125mg/日を、2日目と3日目は80mg/日を、それぞれ経口投与する。パロノセトロンは0.75mg/日を点滴静注する。またデキサメタゾンは1日目は9.9mg/日を点滴静注し、2日目から4日目までは8mg/日を経口投与する。

　しかし、この患者は化学療法投与開始4日目に悪心・嘔吐が出現し、食欲も低下したため、受診した。

　化学療法による悪心・嘔吐は、患者にとって最も負担が大きいため、症状緩和効果がある様々な作用機序の薬剤を組み合わせて積極的に治療する必要がある。

　本症例は、水分摂取はできており、輸液の追加は必要なかった。アプレピタントの投与日数は最大5日間まで認められているため、さらに80mg/日を2日分追加で処方した（処方箋）。また、オランザピン（ジプレキサ他）5mg/日を夕食後に6日間追加投与した。

また突発的な悪心・嘔吐に対しては、ドパミン受容体拮抗薬のメトクロプラミド（プリンペラン他）を処方した。加えて、制吐や抗不安作用の目的で、ベンゾジアゼピン系薬のロラゼパム（ワイパックス他）を頓用で処方し、嘔気を感じたときに服用してもらうことにした。

癌の支持療法の制吐薬における最近のトピックスは、2017年6月より他の制吐薬との併用において、前述のように抗精神病薬であるオランザピンの経口投与が可能になったことである。同薬は、セロトニン5-HT$_3$受容体やドパミンD$_2$受容体に拮抗する作用により、悪心・嘔吐を抑制する。

患者の状態により1日量は10mgまで増量可能で、最大6日間が目安となる。ただし、高血糖の副作用があり、糖尿病患者には禁忌であるほか、高齢者には慎重に投与する。高齢者や体の小さい患者に対し、私は2.5mg/日で開始することも多い。

本症例では、これらの薬剤を使用したところ嘔気は軽減し、コントロール良好となった。オランザピンやメトクロプラミドは、長期連用により錐体外路症状が出現する可能性があるため、症状改善後は中止とした。

このほか、制吐目的では、ハロペリドール（セレネース他）、副腎皮質ステロイド、アルプラゾラム（コンスタン、ソラナックス他）なども頓用で用いられる。

症例 3 ジオトリフの下痢対策に 酪酸菌製剤とロペラミド

症例3は60代の女性。IVB期EGFR遺伝子変異陽性肺癌に対し、アファチニブマレイン酸塩（ジオトリフ）の化学療法を開始したところ、副作用として、下痢と口内炎を来した。

腸管粘膜上皮細胞は、抗癌剤による障害を受けやすく、副作用として下痢を生じることがある。分子標的薬の中では、クリゾチニブ（ザーコリ）、セリチニブ（ジカディア）、アファチニブなどが下痢を来しやすい。これらの薬剤は、投与開始時に、ロペラミド塩酸塩（ロペ

ミン他）が併用されるほか、下痢の症状に応じて減量や休薬を考慮する。

当院では、アファチニブ開始後に、副作用対策として、止瀉薬やうがい薬、保湿剤、ミノサイクリン塩酸塩（ミノマイシン）などをセットで必ず処方し、アファチニブ投与により下痢の副作用が出た場合の対策として、図4のように対応している。酪酸菌製剤（ミヤBM）とロペラミドは下痢の予防対策として、含嗽用ハチアズレ顆粒は口内炎対策として、ミノサイクリンとヘパリン類似物質の外用薬は皮膚障害対策として、それぞれ処方している（処方箋）。

下痢の副作用が出た場合は、ロペラミド2mgを2時間おきに服用し、1日4回服用しても症状が改善しない場合は、当院に連絡するよう、指導している。ただし、24時間で8回以上、あるいは激しい腹痛、発熱や嘔吐、血便などを伴う重度の下痢症状を認めた場合は、アファチニブを休薬して速やかに受診するよう患者に指導している。

休薬後に24時間以上、下痢がない状態になるか、あるいは、下痢の回数が減って1日3回以内になった場合には、アファチニブを減量して治療を再開する。

この患者は、アファチニブ40mg/日で治療を開始したが、翌日、ブリストル便形状スケール6に当たる泥状便が出た。

そのため、初回に処方した頓用のロペラミドを内服させたところ症状が改善したため、アファチニブの服用を継続した。

しかし、3日目に、今度はブリストル便形状スケール7の水様便が出現したため、再度ロペラミドを内服。同薬を2時間ごとに3回投与しても症状が持続したため受診し、アファチニブを投与開始4日目から休薬とした。

6日目には下痢もなくなったため、アファチニブを減量し30mg/日で再開をした。泥状便が1日に2回程度出現したが、ロペラミドを服用することでコントロールは可能であったため、治療を継続した。

この患者には、口内炎の予防のため、治療開始時

> **症例3**
>
> 60代、女性　IVB期EGFR遺伝子変異陽性肺癌
> ジオトリフ（アファチニブマレイン酸塩）による下痢と口内炎
>
> [処方箋]
> ① ジオトリフ錠40mg　1回1錠（1日1錠）
> 　　1日1回　朝　空腹時　7日分
> ② ミヤBM錠　1回1錠（1日3錠）
> 　　1日3回　朝昼夕食後　7日分
> ③【般】ロペラミド塩酸塩カプセル1mg
> 　　　　　　　　　　　　1回2カプセル
> 　　下痢時　1日3回まで　10回分
> ④ 含嗽用ハチアズレ顆粒　1回1包（1日5包）
> 　　1日5回　起床時、朝昼夕食後、就寝前　7日分
> ⑤【般】ミノサイクリン塩酸塩錠50mg
> 　　　　　　　　　　　　1回1錠（1日2錠）
> 　　1日2回　朝夕食後　7日分
> ⑥【般】ヘパリン類似物質外用液0.3%　125g
> 　　1日2回　朝夕　顔と首全体にうすく塗る
> ⑦【般】ヘパリン類似物質クリーム0.3%　125g
> 　　1日2回　朝夕　体と手足全体にうすく塗る

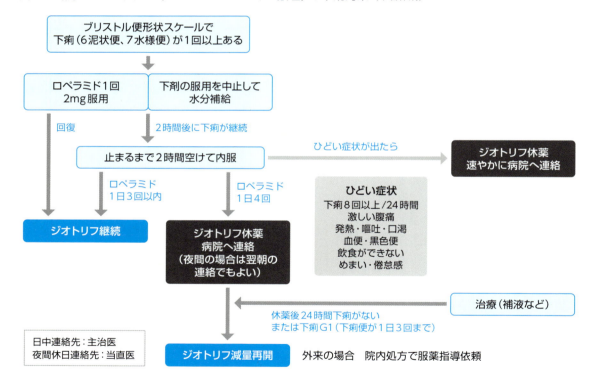

図4　当院でのジオトリフ（アファチニブマレイン酸塩）の下痢対策（筆者作成）

に、歯科受診を勧め、口腔内衛生状態の診察と、うがい
など口腔ケアの指導を受けてもらっていた。しかし、9
日目に高度の疼痛を伴い、経口摂取に支障を来す
Grade3の口内炎が出現した。アファチニブを休薬
し、歯科にてレーザー治療と、キシロカイン含有含嗽
薬でのうがいを開始した。約11日間の休薬後にア
ファチニブをさらに減量し20mg/日で継続となり、抗
腫瘍効果も得られている。

アファチニブは、通常開始時には1日1回40mgを
空腹時に経口投与するが、この患者のように副作用が
発現した場合には休薬や減量が必要である。Grade2
（中等度の疼痛があり、食事の変更を要するが、経口
摂取に支障がない）もしくはGrade3以上の口内炎を
認めた場合には、Grade1（症状が軽度で治療を要さ
ない状態である）に回復するまで、アファチニブを休薬
し、回復後は休薬前の投与量から10mg減量して再開
する。このように、忍容性に応じた用量調整により、有
効性に影響を与えることなく副作用発現率や重症度を
軽減することが可能である。

また、この患者には、治療開始時に、アファチニブに
よる皮膚障害対策として、ミノサイクリン内服とヘパリ
ン類似物質の外用薬を処方し、毎日保湿を行うことも
指導していた。そのため、皮疹に関しては、爪囲炎、皮
膚乾燥、ざ瘡様皮疹を認めているが、いずれも軽症で
重症化せずに推移している。

症例 4 ## エルロチニブの皮膚障害に
ミノマイシンとリンデロン

症例4は60代の男性。IVB期EGFR遺伝子変異陽
性肺癌に対し、エルロチニブ塩酸塩（タルセバ）
150mg/日を開始したところ、副作用として、皮膚障
害を来した症例である。

投与開始2週間後より、口唇部周囲（鼻唇溝）、頬
部、前額部、後頭部、後頸部に掻痒を伴う多数の丘疹
や膿疱が出現した。very strongクラスのステロイド
外用薬であるマイザー軟膏（一般名ジフルプレドナー

> **症例 4**
>
> ### 60代、男性
> ### IVB期EGFR遺伝子変異陽性肺癌
> ### エルロチニブ塩酸塩（タルセバ）による皮膚障害
>
> ［処方箋］
>
> ①【般】ミノサイクリン塩酸塩錠50mg
> 　　　　　　　　　　1回2錠（1日4錠）
> 　　1日2回　朝夕食後　14日分
>
> ②【般】ヘパリン類似物質外用液0.3%
> 　　　　　　　　　　　　　　125g
> 　　1日2回　朝夕　顔と首全体にうすく塗る
>
> ③【般】ヘパリン類似物質クリーム0.3%
> 　　　　　　　　　　　　　　125g
> 　　1日2回　朝夕　体と手足全体にうすく塗る
>
> ④【般】リンデロン-VG軟膏0.12%　10g
> 　　皮疹発症時　1日3回　皮疹に優しく押さえ
> 　　るように塗布

ト）の外用を開始したが、症状は増悪し、掻痒や疼痛を
伴い、顔面全体に多数の膿疱を生じたため、皮膚科を
紹介受診してもらった。

その間の1週間、エルロチニブは休薬し、当院では、
皮膚の洗浄について看護師より再度指導を行った。一
部感染も疑われたため、strongクラスのステロイド外
用薬であるリンデロン-VG軟膏（ベタメタゾン吉草酸
エステル・ゲンタマイシン硫酸塩）の外用と、ミノサイ
クリン200mg/日を処方し（処方箋）、治療を続けた
ところ、症状は改善した。

その後、エルロチニブを再開したところ、皮疹の増
悪はなかったため、medium（mild）クラスのステロ
イド外用薬であるキンダベート軟膏（クロベタゾン酪
酸エステル）に変更し、ミノサイクリンも100mg/日
に減量して治療を続けている。

写真1 ゲフィチニブ（イレッサ他）投与により爪囲炎を来した症例

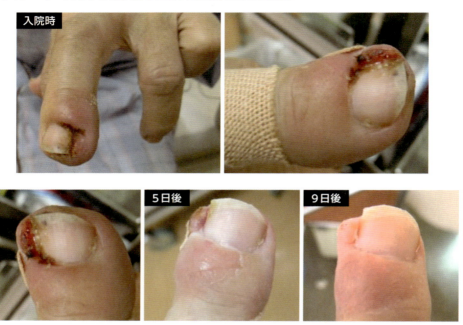

左手第2指が発赤・膨張し、疼痛を伴っていた。膿が出ており、感染が疑われた。ステロイド外用薬を中止し、洗浄、テーピング、抗菌薬の外用により改善した。

症例5 ゲフィチニブによる爪囲炎にクリンダマイシン外用薬

症例5はIVA期EGFR遺伝子変異陽性肺癌で治療中の50代の女性。ゲフィチニブ（商品名イレッサ他）投与により爪囲炎（写真1）を来した症例である。

爪囲炎は、EGFR-TKIによる皮膚障害の1つで、足だけでなく手指にも認める。疼痛を伴うことが多く、患者のQOLを低下させる。重症化すると、EGFR-TKIを休薬、減量せざるを得なくなる。一方で、早期に適切にケアすることで、重症化を防ぐことも可能である。

患者は、ゲフィチニブの投与を長期間受けており、治療変更のため当院に転院した。転院時に、左手第2指に、重症度が最も高いGrade3の爪囲炎を認めた。高度の発赤と腫脹があり、痛みが強く、日常生活に支障を来していた。

入院後、肺癌に対しては、ゲフィチニブ耐性となったためシスプラチンとペメトレキセドによるプラチナ併用療法を開始した。

爪囲炎に対し、前医からvery strongのステロイド外用薬であるアンテベート軟膏（一般名ベタメタゾン酪酸エステルプロピオン酸エステル）が処方されており、患者はこれを毎日塗布して、ガーゼで保護していたが、指の洗浄は痛みのためできていなかった。

爪の脇の皮膚（側爪郭）の腫脹部には、膿を認め、感染が疑われた。このため、ステロイド外用薬を中止し、看護師より、洗浄の必要性、洗浄方法、テーピング法を指導した（図5）。

ミノサイクリン200mg/日を開始し（処方箋）、テーピング法で爪の脇の皮膚を広げて、爪が当たらないようにした後に、クリンダマイシンリン酸エステル（商品名ダラシンTゲル）を1日2回塗布したところ、9日目

解説　肺癌薬物療法における支持療法の処方の実際

図5　爪囲炎を予防するための爪のケアの方法

爪の洗い方

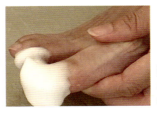
洗浄剤の泡を爪の上にのせて少し時間をおく

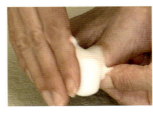
1本ずつていねいに洗う

爪の切り方

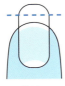
爪切りで四角く切る

爪ヤスリで角は丸く削る

深爪や角の丸めすぎに注意

● 入浴後などの爪が軟らかくなっている時に切る

症例 5

ゲフィチニブ（イレッサ他）により爪囲炎を来した50代女性
ⅣA期EGFR遺伝子変異陽性肺癌

［処方箋］
① 【般】ミノサイクリン塩酸塩錠50mg　1回2錠（1日4錠）
　　　1日2回　朝夕食後　14日分
② 【般】クリンダマイシンリン酸エステルゲル1％　30g
　　　1日2回　爪の周囲

＊患者は、シスプラチンとゲフィチニブを併用したプラチナ併用療法を受けている。

には改善した（写真1）。

　爪囲炎は、化学療法の骨髄抑制の時期に重なると、感染症発症のきっかけとなることが特に心配される。この患者では、化学療法による骨髄抑制が起こる前に爪囲炎を改善させることで、治療が継続できた。

　早期の爪囲炎の治療はステロイドの外用であるが、洗浄が不十分であると本症例のように感染を併発し、ステロイドにより感染が悪化、難治化する。感染が疑われた場合はステロイドを中止し、洗浄、抗菌薬の投与が必要となる。併せて、爪囲炎を起こした患者に対しては、爪の切り方、洗い方、テーピング法の指導が重要になる。

日経DIクイズ

服薬指導・疑義照会

インフルエンザ

QUIZ-01

タミフルドライシロップの乳児用量

小児科診療所を受診し、インフルエンザと診断された2歳の男の子Kちゃんと8カ月の弟Sちゃん。母親が、受診後に薬局を訪れて、処方箋を2枚出しながら次のように話しました。

> 今回、2人ともタミフルが出されたのだけど、お兄ちゃんが下の子ぐらいの時には出してもらえなかったんですよね。赤ちゃんでも飲めるようになったのかしら。兄弟で同じ薬だから、間違えないか不安だわ。

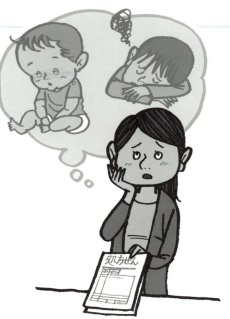

兄Kちゃんの処方箋
① タミフルドライシロップ3%　1回0.8g（1日1.6g）
　　1日2回　朝夕食後　5日分　用時懸濁
② カロナール細粒20%　1回0.6g
　　発熱時　5回分

※ 兄Kちゃんの体重は12kg、弟Sちゃんの体重は9kgである。

Q1 弟のSちゃんに処方されたタミフルドライシロップ（一般名オセルタミビルリン酸塩）の1日量は、次のうちどれか。

1. 1.2g
2. 1.4g
3. 1.6g
4. 1.8g

Q2 タミフルドライシロップをインフルエンザの予防目的で投与できる月齢は、次のうちどれか。

1. 6カ月以上
2. 8カ月以上
3. 10カ月以上
4. 12カ月以上

出題と解答　**今泉 真知子**　有限会社丈夫屋（川崎市高津区）

A1　❹ 1.8g

A2　❹ 12カ月以上

抗インフルエンザ薬のオセルタミビルリン酸塩（商品名タミフル他）のドライシロップは、2002年の発売時は幼小児（1歳以上）におけるインフルエンザA型およびB型の治療に対する適応のみだったが、09年に幼小児への予防についても適応が拡大された。

さらに17年3月には、新生児および乳児（生後から1歳未満）の治療にも使用できるようになった。母親が「Kちゃんが乳児の頃には出してもらえなかった」と話したのは、こうした理由からである。なお、新生児と乳児の予防投与については、19年4月末現在、認められていない。

日本で新生児・乳児の治療で適応拡大が認められた背景には、欧米での使用実績がある。米国では12年から生後2週間から1歳未満へのオセルタミビル使用が認められ、英独仏では15年に0歳以上1歳未満への使用が承認された。米国疾病対策センター（CDC）のガイドラインでも、0歳児を含む2歳未満に対する抗インフルエンザ薬の治療が推奨されている。

オセルタミビルのドライシロップの新生児・乳児の用法・用量は、1回量として体重1kg当たり3mg（ドライシロップ剤として100mg/kg）で、1日2回、5日間服用する。

弟のSちゃんの体重は9kgであり、ドライシロップの1回量は900mgで、1日量は1.8gである。一方、幼小児（1歳以上）の用法用量は、1回量として体重1kg当たり2mg（ドライシロップ剤として66.7mg/kg）で1日2回、5日間服用となっており、体重12kgの兄のKちゃんの1日量は1.6gである。

新生児・乳児において、体重1kg当たりの用量が幼小児の1.5倍となっているのは、成人と小児、新生児・乳児では薬物の分布容積が異なるためである。

海外の臨床試験で、オセルタミビルとその活性代謝物オセルタミビルカルボキシレートの集団薬物動態解析を行い、月齢区分ごとに2mg/kg、2.5mg/kg、3mg/kg、3.5mg/kgを投与して血中濃度時間曲線下面積（AUC）を比較したところ、1〜2歳の幼児に有効性・安全性が確立している30mg/bodyを投与した際のAUCに比べて、2mg/kg、2.5mg/kgでは十分な有効性は示されず、3mg/kgで有効性を示すAUCが得られたとされている。

オセルタミビルのドライシロップの添付文書には、用時懸濁について「製剤10gに水40mLを加えて約15秒間激しく振り混ぜる」とある。母親には、少量の水や白湯によく溶かして服用させるように指導する。

添付文書には服用時点が書かれていないが、離乳食を開始していない乳児でも1日2回服用する。

製造販売元の患者向け指導箋には、ヨーグルトやチョコアイス、オレンジジュース、服薬補助ゼリーなど、混ぜて飲みやすくなる食品が書いてあるので参考にするとよい。

また、投与量が弟の方が兄よりも多くなっているが、誤りではないことを伝え、飲ませ間違えないように薬袋や分包紙で識別できるようにしておくことが求められる。

参考文献
1) Clin Pharmacol Ther.2014;96:380-9.

こんな服薬指導を

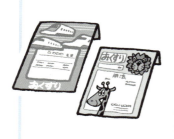

タミフルのドライシロップは、最近、1歳未満のお子さんにもインフルエンザの治療で使えるようになりました。弟のSちゃんの方がお薬の量が多くなっていますが、効き目が表れるのに必要な量が乳児の方が多いことが分かっているため、間違いではありません。分かりやすいように、お薬の包みにもお名前を書いておきますね。

お薬は飲む前に少量の水か白湯によく溶かし、2人とも1日2回、5日間飲ませてください。お薬を飲むのを嫌がるときには、ヨーグルトやチョコアイスなどに混ぜると飲ませやすいですよ。

インフルエンザ

QUIZ-02

インフルエンザワクチンの接種回数と年齢

感冒様症状で小児科診療所を受診した
13歳の男児Gくんが、帰り道に薬局を訪れ、
処方箋を差し出しながら次のように話しました。

> ちゃんとワクチンを打ったのに、
> 昨日の夜に急に熱が出て、インフルエンザに
> なっちゃいました。
> ワクチンは、前は2回打ったけど
> 今年は、「もう大きいから」と言われて
> 1回だけでした。
> だから、かかっちゃったのかな…。
> 学校はいつまで休まないと
> いけないんですか。

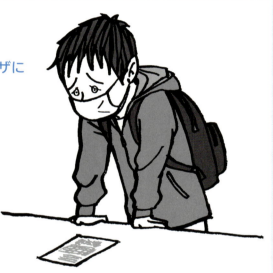

【処方箋】
リレンザ　20ブリスター
　　1回2吸入　1日2回　朝・就寝前

 インフルエンザワクチンを2回接種することが推奨される年齢域として正しいものは、次のうちどれか。

1. 6カ月以上3歳未満
2. 1歳以上13歳未満
3. 3歳以上13歳未満
4. 6カ月以上13歳未満

 小学生以上の学生がインフルエンザに罹患した場合の出席停止期間として正しいものを、次から2つ選べ。

1. 解熱後2日間
2. 解熱後3日間
3. 発症後5日間
4. 発症後7日間

出題と解答　後藤 洋仁　横浜市立大学附属病院薬剤部

A1　❹ 6カ月以上13歳未満

A2　❶ 解熱後2日間　❸ 発症後5日間

インフルエンザウイルスは、核蛋白の抗原性からA型、B型、C型に大別される1本鎖RNAウイルスである。C型インフルエンザウイルスに感染すると軽微な感冒様症状が表れるが、感染は幼児が中心で終生免疫も獲得されるため、インフルエンザ対策はA型とB型に絞られている。

日本で使用されているインフルエンザワクチンは、A型（H1N1とH3N2）とB型（山形系統とビクトリア系統）の4株（年度ごとの厚生労働省指定）が含まれた不活化混合ワクチンである。インフルエンザの発症や、重症化を防ぐ効果が認められている。ワクチン株は毎年、流行予測に基づき世界保健機関（WHO）が発表するワクチン推奨株を参考に選定される。

ワクチンの製造過程では鶏の有精卵（発育鶏卵）を用いており、卵アレルギーがある人は、皮内反応検査を事前に実施できるアレルギーの専門医療機関での接種が望ましい。

さて、Gくんが話しているように、インフルエンザワクチンの接種回数は年齢により異なり、日本では通常、6カ月以上13歳未満の小児に対して2回接種を行う。これは、不活化ワクチンでは低年齢の小児で抗体価が上がりにくいためである。今回、Gくんへのインフルエンザワクチンの接種回数が1回だったのは、接種時に13歳になっていたためと考えられる。中学生や高校生への接種回数を1回とするか2回とするかには議論があったが、2009年に新型インフルエンザが流行した際に厚生労働省の研究班が実施した臨床試験に基づき、1回接種が推奨されている（希望者は2回接種も可能）。

この試験では、13歳以上の中学生56人と高校生45人を対象に、新型インフルエンザのワクチンを接種して赤血球凝集抑制試験（HI法）で抗体価を測定した。その結果、1回接種後にHI抗体価が1:40以上になるセロプロテクション率は、中学生で91%、高校生で89%に達していた。

ただし、セロプロテクションを得られる程度にまで抗体価が上昇するには、通常、ワクチンの接種から2週間程度を要し、持続性は5カ月程度である。このセロプロテクション期間の前や後にインフルエンザウイルスに感染した場合は、発症予防効果が得られにくい。また、ワクチン株以外のウイルスが流行した場合も予防効果は得られにくい。こうした限界はあるものの、インフルエンザワクチンを毎年接種することが、流行予測株による発症を予防する最善策であることはきちんと説明しておく必要があるだろう。

なお、抗インフルエンザ薬によりインフルエンザに罹患しても早期の解熱が期待できるようになったものの、12年に学校保健安全法施行規則が改正されて以降は、出席停止期間が変更されている。現在では、小学生未満は「発症後5日かつ解熱後3日」、小学生以上では「発症後5日かつ解熱後2日」までは出席停止であることを指導しておきたい。

参考文献
1) 日本衛生学雑誌 2010;65:239.

こんな服薬指導を

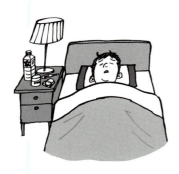

今のワクチンは、Gくんのように中学生や高校生の場合、1回だけで免疫が付くことが確かめられているんだ。免疫が付くまでには、ワクチンを打ってから2週間ほどかかるし、予防効果は100%じゃないから、今回のようにかかってしまう場合もあるんだけど、毎年きちんとワクチンを打つことが、インフルエンザの予防には一番なんだよ。

このリレンザという薬を1日2回吸うと、明日かあさってには熱は下がると思うよ。でも、熱が下がってから2日、そしてインフルエンザを発症してから5日は学校に行ってはいけないという決まりなんだ。あと4日はしっかり家で休んで、きちんと治そうね。

インフルエンザ

QUIZ-03

タミフルが10代の患者に処方されたら

内科診療所を受診しインフルエンザの診断を受けた17歳の女性Kさんが、受診後に母親と薬局を訪れました。母親は処方箋を差し出しながら、次のように質問しました。

> 娘がインフルエンザと診断されましたが、去年、吸入薬をうまく吸えなかったことを先生に伝えたら、タミフルを処方されました。「今年から10代の患者も飲んでいいことになった」と説明されたのですが、本当に大丈夫でしょうか。

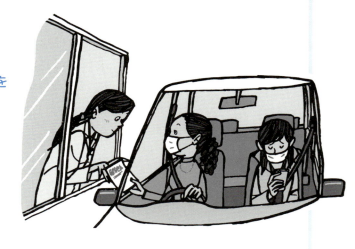

処方箋
タミフルカプセル75　1回1カプセル（1日2カプセル）
1日2回　朝夕食後　5日分

Q1 オセルタミビルリン酸塩（商品名タミフル他）が10代の患者に対して処方できるようになった背景として、厚生労働省が示した**根拠を全て選べ**。

1. 疫学研究でオセルタミビルと異常行動に因果関係があるという明確な結論を出すことは困難だった
2. 米国の添付文書では、10代での使用制限はない
3. インフルエンザ罹患時の異常行動の原因は、薬剤だけとは限らない
4. 抗インフルエンザ薬のうち、オセルタミビルだけが異常行動を起こすとはいえない

Q2 オセルタミビル服用中の注意点として、正しいものは次のうちどれか。

1. 発熱から2日間、転落などの防止対策をする
2. 解熱から2日間、転落などの防止対策をする
3. 抗菌薬との併用は避ける
4. 精神神経用薬との併用は避ける

出題と解答　笠原 英城　日本医科大学武蔵小杉病院薬剤部

A1
1. 疫学研究でオセルタミビルと異常行動に因果関係があるという明確な結論を出すことは困難だった
3. インフルエンザ罹患時の異常行動の原因は、薬剤だけとは限らない
4. 抗インフルエンザ薬のうち、オセルタミビルだけが異常行動を起こすとはいえない

A2
1. 発熱から2日間、転落などの防止対策をする

抗インフルエンザ薬のオセルタミビルリン酸塩（商品名タミフル他）は、2001年に発売されたが、服用した中学生の転落死などが07年に相次いで報告されたことから、緊急安全性情報（イエローレター）が発出され、「10歳以上の未成年の患者においては、異常行動が現れることがあるため、原則として本剤の使用を差し控えること」と、添付文書の警告に追記され、それ以降10代の患者に使用できなかった。

しかし、18年8月、厚生労働省は、この記述を警告から削除するなどの添付文書の改訂を指示した。

併せて、「重要な基本的注意」の項についても、他の抗インフルエンザ薬と内容を統一する追記がなされた。具体的には、抗インフルエンザ薬の服用の有無や種類にかかわらず、インフルエンザ罹患時には異常行動の発現が報告されており、異常行動による転落などの事故を防止するための対応として、(1)異常行動の発現の恐れがあること、(2)自宅で療養する場合に少なくとも発熱から2日間、保護者などは事故に対する防止策を講じること――を、患者や家族に説明することが明記された。

また、転落事故に至る恐れのある重度の異常行動は、就学以降の小児、未成年の男性に報告が多いこと、発熱から2日間以内に発現することが多いことが知られていることも、記載された。

今回、添付文書を改訂するに至った理由として、厚労省の資料には、「非臨床研究と疫学研究の知見によりオセルタミビルと異常行動に明確な因果関係があるとはいえない」「インフルエンザ罹患時の異常行動の原因は、薬剤だけとは限らない」――などと書かれている。

薬事・食品衛生審議会医薬品等安全対策部会安全対策調査会の報告書によれば、ナショナルデータベース（NDB）を用いた09～16年までの処方患者100万人当たりの異常行動の報告例数は、10代では薬剤服用なしで8.0に対し、服用ありで4.4だった。その中で、タミフルは6.5、リレンザ（一般名ザナミビル水和物）4.8、ラピアクタ（ペラミビル水和物）36.5、イナビル（ラニナミビルオクタン酸エステル水和物）3.7と、タミフルだけで異常行動が起こっているとはいえず、服用していない患者でも発生していた。

こうした点を踏まえ、厚労省は、「オセルタミビルのみ積極的に10代患者の原則使用差し控えの予防措置を取る必要性は乏しい」と結論付けた。なお、厚労省の資料では、諸外国の10代の患者に対する処方動向については、制限解除とした根拠には挙げていない。

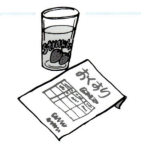

こんな服薬指導を

タミフルは、服用後に異常行動の報告が相次いだため、10代には原則処方できない薬でした。しかし、インフルエンザにかかると、病気そのもので、突然走り出すなどの異常行動が見られることが分かってきました。また、タミフル以外の抗インフルエンザ薬でも異常行動が報告されています。様々な検討の結果、タミフルと異常行動の明らかな因果関係が証明されず、10代も服用できることになりました。発熱から2日間は、容態に注意してください。

インフルエンザ

QUIZ-04

授乳婦と乳児の
タミフル同時服用

内科診療所でA型インフルエンザと診断された31歳の女性Aさんと
Bちゃん（0歳6カ月）が、処方箋を手に来局しました。
Aさんは心配そうに次のように質問しました。

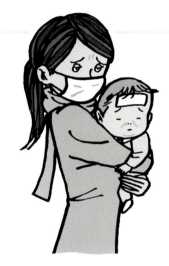

> 親子でインフルエンザにかかってしまいました。
> 診察時はつらくて先生に
> 質問するのを忘れていたのですが、
> この子、完全母乳で、
> 母乳しか飲まないのです。
> 私が薬を飲みながらこの子に授乳したら、
> 薬を飲ませ過ぎになりませんか。

Aさん（母親）の処方箋

タミフルカプセル75
　　　　　1回1カプセル（1日2カプセル）
　1日2回　朝夕食後　5日分

※Aさんの体重は、55.0kg

Bちゃん（乳児）の処方箋

タミフルドライシロップ3%
　　　　　1回0.75g（1日1.5g）
　1日2回　朝夕授乳時　5日分　用時懸濁

※Bちゃんの体重は、7.5kg

Q1 タミフル（一般名オセルタミビルリン酸塩）の相対的乳児薬物摂取量（Relative Infant Dose：RID）値を求めよ。有効数字は3桁とする。

$$\mathrm{RID}(\%) = \frac{乳児薬物摂取量(mg/kg/日)}{母親薬物摂取量(mg/kg/日)} \times 100$$

※ タミフルのインタビューフォームによると、同薬の乳児薬物摂取量（乳児投与量）は0.012mg/kg/日である。

Q2 Q1で算出したRID値を踏まえて、Aさんに取るべき対応として最も適切なものを選べ。

1 タミフルが過量投与となるため、Bちゃんの処方について疑義照会する
2 服薬中も授乳して問題ないと説明する
3 服薬中は授乳を控えるよう指導する

出題と解答　瀧　千尋　一志調剤薬局新町店（三重県津市）

A1　0.440％

A2　❷ 服薬中も授乳して問題ないと説明する

服薬中の授乳の可否は、薬局でよく受ける質問の1つである。母親が服薬中に、母乳を介して乳児が曝露する薬の量を示す指標として薬局で使いやすいのが、「相対的乳児薬物摂取量」（Relative Infant Dose：RID）である。RID値は母親の体重当たりの薬物摂取量に対する乳児の体重当たりの摂取量の割合を示す。RID値（％）の計算式は、（乳児薬物摂取量［mg/kg/日］÷母親薬物摂取量［mg/kg/日］）×100。一般に、RID値が10％以下であれば、授乳しても問題ないとされる。

では、タミフル（一般名オセルタミビルリン酸塩）のRID値はどのように算出するのだろうか。同薬のインタビューフォーム（IF）の「妊婦、産婦、授乳婦等への投与」の項には、「オセルタミビルの乳汁中濃度（最高値38.2ng/mL）と、活性体の乳汁中濃度（最高値43.4ng/mL）の合計81.6ng/mLの曝露を受けた母乳を乳児の平均的な哺乳量である150mL/kg/日飲むとすると、乳児摂取量は0.012mg/kg/日になる」と記載されている。

Aさんの薬物摂取量は150mg/55.0kg/日で、有効数字を3桁とすると、2.73mg/kg/日である。RID値は、（0.012［mg/kg/日］÷2.73［mg/kg/日］）×100＝0.440％と算出できる。この値はRID値の安全域の上限である10％を大きく下回っており、タミフルの母乳移行性は非常に低いと考えることができる。

ちなみに、母乳からBちゃんの口に入る製剤量は、IF上の乳児投与量（0.012mg/kg/日）とBちゃんの体重（7.5kg）から、0.09mg/日（ドライシロップ製剤量として0.003g/日）と算出できる。

今回Bちゃんに処方されたタミフルドライシロップが1日1.5gであることを踏まえると、母乳からBちゃんが摂取するタミフルの量は、極めて少ないことが分かる。Bちゃん自身に処方されたタミフルを服用しても過剰投与になるとは考え難く、母親には、「2人で同時に服用しながら、授乳しても問題ない」と説明できる。

添付文書に「投与中の授乳中止」や「有益性投与」の記載がある薬剤は多いが、授乳中の服用が臨床上問題になる薬剤は、抗癌剤や抗てんかん薬、向精神薬など、ごく一部に限られる[1,2]。今回のケースでは乳児がまだ6カ月であり、完全母乳で育てられていることから、授乳の中止は難しいと考えられる。服薬中の授乳の可否について患者に尋ねられたら、安易に授乳を禁止せずに、薬剤の母乳移行性や予想される曝露量を調べて、患者に説明したい。

なお、薬剤によっては、添付文書やIFにRID値の算出に必要な乳児薬物摂取量が記載されていないものもある。その場合は、大分県地域保健協議会大分県「母乳と薬剤」研究会がまとめた「母乳とくすりハンドブック改訂第3版」などの関連書籍が参考になる。

参考文献
1) 日本産科婦人科学会、日本産婦人科医会「産婦人科診療ガイドライン 産科編2017」
2) 国立生育医療研究センター「妊娠と薬情報センター」のウェブサイト http://www.nnchd.go.jp/kusuri/news_med/druglist.html

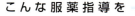

こんな服薬指導を

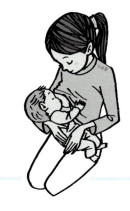

確かに、お母さんとお子さんと2人でタミフルを飲んで、さらに授乳をするとなると、赤ちゃんが薬を飲み過ぎないか、心配になりますよね。

Aさんがタミフルを服用した後、Bちゃんが母乳を、6カ月の赤ちゃんの平均哺乳量である1000ccちょっと飲んだ場合に、母乳からBちゃんのお口に入るタミフルドライシロップの量は、約0.003gです。今回、Bちゃんに処方されたタミフルドライシロップは1日1.5gですので、母乳を介して摂取するお薬の量は非常に少ないことがお分かりになると思います。タミフルを服用しながら授乳しても飲ませ過ぎにはなりませんので、ご安心ください。

RSウイルス感染症に
オノンを処方する理由

QUIZ-05　RSウイルス

小児科クリニックを受診した2カ月の男児Kちゃんとその父親が、
受診の帰りに処方箋を持って薬局を訪れました。薬剤師が薬について説明したところ、
父親は薬剤情報提供文書を見ながら心配そうに質問しました。

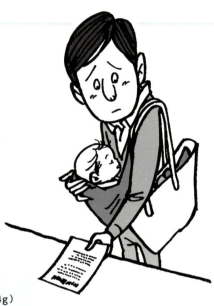

> この子の咳がなかなか治まらなくて、
> 息がぜいぜいと苦しそうなので、今日
> 診てもらったところ、RSウイルス感染症
> という診断でした。でも、このオノンっていう
> お薬、説明書には「ぜんそくのお薬です」
> と書いてありますよね。うちの子には
> 喘息もあるということでしょうか。

処方箋

① 【般】プランルカストシロップ用10%　1回0.2g（1日0.4g）
　　　　1日2回　朝夕食後　5日分
② アスベリンシロップ0.5%　1回0.66mL（1日2mL）
　　【般】カルボシステインシロップ5%　1回1mL（1日3mL）
　　　　1日3回　朝昼夕食後　5日分
③ 【般】アセトアミノフェン細粒20%
　　　　1回0.3g　38.0℃以上の発熱時　3回分

※ Kちゃんは体重5kg。特記すべき既往歴やアレルギー歴はない。

Q RSウイルス（RSV）感染症のKちゃんに対し、医師がプランルカスト水和物（商品名オノン他）を処方したのはなぜだと考えられるか。同薬に期待される薬理作用として、正しいものを次から選べ。

❶ RSVの増殖抑制　　❷ 気道炎症の抑制
❸ 気管支平滑筋の収縮抑制　　❹ 気道分泌の促進

出題と解答　松岡 順子、笠原 英城　日本医科大学武蔵小杉病院薬剤部

A ❷ 気道炎症の抑制　❸ 気管支平滑筋の収縮抑制

　RSウイルス（RSV）感染症は、年齢にかかわらず罹患する可能性があり、1歳までに半数以上、2歳までにほぼ全ての乳児が初回感染を受けるとされている。2〜8日間の潜伏期間を経て、発熱や鼻汁などの上気道炎症状が数日間続き、その後、下気道炎に至ることがある。特に初回感染児の20〜30％は下気道炎を来し、重症化しやすい。

　RSV感染症による下気道炎の典型的な病態は、気管支喘息と類似した症状を呈する細気管支炎である。喘息の発症や増悪にも関与すると考えられているが、アレルギー素因や他のウイルス感染症に比べてどの程度リスクが大きいかは明らかになっていない。

　早産児などに対しては、RSV感染症の重症化を防ぐ目的でRSVに効果がある抗体成分を精製したシナジスの接種が保険適用されている。

　RSVをはじめとするウイルス感染時には、上気道分泌液中のロイコトリエンが増加することが報告されている。このため、RSV感染症による呼吸器症状に対してロイコトリエン受容体拮抗薬（LTRA）がしばしば用いられ、有効性に関する複数の報告もある[1]。

　例えば、重症RSV感染症の乳幼児130人を対象に、LTRAのモンテルカストナトリウム（商品名キプレス、シングレア他）またはプラセボを細気管支炎の発症後7日以内に投与を開始して28日間継続した研究において、モンテルカスト群はプラセボ群に比べ、投与期間中の喘鳴や咳嗽などの呼吸器症状の出現日数が有意に少なかった[2]。また、欧州呼吸器学会のタスクフォースは、ウイルス性の喘鳴を抑制する上で、かぜ症状が出現した時点でモンテルカストの投与を開始することを推奨している[3]。

　RSV感染症により喘鳴が増悪するメカニズムとしては、（1）ウイルスによる直接的な気道上皮傷害と気道上皮からの種々のサイトカイン産生、（2）好酸球などの炎症性細胞が放出する組織傷害性の顆粒蛋白や活性酸素などによる気道炎症の増強、（3）アレルゲン透過性の亢進、（4）宿主側の免疫能低下――などの要因が複合的に関与していると考えられている[4]。LTRAは、気道の好酸球性炎症や気管支平滑筋の収縮、血管透過性および気道分泌などを抑制することで、RSV感染症に伴う呼吸器症状を改善すると考えられる[4]。

　ただし、症状改善に有意差を認めなかったとする研究報告もあり、LTRAの有効性は確立しているわけではない。

　LTRAは、筆者の経験上、RSV感染児に対しては5〜7日間のみ投与されることが多い。ただし喘鳴が改善しない場合は、喘息を合併していなくてもLTRAを1カ月ほど継続することがある。LTRAのプランルカスト水和物（オノン他）、モンテルカストは、いずれも新生児、乳児に対する安全性は確立されていない。咳や喘鳴を呈する非喘息児にLTRAが処方されている場合は、RSV感染症の可能性を念頭に置き、患者に不安を与えないような服薬指導を心掛けたい。

参考文献
1) 喘息 2015;28:66-71.
2) Am J Respir Crit Care Med.2003;167:379-83.
3) Eur Respir J.2008;32:1096-110.
4) 臨床免疫・アレルギー科 2015;63:346-55.

こんな服薬指導を

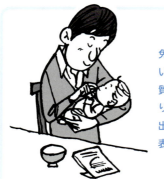

RSウイルスに感染すると、体の中で免疫の機能が働いて、ロイコトリエンという物質が作られますが、それらの物質によって気管支の炎症が強くなったり気道が狭くなったりするので、咳が出たり息がぜいぜいするなどの症状が表れます。

今日処方されたオノンというお薬は、このロイコトリエンの働きを抑えることで症状を軽減します。喘息がなくても、RSウイルスによる呼吸器症状が長引く場合には用いられることがあります。5日分処方されていますが、お薬を飲み切った後も咳などの症状が治まらない場合は、先生か私どもにご相談ください。

マイコプラズマ肺炎

QUIZ-06

マイコプラズマ肺炎に出された抗菌薬

6歳の男児Mくんが小児科診療所を受診後、母親と薬局を訪れました。母親は処方箋を差し出しながら、次のように話しました。

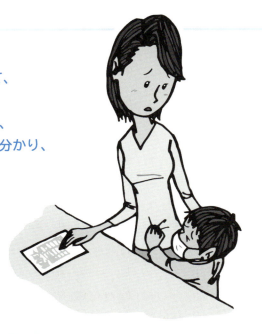

> 子どもの咳と発熱が5日ほど続いていて、なかなか治らないので、また小児科を受診しました。そうしたら、検査でマイコプラズマ肺炎であることが分かり、抗生物質が処方されました。先生は「3日後に受診してね」とおっしゃったのですが、お薬は3日分だけ飲めばいいのでしょうか。

（処方箋）
【般】クラリスロマイシンシロップ用10%　1回1.5g（1日3.0g）
　　　1日2回　朝夕食後　3日分

※ Mくんの体重は20kg

Q マイコプラズマ肺炎とその治療に関する説明として、正しいものを1つ選べ。

1. 鼻水や痰の量が多く、湿性の咳を伴う
2. 第一選択薬はマクロライド系抗菌薬だが、近年、耐性化が問題になっている
3. マクロライド系抗菌薬は、投与後2〜3日で著効する
4. 発熱が2〜3日以上持続する場合は、ウイルスや細菌による二次感染を疑い、抗菌薬の種類を変更する

出題と解答　三浦 哲也　株式会社三浦薬局（山口市）

❷ 第一選択薬はマクロライド系抗菌薬だが、近年、耐性化が問題になっている

肺炎マイコプラズマは、小児の市中肺炎の主要な起炎菌の1つで、特に学童期の肺炎の主体となる[1]。発熱、咳、咽頭痛などのかぜ症状を引き起こすが、分泌を亢進させないことから、鼻水や痰の少ない「乾いた咳」を呈するのが特徴である。

マイコプラズマ肺炎の第一選択薬は、マクロライド系抗菌薬であるが、近年、マクロライド耐性のマイコプラズマが増加していることが問題になっている。耐性の有無は、一般の検査機関では検査できないため、日本小児呼吸器学会・日本小児感染症学会の「小児呼吸器感染症診療ガイドライン2017」では、抗菌薬への反応から耐性の有無を臨床的に推測して対応する方法が推奨されている。

起炎菌が感受性株の場合は、マクロライド系抗菌薬投与から48時間後に80％以上の症例が解熱するとされる。そのため、投与後48～72時間後に効果を判定し、有効であれば、感受性株と判断する。感受性株と判断した場合は、クラリスロマイシン（商品名クラリス、クラリシッド他）であれば治療開始時から計10日間、エリスロマイシン（エリスロシン他）は計14日間、アジスロマイシン水和物（ジスロマック他）は計3日間投与を継続する。

一方、起炎菌が耐性株の場合は、約70％の症例が解熱しないとされ、その場合は、抗菌薬の変更を考慮する必要がある。ガイドラインでは発熱が48～72時間以上持続する場合は、マクロライド耐性と判断し、トスフロキサシントシル酸塩水和物（オゼックス、トスキサシン他）か、テトラサイクリン系薬のミノサイクリン塩酸塩（ミノマイシン他）などへの変更を求めている。

ただし、テトラサイクリン系抗菌薬は、一過性骨発育不全、歯牙着色、エナメル質形成不全などの副反応を有するため、8歳未満には原則禁忌である。そのためマクロライド系薬が無効の場合には、8歳未満にはトスフロキサシンが、8歳以上にはトスフロキサシンかミノサイクリンが、それぞれ選択される。なお、マクロライド耐性マイコプラズマは、クリンダマイシン塩酸塩（ダラシン）に対しても高度耐性であるため、同薬は使用しない。

今回、Mくんの主治医も、Mくんが罹患したマイコプラズマのマクロライド系抗菌薬への感受性を調べるために、クラリスロマイシンを3日分処方し、3日後に再度受診するよう、保護者に伝えたと考えられる。

なお、トスフロキサシンなどのキノロン系抗菌薬が、第一選択薬としてマイコプラズマ肺炎に処方されている実態も一部にあるようだが、抗菌薬の適正使用の観点から初回処方での使用は控えるべきである。

小児の肺炎マイコプラズマ感染症は、通常であれば自然治癒する疾患であり、抗菌薬投与は必ずしも必要としない。また、キノロン系薬剤の耐性メカニズムは、遺伝子の単変異で起こり、耐性化を容易に来しやすい。加えて、広域の抗菌スペクトラムを有するため、体内の常在細菌叢の薬剤耐性変化を進める可能性があることも知っておきたい[2]。

参考文献
1) 日本小児呼吸器学会・日本小児感染症学会「小児呼吸器感染症診療ガイドライン2017」（協和企画）
2) 日本マイコプラズマ学会「肺炎マイコプラズマ肺炎に対する治療指針」http://plaza.umin.ac.jp/mycoplasma/wp-content/

こんな服薬指導を

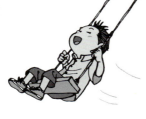

今回処方されたクラリスロマイシンは、マイコプラズマ肺炎によく使われる抗菌薬ですが、まれにこのお薬が効かない菌がいることが分かっています。先生は、お薬が効いているかどうかを確かめるために、3日後に受診するようにおっしゃったのだと思います。

お薬が効いていれば、同じお薬をさらに続ける必要があります。お薬の効きが悪いと判断された場合は、別の抗生物質が処方されると思います。抗生物質は最後まで飲み切ることが基本です。症状が軽くなっても服用を中断せず、3日後に必ず受診してくださいね。

マイコプラズマ肺炎

QUIZ-07

"お薬団子"の作り方の注意点

発熱と咳で小児科診療所を受診した11カ月の男児Kくんが、
受診後に母親と一緒に薬局を訪れました。
母親は処方箋を差し出しながら、次のように質問しました。

> 小児科でマイコプラズマ肺炎と診断されて、
> 先生に薬を出すと言われました。
> でも最近、子どもが粉薬を
> 飲むのを嫌がるんです。
> 前回、団子状にするといいと教わって
> 試してみたのですが、うまくできませんでした。
> どうやったら団子状になりますか。

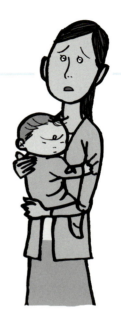

処方箋
① ジスロマック細粒小児用10%　1回1.0g（1日1.0g）
　　1日1回　朝食後　3日分
②【般】カルボシステインドライシロップ50%　1回0.2g（1日0.6g）
　　1日3回　朝昼夕食後　7日分
③【般】アセトアミノフェン原末　1回0.1g
　　38.5℃以上の発熱時　3回分

※Kくんの体重は10kg。今回、初めてジスロマック（一般名アジスロマイシン水和物）が処方された。また、アセトアミノフェンは後発医薬品のアセトアミノフェン「JG」原末を交付した。

Q1 ジスロマック細粒（一般名アジスロマイシン水和物）1gを団子状にするために必要な水の量はどれくらいか。

1 2〜3滴
2 ティースプーン0.5杯
3 ティースプーン1杯

Q2 団子状やペースト状にして飲ませることが勧められない薬剤はどれか。全て選べ。

1 アスベリン散10%（チペピジンヒベンズ酸塩）
2 バルトレックス顆粒50%（バラシクロビル塩酸塩）
3 ビオフェルミンR散（耐性乳酸菌）
4 ムコダインDS50%（カルボシステイン）
5 アセトアミノフェン「JG」原末（アセトアミノフェン）

出題と解答　三浦 哲也 株式会社三浦薬局（山口県山口市）

A₁ ❶ 2〜3滴

A₂ ❷ ❺

　乳児に粉薬が処方されたときに、保護者に対して「粉薬に水を加えて、団子状やペースト状にして飲ませてください」と、説明する薬剤師は多いが、実際に試したことはあるだろうか。粉薬を団子状にするために加える水の量の調整は難しく、粉薬の種類によっては、水を加えても団子状やペースト状にならないものがある。服薬指導ではこうした点についても、丁寧に説明する必要がある。

　保護者にはまず、粉薬を団子状・ペースト状にするために加える水の量は非常に少ないことを伝えたい。必要な水の量は粉薬の量や種類によって異なるが、小児の粉薬では、通常はほんの数滴程度である。例えば、ジスロマック細粒（一般名アジスロマイシン水和物）1gを団子状にするのに必要な水の量は、わずか2〜3滴である。水の量が多いと粉薬は液状になるため、事前にその説明をしておかないと、保護者は自宅でうまく団子状にできない。

　粉薬を団子状にするために必要な水の量を薬剤ごとに把握するのは難しいため、服薬指導では、保護者に、粉薬を小皿に取り、スポイトやスプーンを使って、水を1滴ずつ加えては混ぜることを繰り返すように説明する。

　水が少ないと小皿に粉が残り、水が多いと薬が液状になり皿から取りにくい。水の量が適量の場合、泥団子のようになる。粉薬の形状は水1滴でも大きく変化するため、その都度しっかり混ぜるのがポイントだ。

　お薬団子は、頬の内側や上顎に塗る。薬剤が舌に触れると味が強く感じられるので、舌の上に塗るのは避ける。最後に口の中に薬が残らないように、薬を飲ませた後に哺乳瓶やコップで水を飲ませるとよい。

　もう1つ知っておきたいのが、水を加えても団子状になりにくい薬剤があることである。

　例えば、バルトレックス顆粒50％（バラシクロビル塩酸塩）や、酸化マグネシウム「NP」原末、今回Kくんに交付したアセトアミノフェン「JG」原末は、水を加えると、団子状に近い塊になるが、指先でつまみ取ろうとしても、パラパラ崩れて、患児の口に入れにくい。また、ミヤBM細粒（酪酸菌［宮入菌］製剤）、サワシリン細粒10％（アモキシシリン水和物）も団子状・ペースト状になりにくい。

　このような溶解性が低い薬剤を乳児に飲ませる方法には、（1）ティースプーン1〜2杯程度の水を入れたカップに薬剤を入れ、沈殿した薬剤と水を一緒にスポイトで吸引して飲ませる、（2）ストローが使える場合は、沈殿した薬剤を水と一緒にストローで吸わせる、（3）ゼリーやヨーグルトなどの半固形状の食品に混ぜて一緒に食べさせる、（4）粉薬をまず口の中へ入れ、その後で水を飲ませる——などがある。

　水を加えても団子状にならない薬剤をあらかじめ薬局で把握しておき、それらを交付する際には、保護者に団子状にしにくいことを伝えて、患児に合った別の飲み方を紹介したい。

こんな服薬指導を

　11カ月くらいのお子さんは薬を飲むのを嫌がることが多いので、粉薬を団子状にして頬の内側や上顎に塗って、飲ませる方法をお勧めしています。

　今日処方された粉薬のうち、ジスロマックとカルボシステインは、小さなお皿に入れて、スポイトやスプーンで、水を1滴加えて、混ぜてみてください。粉っぽさが残っていれば、さらに1滴加えて混ぜてください。これを繰り返すと、団子状にできます。

　ただ、薬によっては団子状やペースト状になりにくいものもあります。今日お渡しするアセトアミノフェン「JG」原末もその1つです。このお薬は、ティースプーン1〜2杯程度の水に溶かして、スポイトやストローで飲ませるといいですよ。

百日咳

QUIZ-08

激しい咳の小児に出された マクロライド

かぜ症状が悪化した7歳の男児Aくんが、
小児科診療所を受診後に母親と来局しました。
Aくんの母親は心配そうな表情で次のように話しました。

"以前から咳をしていたのですが、昨日から急にひどくなってきたので、今日、小児科を受診して検査を受けました。先生には5日後にまた受診するように言われました。いつから登校できるのでしょうか。"

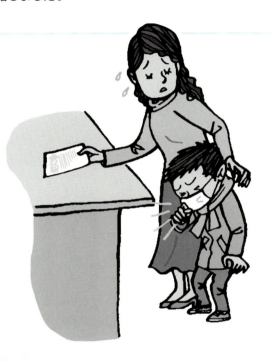

【処方箋】
【般】クラリスロマイシン錠50mg　1回3錠（1日6錠）
1日2回　朝夕食後　5日分

※ Aくんの体重は20kg。Aくんが通っている小学校では百日咳が流行しているため、Aくんは診察で百日咳菌の検査を受けた。

Q 百日咳に関する説明として、正しいものを全て選べ。

1. 母親からの移行抗体により、新生児や乳児では発症しにくい
2. 発症後、40℃近い高熱を来し、C反応性蛋白（CRP）が高くなる
3. 治療にはマクロライド系抗菌薬が用いられる
4. 特有の咳の消失、または5日間の抗菌薬による治療が終了するまで、学校は原則出席停止となる

A

❸ 治療にはマクロライド系抗菌薬が用いられる

❹ 特有の咳の消失、または5日間の抗菌薬による治療が終了するまで、学校は原則出席停止となる

百日咳は、特有の痙攣性の咳発作を特徴とする急性気道感染症である[1]。グラム陰性桿菌である百日咳菌の飛沫により感染し、7〜10日間の潜伏期の後、鼻水や軽度な咳嗽などの非特異的な症状を1〜2週間ほど呈する（カタル期）。その後、咳は次第に悪化し、特徴的な発作性咳嗽が2〜4週間続いた後、1〜2週から数カ月で咳嗽が治まる[2]。

臨床症状の特徴として、カタル期に大半の症例で発熱を認めない。そのため、その時点では単なるかぜと考えて受診せず、痙咳期になって受診するケースが多い。痙咳期では、夜間咳嗽が顕著に出現し、吸気性笛声（ヒューという音）を認める。激しい咳によって顔面紅潮を来し、苦しいのが非常に特徴的である。血液検査では白血球数が高値を示し、特にリンパ球が上昇するが、C反応性蛋白（CRP）は正常なことが多い。

百日咳菌に対しては、母親からの移行抗体（経胎盤移行抗体）が十分でないため、新生児や乳児期早期から罹患する可能性がある。合併症として無呼吸や脳症、チアノーゼなどを来すこともあるため、4種混合ワクチン（DPT-IPV：ジフテリア・百日咳・破傷風・ポリオ）の接種前の乳児での感染が問題になっている。

重症化や周囲への感染拡大を防ぐためには、早期診断が求められる。確定診断は、遺伝子検査、血清学的検査などで行うが、結果が判明するまで最短でも3〜5日程度かかるため、実臨床では特徴的な症状や流行状況から治療が開始される。

「小児呼吸器感染症診療ガイドライン2017」では、成人を含む1歳以上の患者では1週間以上の咳症状を認め、なおかつ、4つの症状（吸気性笛声、発作性の連続性の咳嗽、咳嗽後の嘔吐、チアノーゼの有無は問わない無呼吸発作）のうち1つ以上があれば、臨床的に百日咳と診断するとしている。

一方、新生児や乳児は重症化しやすいため、1歳未満の患者では、上記の4つの症状のうち1つ以上を呈した場合に、咳症状の期間は問わず臨床的に診断する。

治療では、マクロライド系抗菌薬のクラリスロマイシン（商品名クラリシッド、クラリス他）やエリスロマイシン（エリスロシン他）が用いられる。また、アジスロマイシン水和物（ジスロマック他）が適応外処方で使われることもある[2]。

百日咳は第2種の学校感染症に分類されており、出席停止期間は原則、「特有の咳が消失、または5日間の抗菌薬による治療終了まで」である[1]。医師は、5日後にAくんを診察し、登校の可否を判断しようとしていると考えられる。

参考文献
1) 国立感染症研究所感染症疫学センターウェブサイト https://www.niid.go.jp/niid/ja/kansennohanashi/477-pertussis.html
2) 日本小児呼吸器学会・日本小児感染症学会「小児呼吸器感染症診療ガイドライン2017」（協和企画）

こんな服薬指導を

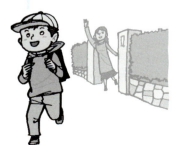

Aくん、咳がひどくておつらそうですね。検査結果が出る前ですが、先生は症状や小学校での流行状況から、Aくんが百日咳である可能性が高いと考えて、できるだけ早く症状を改善するために、クラリスロマイシンという抗菌薬を処方されたのだと思います。

百日咳は、インフルエンザと同じように、症状がある間は登校できません。

特有の咳が消失するか、あるいは抗菌薬による治療が終了したら登校できます。今日お渡しするお薬を5日間しっかり飲んで、症状が治まれば、次の診察で先生は登校できると判断されると思いますよ。

百日咳は咳で菌が飛んで感染しますので、Aくんにはマスクをしてもらい、ご家族への感染を予防してください。

クループ症候群

QUIZ-09

クループ症候群の乳児に出されたステロイド

クループ症候群の治療のため病院の小児科に3日間入院していた11カ月の男児Mくんが、退院後、母親と一緒に来局しました。母親は薬剤師に次のように話しました。

> 症状が落ち着いたので、今日退院しました。
> 退院時の診察で、先生に
> 「念のために、デカドロンという
> シロップ剤を出しておくので、
> 万が一症状が再発したら、これを飲ませて、
> できるだけ早く受診してください」
> と言われました。

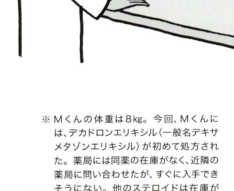

処方箋

① メプチンシロップ5μg/mL　1回2.0mL（1日6.0mL）
　 ムコダインシロップ5%　1回1.6mL（1日4.8mL）
　　　1日3回　朝昼夕食後　7日分

② オノンドライシロップ10%　1回0.28g（1日0.56g）
　　　1日2回　朝夕食後　7日分

③ デカドロンエリキシル0.01%　1回12mL
　　　増悪時　1回分

※ Mくんの体重は8kg。今回、Mくんには、デカドロンエリキシル（一般名デキサメタゾンエリキシル）が初めて処方された。薬局には同薬の在庫がなく、近隣の薬局に問い合わせたが、すぐに入手できそうにない。他のステロイドは在庫がある。

Q デカドロンエリキシル（一般名デキサメタゾンエリキシル）の在庫がない場合に、薬局が行うべき対応として、最も適切なものを選べ。

1. 薬局に在庫のあるリンデロンシロップ0.01%（一般名ベタメタゾン）の同量処方への変更について疑義照会する
2. 薬局に在庫のあるプレドニゾロン錠1mgの2錠粉砕への処方変更について疑義照会する
3. 薬の変更は極力避けるべきである。翌朝にはデカドロンエリキシルを入手できることを確認したので、届き次第、自宅に届ける

出題と解答　池田 由紀、笹嶋 勝　株式会社ファーコス（東京都千代田区）

A

❶ 薬局に在庫のあるリンデロンシロップ0.01％（一般名ベタメタゾン）の同量処方への変更について疑義照会する

　クループ症候群は、急性の気道閉塞性呼吸困難を呈する病態の総称で、ウイルスや細菌が上気道に感染し、喉頭で炎症が原因の浮腫を起こすことで、犬吠様咳嗽（けんばいようがいそう）、嗄声、吸気性喘鳴、呼吸困難などを来す[1]。生後6カ月～3歳の乳幼児に発症し、晩秋から冬に多い。

　原因の多くは、パラインフルエンザウイルスやRSウイルス、アデノウイルス、インフルエンザウイルスなどの感染である。ジフテリアやインフルエンザ菌b型などの細菌による急性喉頭蓋炎を広義のクループ症候群とする場合もあるが、予防接種が定期接種化され、近年は発症件数が減少している[2]。通常、細菌性であることが明らかでない場合には、抗菌薬は処方されない。

　軽症のクループ症候群には、喉頭の急性炎症を抑える目的でステロイドが処方される。その1つとして、長時間作用型、高力価の経口ステロイドであるデカドロンエリキシル0.01％（一般名デキサメタゾンエリキシル）がある。同薬はクループ症候群には適応外であるが、2011年9月付の社会保険診療報酬支払基金の「審査情報提供」に、「原則として、デキサメタゾン（内服薬）を急性閉塞性喉頭炎（クループ症候群）に対して処方した場合、当該使用事例を審査上認める」と記載されている。

　「小児呼吸器感染症診療ガイドライン2017」では、クループ症候群の標準的治療として、「デキサメタゾン0.15mg/kgを経口単回内服投与」が推奨されている（推奨度A）。Mくんは体重が8kgなので1.2mg/回（デカドロンエリキシルとして、12mL/回）で用量は問題ないと思われる。

　リンデロンシロップ0.01％（ベタメタゾン）はデカドロンの立体異性体であり、薬効もほぼ同等である。また、デカドロンエリキシルと異なりアルコールを含まないことから、クループ症候群に優先的に使用する場合もある。さらに、デカドロンエリキシルやリンデロンシロップの代わりに、デキサメタゾンやリンデロンの錠剤を粉砕して、乳糖や単シロップで賦形する方法もある。

　一方、海外では、クループ症候群にプレドニゾロン（商品名プレドニン他）も使用されており、同薬への変更提案も1つの策と考えられる。

　プレドニゾロンとベタメタゾン・デキサメタゾンの力価比から換算した概算同等用量は、プレドニゾロン5mgに対し、デキサメタゾン0.75mgとされている。従って、デキサメタゾン1.2mgは、プレドニゾロン8mgに相当する。ただし、プレドニゾロンはデキサメタゾンに比べて半減期が短いため、その点も含め、医師に相談すべきである。

　クループ症候群は夜間に悪化することが多い。症状が再発した場合は、ステロイドを服用させ、急いで受診するよう注意を促したい。

参考文献
1) 日本呼吸器学会「咳嗽に関するガイドライン第2版」http://www.jrs.or.jp/uploads/uploads/files/photos/1048.pdf
2) 日本小児呼吸器学会・日本小児感染症学会「小児呼吸器感染症診療ガイドライン2017」（協和企画）

こんな疑義照会を

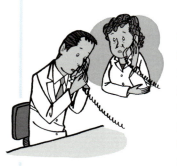

本日退院されたMちゃんの処方について、ご相談がございます。症状が再発した場合に飲むお薬として、デカドロンエリキシルを処方されていますが、当薬局に在庫がなく、近隣の薬局からもすぐに入手できそうにありません。お薬が入手でき次第、患者さんのご自宅にお届けすることもできますが、今晩お薬がないのは心配です。

すぐにご用意できるステロイドとしては、リンデロンシロップがございます。同薬は、アルコールを含まないため、アルコールアレルギーの患者さんや小さなお子様に優先して使用されるとの報告もあります。デカドロンと薬効もほぼ同等なので、差し支えなければリンデロンシロップを代わりにご用意したいのですが、いかがでしょうか。

感冒

QUIZ-10

幼児の抗菌薬が変更された理由

1歳の女の子Kちゃんが、近隣の小児科診療所を受診した帰りに、
母親に連れられて薬局を訪れました。
症状を確認すると、Kちゃんの母親は次のような質問をしました。

> 子どもがまた喉のかぜを引きました。
> 食欲がないので心配だと先生に話したら、
> いつもとは違う抗生物質を処方されました。
> 理由を尋ねたら、「前に出していた薬は、
> 小さい子どもに長く使うと、ごくまれに
> 痙攣を起こすことがあるんですよ」
> と説明されたのですが、
> どういうことでしょうか。

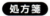

処方箋

① クラリスロマイシンDS 小児用10%「タカタ」
　　　　　　　　　　　　1回0.6g（1日1.2g）
　　1日2回　朝夕食前　5日分
② アスベリン散10%　1回0.1g（1日0.3g）
　【般】カルボシステインシロップ用50%
　　　　　　　　　　　　1回0.23g（1日0.7g）
　　1日3回　朝昼夕食前　7日分
③ カロナール細粒50%
　　1回0.07g　発熱時（38.5℃以上）　5回分

※ 薬歴によると、Kちゃんにはフロモックス（一般名セフカペンピボキシル塩酸塩水和物）が度々処方されており、2週間前にもフロモックスを処方されていたが、今回はクラリスロマイシンが処方された。

Q Kちゃんの主治医が今回、セフカペンピボキシル塩酸塩水和物（商品名フロモックス他）を処方しなかった理由として考えられる副作用の発生機序はどれか。

1 セフカペンは代謝・排泄の過程でカルニチン抱合を受ける
2 体内のカルニチン量が増加する
3 長鎖脂肪酸がミトコンドリア内に取り込まれず、低血糖が起こる

出題と解答　東風平 秀博　田辺薬局株式会社（東京都中央区）

A
1 セフカペンは代謝・排泄の過程でカルニチン抱合を受ける
3 長鎖脂肪酸がミトコンドリア内に取り込まれず、低血糖が起こる

セフカペンピボキシル塩酸塩水和物（商品名フロモックス他）は、消化管からの吸収を向上させる目的で活性成分にピボキシル基を付加したプロドラッグである。小児では、中耳炎などの感染症に頻用されるが、こうしたピボキシル基含有抗菌薬（**表**）を小児に投与すると、代謝・排泄の過程で低カルニチン血症を引き起こし、低血糖症や痙攣、脳症などに至ることがある。2012年4月に医薬品医療機器総合機構（PMDA）は、改めてこの副作用について医療関係者に注意を喚起した[1]。

ピボキシル基を含む抗菌薬は消化管から吸収される際、活性成分とピバリン酸に加水分解される。ピバリン酸は、カルニチン抱合を受けて尿中に排出されるため、体内のカルニチン量が減少することになる。

カルニチンは、長鎖脂肪酸の代謝で重要な役割を果たす物質である。空腹時のエネルギー源となる長鎖脂肪酸は、カルニチンを介して初めてミトコンドリア内に取り込まれ、代謝を受けてエネルギーとなる。このためカルニチンが欠乏すると、長鎖脂肪酸がミトコンドリア内に取り込まれなくなり、糖新生が障害されて、低血糖症に至ることがある。

カルニチンは肉類から補給されるほか、肝臓でリジンとメチオニンから生合成されるため、通常は不足を心配する必要はない。しかし、もともと体内にカルニチン量が少ない乳幼児では、ピボキシル基含有抗菌薬によるカルニチン消費が重大な影響を及ぼすケースがある。また、低カルニチン状態にある透析患者やバルプロ酸服用者でも注意が必要である。

PMDAによると、ピボキシル基含有抗菌薬の使用によって38例が低カルニチン血症や低血糖を起こし、このうち3例には後遺症が残った[1]。発症例の年齢は、1歳が20例、1歳未満が5例、3歳が5例と、乳幼児がほとんどを占めていた。

副作用発現までの投与期間は、14日以上が27例で多かったが、14日未満が9例あった。Kちゃんの主治医は母親に対し、長期投与時にこの副作用が起こると説明したようだが、実際には、短期投与でもカルニチン欠乏が起こる恐れがある。

今回、Kちゃんの母親は主治医に「Kちゃんの食欲がないので心配」と話している。主治医は、食事から摂取できるカルニチン量の減少や、Kちゃんの1歳という年齢を考慮し、セフカペンピボキシルではなく、ピボキシル基を含有しないクラリスロマイシンを処方したと考えられる。

表●ピボキシル基を含有する抗菌薬

セフカペンピボキシル塩酸塩水和物（商品名フロモックス他）
セフジトレンピボキシル（メイアクト他）
セフテラムピボキシル（トミロン他）
テビペネムピボキシル（オラペネム）

参考文献
1) 医薬品医療機器総合機構「医薬品適正使用のお願い」（2012年4月 No.8）

こんな服薬指導を

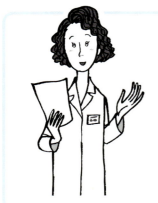

フロモックスを長く使うと、ごくまれにですが痙攣などの症状が起こることがあります。フロモックスの成分が尿から体の外に出るとき、カルニチンという栄養素も一緒に外に出てしまうからです。小さいお子さんでは、体内にあるカルニチンが少なく、フロモックスを飲むとカルニチンが大変少なくなってしまうことがあります。すると、おなかが空いたときのエネルギー源が足りなくなって痙攣などの症状が出ることがあるのです。Kちゃんは食欲がない状態ですし、2週間前にフロモックスを使ったばかりですので、先生は、念のために今回はクラリスロマイシンを処方されたのだと思います。こちらも効果の高いお薬ですので、しっかり飲ませてあげてください。

感冒

QUIZ-11

カロナールとPL配合顆粒の併用は不可？

かぜのため内科診療所を受診した32歳の女性Kさんが、
処方箋を持って薬局を訪れました。
処方箋を出しながら、Kさんは次のような質問をしました。

> かぜを引いてしまったので、
> 薬をもらいに来ました。
> 昔は、PL配合顆粒と
> 熱冷ましを出してもらったのに、
> 先生から「今は一緒に出せないので、
> 鼻水止めのお薬を出しますね」
> と言われました。なぜ、
> 一緒に出せないのでしょうか。

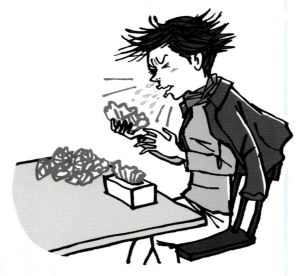

処方箋

① 【般】アセトアミノフェン錠 300mg　1回1錠
　　発熱時　1日2回まで　10回分
② 【般】d-クロルフェニラミンマレイン酸塩錠 2mg
　　　　　　　　　　　　　　1回1錠（1日3錠）
　　1日3回　朝昼夕食後　4日分

Q カロナール（一般名アセトアミノフェン）とPL配合顆粒（サリチルアミド・アセトアミノフェン・無水カフェイン・プロメタジンメチレンジサリチル酸塩）を併用できない理由は、次のうちどれか

1 両剤の添付文書の禁忌欄に「併用禁忌」として明記されているから
2 両剤の添付文書に「併用を避けること」という警告が書かれているから
3 有効性の再評価で、両剤の併用に効果が認められなかったから
4 PL配合顆粒の配合成分が変更されたから

日経DIクイズ　呼吸器疾患篇　131

出題と解答　笠原 英城　日本医科大学武蔵小杉病院薬剤部

A ❷ 両剤の添付文書に「併用を避けること」という警告が書かれているから

　アセトアミノフェン（商品名カロナール 他）は、解熱鎮痛薬として幅広く用いられている薬剤である。2011年2月、アセトアミノフェン製剤の添付文書が改訂され、用法・用量や効能・効果が変更された。改訂の主なポイントを表に示す。

　この中で大きなインパクトがあったのが、成人用量の上限引き上げである。癌による疼痛などの鎮痛目的に限り、これまで1日900～1500mgと定められていた投与量が、最大で1日4000mgまで投与できることになった。

　この1日4000mgという上限は、諸外国では一般的な値である。今回の改訂前からアセトアミノフェンを添付文書で定められた量より高用量で使用していた医師も少なくなかったが、改訂によって、現場と添付文書の格差が是正された形だ。なお、急性上気道炎の解熱・鎮痛に対する用量は変更なく、これまで通り1日用量の上限は1500mgである。

　その上で、添付文書には、アセトアミノフェンを含む他の薬剤（OTC薬を含む）との併用を避ける旨を記載した警告欄が新設された。これは、アセトアミノフェン製剤の併用によって過量投与による重篤な肝障害が発現する恐れがあるという理由からである。

　アセトアミノフェンを1包（1g）当たり150mg含むPL配合顆粒（一般名サリチルアミド・アセトアミノフェン・無水カフェイン・プロメタジンメチレンジサリチル酸塩）の添付文書にも、アセトアミノフェン製剤と同様の警告が記載されている。

　PL配合顆粒を販売する塩野義製薬と、カロナールを販売するあゆみ製薬に確認したところ、両社ともに「用量にかかわらず、アセトアミノフェン製剤同士は併用を避けるべき」との見解を明らかにした。つまり、適用している疾患がアセトアミノフェンを1日4000mgまで使用できる頭痛であろうが、1500mgまでしか使えない急性上気道炎であろうが関係なく、そしてアセトアミノフェンの1日当たりの総量が1500mgを下回る場合であっても、併用を避けるべきなのである。

表● 2011年2月のアセトアミノフェン製剤の添付文書改訂の主なポイント

用法・用量の変更（頭痛、月経痛などに対する鎮痛目的）	
【改訂前】	1回300～500mg、1日900～1500mgを経口投与する。なお、年齢、症状により適宜増減する。
【改訂後】	1回300～1000mgを経口投与し、投与間隔は4～6時間以上とする。なお、年齢、症状により適宜増減するが、1日総量として4000mgを限度とする。

※急性上気道炎に対する解熱、鎮痛目的で使用する場合は、「1回300～500mgを頓用」「原則として1日2回までで、1日最大1500mgを限度」のままで変更なし。

効能・効果の追加
変形性関節症に対する、鎮痛目的での使用を追加。

警告の新設
以下の2文を警告として新設。 本剤により重篤な肝障害が発現する恐れがあることに注意し、1日総量1500mgを超す高用量で長期投与する場合には、定期的に肝機能等を確認するなど慎重に投与すること。 本剤とアセトアミノフェンを含む他の薬剤（一般用医薬品を含む）との併用により、アセトアミノフェンの過量投与による重篤な肝障害が発現する恐れがあることから、これらの薬剤との併用を避けること。

こんな服薬指導を

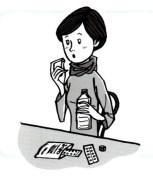

　いつもKさんにお渡ししているかぜ薬のPL配合顆粒には、今回出された熱冷ましと同じアセトアミノフェンという成分が含まれています。アセトアミノフェンを含むお薬は一度に複数飲むことができません。そのため、先生は熱冷ましと一緒に鼻水を止めるお薬を出されたのでしょう。市販のかぜ薬やバファリンシリーズにも、アセトアミノフェンが含まれていることが多いので、一緒に飲まないように注意が必要です。分からないときはご相談ください。

感冒

QUIZ-12

PL配合顆粒は1日3回か4回か

緑内障のため総合病院の眼科に通院している32歳の男性Eさんが、
かぜを引いて内科診療所を受診し、処方箋を持って薬局を訪れました。
Eさんは、処方箋を差し出しながらこんな質問をしました。

> かぜ気味で内科に行ったら、PL顆粒を処方されました。開放型の緑内障で眼科に通っていると話したのですが、「開放型なら問題ありません」と言われて。でも前に、別の内科で「緑内障にはPL顆粒は出せません」と言われたことがあります。本当に大丈夫ですか。それから、処方箋には1日3回となっていますが、PL顆粒って1日4回だった気がするのですが。

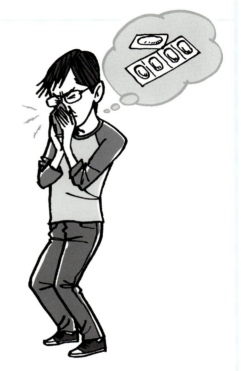

処方箋

① PL配合顆粒　1回1g（1日3g）
　　1日3回　朝昼夕食後　4日分

② ポビドンヨード含嗽用液7%　30mL
　　1日数回　用時2mLを水60mLに希釈し含嗽

※ 薬歴によると、Eさんは眼科で開放隅角緑内障と診断されており、キサラタン点眼液0.005%（一般名ラタノプロスト）が処方されている。

Q1 PL配合顆粒（一般名サリチルアミド・アセトアミノフェン・無水カフェイン・プロメタジンメチレンジサリチル酸塩）の添付文書における成人の用法・用量は4g分4であるが、その根拠となった臨床データは次のうちどれか。

1 臨床試験による薬効評価
2 配合されている各薬剤の上限量
3 配合されている各薬剤の半減期
4 配合されている各薬剤の有効血中濃度

Q2 PL配合顆粒の添付文書で禁忌とされる緑内障は、次のうちどれか。

1 開放隅角緑内障
2 閉塞隅角緑内障
3 全ての緑内障
4 急性狭隅角緑内障

出題と解答　笠原 英城　日本医科大学武蔵小杉病院薬剤部

A₁ ❶ 臨床試験による薬効評価

A₂ ❸ 全ての緑内障

PL配合顆粒（一般名サリチルアミド・アセトアミノフェン・無水カフェイン・プロメタジンメチレンジサリチル酸塩）は、医療用の総合感冒薬として汎用されている医薬品である。添付文書の用法・用量の項には、「通常、成人には1回1gを1日4回経口投与する。なお、年齢、症状により適宜増減する」と記載されている。Eさんが「1日4回だった気がする」と薬剤師に話したのは、この通常用量を処方された経験があるためと考えられる。

しかし、薬局で現実に目にするPL配合顆粒の用法・用量は、圧倒的に3g分3が多い。症状などに応じた適宜増減が認められているので、この用法に問題があるわけではない。恐らく、「1日3回毎食後」という処方が我が国では一般的であるため、PL配合顆粒もそれにならって処方するケースが多いものと思われる。

ところで、この「1回1gを1日4回」という用法・用量の根拠はどこにあるのだろうか。製造販売元の塩野義製薬に問い合わせたところ、「PL配合顆粒は、そもそも1回1gを1日4回という用法・用量で設計した臨床試験により有効性と安全性が評価された結果、発売に至った薬剤であり、それ以外の用法・用量は研究されていない。オープン試験を含む全ての臨床試験は、1回1g、1日4回投与で実施されている」との回答を得た。つまり、臨床試験による薬効評価が、「1回1gを1日4回」の根拠ということになる。

もっとも、実際には3g分3でも十分な効果が得られた経験のある医師や薬剤師は少なくないだろう。今回のように、添付文書上の用法・用量との違いについて患者から尋ねられた場合の返答としては、1臨床試験による薬効評価ではなく、臨床的な経験に基づくものであると説明することが妥当だと考えられる。

次に、緑内障患者に対するPL配合顆粒の投与の可否について考察する。添付文書の禁忌の項には、「緑内障の患者［本剤中のプロメタジンメチレンジサリチル酸塩は抗コリン作用を有し、緑内障を悪化させるおそれがある］」との記載がある。

緑内障は、眼圧上昇機序により「開放隅角」と「閉塞隅角」の2種類に大別される。薬理学的には、抗ヒスタミン薬の抗コリン作用により眼圧が上昇するのは閉塞隅角緑内障のみとされており、PL配合顆粒は開放隅角緑内障に使用しても問題はないはずである。

しかし、2004年8月に行われた添付文書改訂で、重大な副作用に「緑内障」が追記された。これは、PL配合顆粒との因果関係が否定できない緑内障の報告が3例集積されたことを受けたものである。また、開放隅角緑内障であっても、毛様筋の弛緩により眼圧が上昇する場合があるとの報告もある。

見解は様々であるが、添付文書で「緑内障に禁忌」となっている以上、開放隅角緑内障でも疑義照会の対象になる。今後もPL配合顆粒などの抗ヒスタミン薬が処方され得ることを踏まえ、Eさんの通院している病院の眼科医に、どう対応すべきかを聞いておきたい。

こんな服薬指導を

Eさんのおっしゃる通り、PL配合顆粒は本来、1日4回飲むお薬ですが、病状などによっては、1日3回でも効果があると判断されることもあります。今回は1日3回の処方ですので、指示通り1日3回服用してください。

それから、PL配合顆粒は、緑内障の種類によっては服用しない方がよいとされています。Eさんは開放型の緑内障とのことですので、今日の先生は服用しても問題ないと判断されたのでしょう。ただ、この点は医師によって考えが違うところでもあります。Eさんのかかりつけの眼科の先生に、念のため確認させていただきますので、少しお待ちください。

PL配合顆粒の眠気の強さ

QUIZ-13 感冒

52歳の男性Aさんが、内科診療所を受診後に、
処方箋を持って薬局を訪れました。
Aさんは次のように話しました。

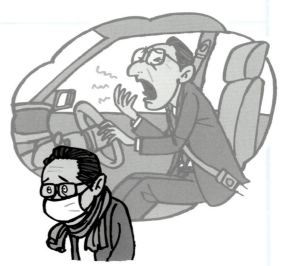

"かぜを引いちゃって。先生から、
「今日出すかぜ薬は眠くなるので、
車の運転はしないように」って
言われたんだけど、営業の仕事があって、
できれば運転したいんだよね。
この薬ってどのくらい
眠くなるのかな。"

処方箋

PL配合顆粒　1回1g（1日3g）
【般】カルボシステイン錠500mg　1回1錠（1日3錠）
フスタゾール糖衣錠10mg　1回1錠（1日3錠）
　　　1日3回　朝昼夕食後　5日分

Q PL配合顆粒（一般名サリチルアミド・アセトアミノフェン・無水カフェイン・プロメタジンメチレンジサリチル酸塩）に含まれるプロメタジンの抗ヒスタミン作用は、市販の睡眠改善薬ドリエル（ジフェンヒドラミン塩酸塩、指定第2類医薬品）の何倍とされるか。

1 ほぼ同等　　2 約2倍　　3 約5倍
4 約10倍　　5 約30倍

出題と解答　横井 正之　パスカル薬局（滋賀県草津市）

A　❺ 約30倍

　PL配合顆粒（一般名サリチルアミド・アセトアミノフェン・無水カフェイン・プロメタジンメチレンジサリチル酸塩）は、眠気の副作用が強いことで知られる。添付文書の重要な基本的注意に、「自動車の運転等危険を伴う機械の操作に従事させないように十分注意すること」と記載されている。

　眠気の副作用は主に、PL配合顆粒に含まれるプロメタジンの抗ヒスタミン作用によるものである。プロメタジンは単味剤としても薬価収載されており、プロメタジン塩酸塩（商品名ピレチア錠、ヒベルナ糖衣錠）や、プロメタジンメチレンジサリチル酸塩（ピレチア細粒）などがある。適応症は、感冒など上気道炎に伴うくしゃみや鼻汁、アレルギー性鼻炎のほか、麻酔前投薬や人工（薬物）冬眠、パーキンソニズムなどもある。

　このプロメタジンの抗ヒスタミン作用については、ピレチアの添付文書に、「モルモットにあらかじめ抗ヒスタミン剤を投与することにより、ヒスタミンによる死亡を阻止することができるが、この方法によるとジフェンヒドラミンの約30倍の抗ヒスタミン作用を示した」という記載がある。ジフェンヒドラミンは市販の睡眠改善薬ドリエル（指定第2類医薬品）の有効成分で、眠気の強さが推察できる。

　ピレチアの添付文書によると、プロメタジンメチレンジサリチル酸塩135mgは、プロメタジン塩酸塩100mgに相当する。ここから、PL配合顆粒の1回量（1g）にはプロメタジンメチレンジサリチル酸塩が13.5mg、つまりプロメタジン塩酸塩が10mg含まれると計算できる。

　仮に重量比で30倍とすると、プロメタジン10mgは、ジフェンヒドラミン300mg相当の抗ヒスタミン作用を示すことになる。睡眠改善薬ドリエルは1回量50mgなので、6回分の服用量に相当する。

　モル比で30倍とすると、プロメタジン塩酸塩の分子量は320.88なので、10mgは約0.03mmolとなる。その30倍は約0.9mmolで、ジフェンヒドラミン塩酸塩の分子量291.82から、約262mgとなる。これは、ドリエル（1回量50mg）約5.3回分に当たる。

　抗ヒスタミン薬による眠気は、抗ヒスタミン作用だけではなく、脳への移行性など他にも要因がある。とはいえ、少なくともこれだけの力価があるということは、車の運転など機械の操作に従事してはいけないという添付文書の記載は軽視できないことが分かる。PL配合顆粒にはカフェインが含まれているが、一般的なドリンク剤やコーヒーなどには100mg以上含まれていることが多いのに対し、PL配合顆粒1回分に60mgしか含まれておらず、効果は限定的だと考えられる。

　さらに、抗ヒスタミン薬については、脳に移行することで脳内のヒスタミンの働きをブロックし、本人が気付かぬうちにパフォーマンスが低下する恐れもある（インペアード・パフォーマンス）。患者には、眠気を感じていなくてもブレーキを踏むのが遅れるなどの影響があることも伝えた方がいいだろう。

　なおプロメタジンは抗コリン作用も強いため、PL配合顆粒は前立腺肥大や緑内障患者に対して禁忌である。中には、自覚症状が乏しいなどの理由で通院していない患者もいるため、注意が必要である。

こんな服薬指導を

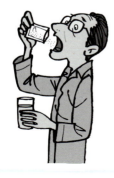

　今回Aさんに処方されたPL配合顆粒には、眠くなる成分が含まれています。この眠気は、市販の睡眠改善薬の5～6回分の服用量に相当する可能性があります。また、眠気を感じていなくても、ブレーキを踏むのが遅れるなどの影響が出る恐れがあります。お仕事の関係で車を運転されたいとのことですが、この薬を飲んでいる間は、運転は絶対におやめください。

　なおPL配合顆粒は、おしっこが出にくかったり、目が見えづらいなどの症状がある場合、それらの症状を悪化させることがあります。服用後にこうした症状がひどくなった場合は、薬を飲むのをやめて、受診してください。

感冒

QUIZ-14

服薬中の運転が禁止されている薬剤

30歳の男性Aさんが内科診療所を受診後、
処方箋を持って薬局を訪れました。
Aさんは処方箋を差し出しながら、次のように話しました。

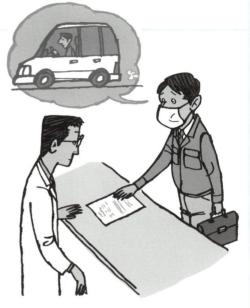

"
鼻水や咳が治らないので受診しました。
先生に車を運転するかどうか聞かれたので、
仕事で毎日運転すると話したら、
「運転してもよい薬を処方しておきます」と
言われました。以前、別のクリニックでは
メジコンやポララミンというお薬が
出ていたのですが、
薬の中でも違いがあるのですか。
"

処方箋

① アスベリン錠 20　1回1錠（1日3錠）
　【般】ロキソプロフェンNa錠60mg
　　　　　　　　　　　1回1錠（1日3錠）
　　1日3回　朝昼夕食後　7日分

② 【般】フェキソフェナジン塩酸塩錠60mg
　　　　　　　　　　　1回1錠（1日2錠）
　　1日2回　朝夕食後　7日分

※ お薬手帳によると、Aさんは以前、同様の症状に対してメジコン錠15mg（一般名デキストロメトルファン臭化水素酸塩水和物）、ポララミン錠2mg（d-クロルフェニラミンマレイン酸塩）を処方されていた。

Q ❶～❾の経口薬（錠剤）のうち、自動車の運転等危険を伴う機械操作に関して、添付文書上に「従事させないよう注意すること」と明記されているものを全て選べ。

❶ リフレックス（一般名ミルタザピン）
❷ パキシル（パロキセチン塩酸塩水和物）
❸ ルボックス（フルボキサミンマレイン酸塩）
❹ ジェイゾロフト（塩酸セルトラリン）
❺ モービック（メロキシカム）
❻ セレコックス（セレコキシブ）
❼ アレジオン（エピナスチン塩酸塩）
❽ ジルテック（セチリジン塩酸塩）
❾ クラビット（レボフロキサシン水和物）

日経DIクイズ　呼吸器疾患篇　137

出題と解答 **鈴木 光** 株式会社南山堂（東京都港区）

A

1 リフレックス（一般名ミルタザピン）　**3** ルボックス（フルボキサミンマレイン酸塩）
5 モービック（メロキシカム）　**8** ジルテック（セチリジン塩酸塩）

服薬中の自動車運転など危険を伴う機械の操作に関しては、注意喚起が必要な医薬品について、添付文書上に運転等禁止に相当する「操作に従事させないよう注意すること」、運転等注意に相当する「操作する際には注意させること」などと記載されている（表）。厚生労働省は、これらの薬剤を調剤する際は薬剤師から患者に対する注意喚起を徹底するよう求めている[1]。また道路交通法では、薬物の影響により正常な運転ができない恐れがある状態での運転を禁止している。

注意喚起の理由には、多くの薬剤が該当する眠気やめまい、ふらつき（降圧薬など）、傾眠、突発性睡眠（抗パーキンソン病薬など）、視調節障害（抗コリン薬など）、低血糖（血糖降下薬など）、意識障害（レボフロキサシン水和物［商品名クラビット他］など）がある。

運転等禁止薬が処方された患者には、運転などを控えるよう指導しなければならない。運転する必要のある患者に禁止薬が処方された場合は疑義照会を行い、運転等注意薬または注意喚起がなされていな

表●同一薬効分類で運転への注意喚起が異なる経口薬の例（かっこ内は主な商品名）

薬効分類	運転禁止	運転注意	記載なし
抗うつ薬	ミルタザピン（リフレックス、レメロン）、フルボキサミンマレイン酸塩（デプロメール、ルボックス）	パロキセチン塩酸塩水和物（パキシル）、塩酸セルトラリン（ジェイゾロフト）、デュロキセチン塩酸塩※（サインバルタ）、エスシタロプラムシュウ酸塩（レクサプロ）	―
鎮痛薬	ジクロフェナクナトリウム※（ボルタレン）、インドメタシン（インドメタシン）、メロキシカム（モービック）	セレコキシブ（セレコックス）、メフェナム酸（ポンタール）	アセトアミノフェン（カロナール）、ロキソプロフェンナトリウム水和物（ロキソニン）
鎮咳薬	デキストロメトルファン臭化水素酸塩水和物（メジコン）、コデインリン酸塩水和物（コデインリン酸塩）	―	チペピジンヒベンズ酸塩（アスベリン）、ジメモルファンリン酸塩（アストミン）
抗ヒスタミン薬	d-クロルフェニラミンマレイン酸塩（ポララミン）、セチリジン塩酸塩（ジルテック）、ルパタジンフマル酸塩（ルパフィン）	エバスチン（エバステル）、エピナスチン塩酸塩（アレジオン）、ベポタスチンベシル酸塩（タリオン）	フェキソフェナジン塩酸塩（アレグラ）、ロラタジン（クラリチン）、ビラスチン（ビラノア）
抗菌薬	ミノサイクリン塩酸塩（ミノマイシン）、モキシフロキサシン塩酸塩（アベロックス）	アジスロマイシン水和物（ジスロマック）、レボフロキサシン水和物（クラビット）、メシル酸ガレノキサシン水和物（ジェニナック）	シタフロキサシン水和物（グレースビット）、セフカペンピボキシル塩酸塩水和物（フロモックス）

薬剤により添付文書の文言は多少異なる。経口薬の中でも、剤形によって記載が異なる場合もある。
※症状を自覚するなど条件によって運転等禁止になる薬剤

い薬剤への変更を提案する必要がある。ただし添付文書上に運転に関する記載がなくても、眠気などの副作用が存在する場合もあることに注意が必要である。なお、セロトニン・ノルアドレナリン再取り込み阻害薬（SNRI）のミルナシプラン塩酸塩（トレドミン他）、デュロキセチン塩酸塩（サインバルタ）、ベンラファキシン塩酸塩（イフェクサーSR）は、従来、運転等が禁止されていたが、厚労省は2016年11月、添付文書改訂を指示し、「患者が眠気、めまい等の症状を自覚した場合は、操作に従事しないよう指導する」ことを条件として、運転等注意薬へと変更された。

参考文献
1) 薬食総発0529第2号、薬食安発0529第2号

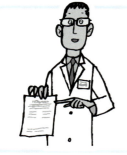

こんな服薬指導を

以前処方されたメジコンやポララミンは、眠気を催すことがあり、服薬中の自動車運転が禁止されています。同じ薬効でも、アスベリンやアレグラは運転が禁止されていません。Aさんがお仕事上、車を運転されることから、今回、先生はこれらのお薬を処方されたのだと思います。ただ、これらのお薬も、副作用としてまれに眠気やめまいを起こすことがあります。運転中に眠気などを感じたら、車を安全な場所に停車させるなど十分注意してください。

肺炎

QUIZ-15

肺炎に抗菌薬3剤を併用する理由

66歳の男性Eさんが、病院の内科を受診した帰りに処方箋を持って薬局を訪れました。
Eさんは処方箋を差し出しながら、次のように話しました。

> かぜをこじらせちゃって、咳が止まらず38℃くらいの熱も続いていたので、病院で診てもらったよ。軽い肺炎なんだって。先生からは、「抗菌薬を3種類出すので、飲み切って3日後に受診してください」と言われたけど、普通、抗菌薬を3種類もいっぺんに飲むことがあるのかな。

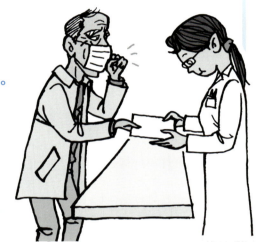

処方箋

① オーグメンチン配合錠 250RS　1回1錠（1日3錠）
　【般】アモキシシリン錠 250mg　1回1錠（1日3錠）
　　　1日3回　朝昼夕食後　3日分
② ジスロマックSR 成人用ドライシロップ 2g　1瓶
　　　1日1回　空腹時（帰宅後早めに）
　　　水に懸濁して服用　1日分

Q1 オーグメンチン（一般名クラブラン酸カリウム・アモキシシリン水和物）にクラブラン酸が配合されている理由を次から選べ。

1. アモキシシリンの副作用を軽減するため
2. 細菌の細胞壁合成酵素をクラブラン酸が阻害するため
3. 細菌が産生するβラクタマーゼをクラブラン酸が阻害するため
4. アモキシシリンの代謝をクラブラン酸が抑制するため

Q2 Eさんに処方された抗菌薬の中で、ジスロマック（アジスロマイシン水和物）のみが効能・効果を有する適応菌種は次のうちどれか。

1. 肺炎球菌
2. インフルエンザ菌
3. マイコプラズマ属菌
4. クラミジア属菌
5. 淋菌

出題と解答　川原 弘明　アイセイ薬局（東京都千代田区）

A1　❸ 細菌が産生するβラクタマーゼをクラブラン酸が阻害するため
A2　❸ マイコプラズマ属菌　❹ クラミジア属菌

　成人が罹患する市中肺炎（CAP）は、細菌性肺炎と非定型肺炎に大別される。両者は起炎菌が異なるため、治療に用いる抗菌薬も大きく異なる。

　まず細菌性肺炎に関しては、肺炎レンサ球菌、インフルエンザ菌、モラクセラ・カタラーリスが主な起炎菌であり、「JAID/JSC感染症治療ガイドライン-呼吸器感染症」では、グラム陽性球菌とグラム陰性桿菌の両方に有効な高用量ペニシリン系薬が推奨されている[1]。具体的には、アモキシシリン水和物（AMPC）とβラクタマーゼ阻害薬のクラブラン酸カリウム（CVA）を2：1（250mg：125mg）で配合したオーグメンチン配合錠250RS、またはスルタミシリントシル酸塩水和物（SBTPC、商品名ユナシン）375mgを、1回2錠、1日3～4回投与することが推奨されている。βラクタマーゼ阻害薬は、細菌が産生する薬剤不活化酵素のβラクタマーゼを不可逆的に阻害し、生体内で抗菌薬の安定性を高める作用を持つ。SBTPCはアンピシリン（ABPC）とβラクタマーゼ阻害薬のスルバクタムをエステル結合したmutual prodrugであり、配合比はオーグメンチンと同様、2：1である。ガイドラインでの推奨量は、AMPCまたはABPCとして1500～2000mg/日に相当する。

　しかし日本での承認最大用量は、オーグメンチン配合錠250RSは4錠/日（AMPCとして1000mg/日）、ユナシンは3錠/日（ABPCとして750mg/日）である。そこで同ガイドラインでは、オーグメンチン配合錠250RSを1回1錠、1日3回に加え、AMPC（サワシリン他）250mgを1回1錠、1日3回投与する方法を例示している。AMPC単剤を追加するのは、βラクタマーゼ阻害薬を増量すると下痢などの副作用リスクが上昇する恐れがあることから、副作用を抑えつつ十分な抗菌効果を得るためと考えられる。

　一方、非定型肺炎に関しては、肺炎マイコプラズマ、肺炎クラミジア、レジオネラ菌が主な起炎菌であり、アジスロマイシン水和物（ジスロマック他）などのマクロライド系薬やテトラサイクリン系薬が第一選択となる。細菌性肺炎と非定型肺炎は、年齢、基礎疾患、頑固な咳や痰の有無、迅速診断による原因菌の特定、胸部聴診所見などで鑑別するが、どちらであるかが明らかでない場合は、高用量ペニシリン系薬とマクロライド系薬またはテトラサイクリン系薬が併用される場合があり、Eさんに3種類の抗菌薬が処方されたのは、このためだと考えられる。抗菌薬の効果は、一般に3日目前後に判定される。

　なお、マクロライド系薬については、日本ではほとんどの肺炎球菌が耐性化しており推奨されない。また、ニューキノロン系薬は細菌性肺炎と非定型肺炎の両者をカバーできるが、耐性菌抑制の観点から、高齢者や重症例などに限って積極的な使用が考慮される。

参考文献
1) 日本化学療法学会「JAID/JSC感染症治療ガイドライン-呼吸器感染症」

こんな服薬指導を

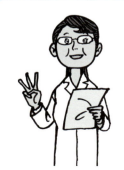

　咳と熱が続いておつらいですね。肺炎を引き起こす細菌は幾つか知られており、その種類によって、有効な抗菌薬が異なります。オーグメンチンとサワシリンは、肺炎球菌やインフルエンザ菌、ジスロマックはマイコプラズマ菌やクラミジア菌といった細菌に有効です。どの細菌が原因であるかはっきりしない場合に、これらの3種類のお薬を同時に使うことはよくありますので、ご安心ください。

　ジスロマックは、帰宅後すぐに、容器の目盛りまで水を入れ、溶かして服用してください。お薬が効いているかどうかを確認するため、3日分飲み切ったら必ず受診してください。

誤嚥性肺炎

QUIZ-16

嚥下機能に影響を与える向精神薬

精神科病院へ通院している75歳の男性Aさんが、
処方箋を持って来局し、薬剤師に次のように話しました。

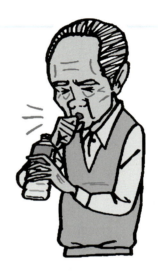

> お薬のおかげで
> 体調はここ数年落ち着いているんだけど、
> 最近、食事や水を飲んだ時にむせるんだよ。
> 年のせいかな。
> 日中の眠気も強いんだよね。

処方箋

① レクサプロ錠10mg　1回1錠（1日1錠）
　　1日1回　夕食後　28日分

② 【般】スルピリド錠50mg　1回1錠（1日3錠）
　　【般】エチゾラム錠0.5mg　1回1錠（1日3錠）
　　アモキサンカプセル10mg　1回1カプセル（1日3カプセル）
　　1日3回　朝昼夕食後　28日分

※ 薬歴によると、Aさんはうつ病の治療のため、長年、精神科病院に通院している。

 嚥下機能に影響する薬剤と、その作用機序に関して、正しい組み合わせをそれぞれ選べ。

1 アマンタジン塩酸塩（商品名シンメトレル他）
2 エチゾラム（デパス他）
3 イミダプリル塩酸塩（タナトリル他）
4 スルピリド（ドグマチール、アビリット他）

A 咽頭のサブスタンスPの濃度を高めて、嚥下反射を改善させる
B 大脳基底核におけるドパミン合成を促進して、嚥下反射を改善させる
C 筋弛緩作用により、嚥下障害を引き起こす
D ドパミンD₂受容体遮断作用により、嚥下機能を低下させる

出題と解答　瀧 千尋　一志調剤薬局新町店（三重県津市）

❶	アマンタジン塩酸塩（商品名シンメトレル他）	Ⓑ 大脳基底核におけるドパミン合成を促進して、嚥下反射を改善させる
❷	エチゾラム（デパス他）	Ⓒ 筋弛緩作用により、嚥下障害を引き起こす
❸	イミダプリル塩酸塩（タナトリル他）	Ⓐ 咽頭のサブスタンスPの濃度を高めて、嚥下反射を改善させる
❹	スルピリド（ドグマチール、アビリット他）	Ⓓ ドパミンD_2受容体遮断作用により、嚥下機能を低下させる

摂食・嚥下障害の原因となる薬剤としては、抗精神病薬や睡眠薬（抗不安薬）、中枢性の鎮咳薬、制吐薬、筋弛緩薬、抗てんかん薬などがある。中でも、抗精神病薬服用者は摂食・嚥下障害を来しやすいとされ、非服用者に比べて嚥下機能が低下しているとの報告や、抗精神病薬を複数服用している患者の57％に、誤嚥がみられたとの報告がある[1]。

嚥下・咳嗽反射には、咽頭におけるサブスタンスPの濃度が関係している[2]。サブスタンスPは、大脳基底核で産生されるドパミンによって誘導される神経伝達物質で、咽頭における濃度が低下すると、嚥下反射機能が低下する。

Aさんには、抗精神病薬のスルピリド（商品名ドグマチール、アビリット他）、選択的セロトニン再取り込み阻害薬（SSRI）のエスシタロプラムシュウ酸塩（レクサプロ）、三環系抗うつ薬のアモキサピン（アモキサン）が処方されているが、最近、食事や水分摂取の時にむせるようになったと話している。

抗精神病薬の多くはドパミン拮抗薬であり、ドパミンD_2受容体を遮断して脳内のドパミンの伝達経路を抑制することで、摂食・嚥下障害を来し得る。抗精神病薬には定型と非定型があるが、一般に定型は嚥下障害を来しやすいとされている。一方、非定型は、ドパミンD_2受容体遮断作用に加えて、5-HT_{2A}受容体遮断作用なども併せ持つため、嚥下障害が出にくいとされている。スルピリドは、1日150〜600mgの用量で、うつ病などの治療に広く用いられているが、定型抗精神病薬に分類されており、嚥下機能の低下を引き起こす恐れがある。

また、ベンゾジアゼピン（BZ）系薬には、抗不安・催眠作用のほかに、筋弛緩作用もあるため、Aさんが服用しているエチゾラム（デパス他）も、誤嚥の原因となることがある[1]。

向精神薬は、同じ処方が長年、継続されていることも少なくないが、加齢による薬理動態の変化などにより、薬剤性の摂食・嚥下障害が引き起こされることがある。Aさんは、ここ数年は、うつ病の症状は落ち着いていると話しているため、減薬や減量などについて医師に相談するタイミングでもあると考えられる。

なお、嚥下を改善させる薬剤としては、ACE阻害薬や、アマンタジン塩酸塩（シンメトレル他）、シロスタゾール（プレタール他）、半夏厚朴湯などがある[3]。アマンタジンは、大脳基底核におけるドパミン合成を促進して嚥下反射を改善させる。ACE阻害薬のイミダプリル塩酸塩（タナトリル他）は、サブスタンスPの分解酵素を阻害して咽頭におけるサブスタンスPの濃度を高めて嚥下反射を改善させるといわれている。

参考文献
1) Nutrition Care.2017;10:377-81.
2) Geriatric Medicne.2015;53:1191-4.
3) MB Med Reha.2015;186:45-50.

こんな服薬指導を

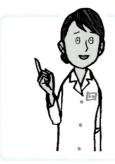

食事や水分を取った時にむせるのは、おつらいですね。年を重ねると、飲み込む機能が落ちてくるので、姿勢を正してゆっくり食べるなどの工夫が必要ですが、Aさんの場合は、飲まれているお薬の影響もあるかもしれません。

日中の眠気が強いのも、お薬の効き方が影響しているのかもしれません。よろしければ、私から医師に相談して、お薬の内容を検討させていただきますが、いかがでしょうか。

誤嚥性肺炎

QUIZ-17

誤嚥性肺炎に処方された アベロックス

介護施設に入所中の80歳の女性Aさんの処方箋を、施設スタッフが薬局に持参しました。スタッフはAさんの処方箋を差し出しながら、薬剤師に次のように話しました。

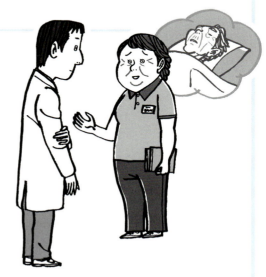

> Aさんが昨日から少し元気がなく、微熱もあったため先生に受診したところ、誤嚥性肺炎だと思うから抗生物質を出すと言われました。以前、抗生物質が出たときは、「腎臓が悪いので量を少なめにする」と先生は言っていましたが、今回は大丈夫でしょうか。

処方箋
① アベロックス錠 400mg　1回1錠（1日1錠）
　　1日1回　昼食後　7日分
② ビオスリー配合錠　1回1錠（1日3錠）
　　1日3回　朝昼夕食後　7日分

※ 薬歴によると、Aさんはパーキンソン病、高血圧、慢性腎臓病のため、左記のほか、マドパー（一般名レボドパ・ベンセラジド塩酸塩）、ベシケア（コハク酸ソリフェナシン）、アーガメイトゼリー（ポリスチレンスルホン酸カルシウム）、アムロジピンベシル酸塩、オルメサルタンメドキソミル、マイスリー（ゾルピデム酒石酸塩）、センノシド、マグミット（酸化マグネシウム）が処方されている。

Q Aさんへの対応として、誤っているものを全て選べ。

1. マグミット（一般名酸化マグネシウム）により、アベロックス（モキシフロキサシン塩酸塩）の効果が減弱する恐れがあるため、時間をずらして服用するよう指導する
2. アベロックスにより、ベシケア（コハク酸ソリフェナシン）の効果が強まる恐れがあるため、尿閉に注意するよう指導する
3. アベロックスは腎機能低下例では用量調節が必要であり、疑義照会する
4. 誤嚥性肺炎の再発予防のため、口腔ケアを行うよう指導する

出題と解答　里　尚也　ぼうしや薬局（兵庫県姫路市）

A

　脳梗塞やパーキンソン病、認知症などの基礎疾患を有する患者では、嚥下反射の低下を認める場合が多い。また、脳血管疾患や加齢、フレイル（虚弱）、認知症の進行などにより日常生活動作（ADL）が低下すると、歯を磨けなくなり口腔内の細菌が増殖しやすい。このような背景を有する患者において、嚥下反射の低下によって細菌を含んだ口腔咽頭分泌物が誤嚥され、咳反射の低下によって不顕性誤嚥した分泌物が気道に貯留すると、誤嚥性肺炎を来す。

　肺炎は発症の場や病態から、市中肺炎（CAP）、院内肺炎（HAP）、医療・介護関連肺炎（HCAP）――の3つに大別される。CAPは病院外で日常生活をしている人に発症する肺炎である。HAPは入院後48時間以上経過した患者に新たに発症した肺炎であり、HCAPは療養病床入院中や介護施設入所中、介護を要する高齢者や身体障害者などに発症する肺炎である。中でも、HCAPの発症機序の多くは、高齢者の誤嚥性肺炎である[1]。

　一般的に肺炎では、咳嗽や喀痰、息切れなどの呼吸器症状と発熱、意識障害などの全身症状を認めるが、誤嚥性肺炎では、活気や食欲がないのみで肺炎に特徴的な呼吸器症状がみられない場合がある。

　誤嚥性肺炎の診断は他の種類の肺炎と同様、胸部X線像による浸潤陰影の確認や胸部CTを用いた画像診断で行われる。血液検査では、白血球数増加やC反応性蛋白（CRP）値の上昇を認める。また、誤嚥を生じる基礎疾患の有無や嚥下機能の確認も重要とされる。

　誤嚥性肺炎の治療は、HCAPの治療方法に準ずる場合が多い。重症度と耐性菌リスクを考慮し、外来治療か入院治療かなども含めて、治療法が決定される。

　重症度が高くないと判断され、かつ耐性菌リスクが低い場合、まずは狭域スペクトラムの抗菌薬を投与し、無効の場合に広域スペクトラムの抗菌薬にエスカレーションさせる初期治療が推奨される[1]。この場合、標的とするのは、肺炎球菌やメチシリン感受性黄色ブドウ球菌（MSSA）、インフルエンザ菌、口腔内レンサ球菌などである。外来治療が可能であれば、経口抗菌薬として、βラクタマーゼ阻害薬配合ペニシリン系薬（クラブラン酸カリウム・アモキシシリン水和物［商品名オーグメンチン］またはスルタミシリントシル酸塩水和物［ユナシン］に、マクロライド系薬（クラリスロマイシン［クラリス、クラリシッド他］またはアジスロマイシン水和物［ジスロマック他］）を併用する、もしくはレスピラトリーキノロン（メシル酸ガレノキサシン水和物［ジェニナック］、モキシフロキサシン塩酸塩［アベロックス］など）が選択される[1]。

　施設入所中のAさんはNHCAPの定義に該当し、かつ、パーキンソン病のため誤嚥リスクが高い状況であると推察される。医師は外来治療が可能と判断し、モキシフロキサシンを処方したと考えられる。

　高齢患者は腎機能が低下している場合があり、多くの抗菌薬は腎機能に応じて減量する必要があるが、モキシフロキサシンとアジスロマイシンは、腎機能に応じた用量調節が不要である。また、多剤併用の高齢者では、キノロン系薬と酸化マグネシウムなどの相互作用、マクロライド系薬の薬物代謝酵素チトクロームP450（CYP）阻害、P糖蛋白質阻害に関連した相互作用に注意を払う必要がある点も、押さえておきたい。

参考文献

1) 日本呼吸器学会「成人肺炎診療ガイドライン2017」（メディカルレビュー社）

こんな服薬指導を

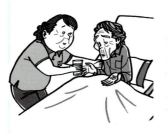

　確かに、腎臓が悪い場合に量を減らす抗生物質もありますが、アベロックスはその必要がありません。7日間きちんと飲ませてください。抗生物質による下痢を防ぐために整腸剤も出されています。体調に変化があれば医療機関か薬局までご連絡ください。

　なお、便秘のお薬のマグミットは、アベロックスと一緒に飲むとアベロックスの効果が下がってしまう恐れがあります。アベロックスを飲んで2時間以上たってから飲ませてくださいね。

レボフロキサシンによる結核治療

QUIZ-18　結核

肺結核治療のため病院の呼吸器科に通院中で、慢性腎不全も合併する70歳の男性Yさんが、処方箋を持って薬局を訪れました。

> 先生から「感受性試験の結果、効きの悪い薬があったので変更します」って言われたんだ。
> 新しく出されたレボフロキサシンっていう薬は以前、肺炎のときに飲んだ気がするけど、結核にも効くのかな。

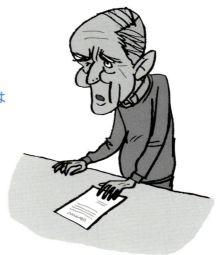

処方箋

【般】リファンピシンカプセル150mg
　　　　　1回3カプセル（1日3カプセル）

エサンブトール錠250mg　1回2錠（1日2錠）
　　1日1回　朝食前　28日分

【般】レボフロキサシン錠500mg　1回1錠（1日1錠）
　　2日に1回　朝食前　14日分（投与実日数）

※ 前回までイスコチン（一般名イソニアジド）が処方されていたが、薬剤感受性試験の結果、レボフロキサシンに変更された。

Q　結核治療の説明として正しいものを全て選べ。

1. 初期の2カ月間は、イソニアジド（商品名イスコチン、ヒドラ）、リファンピシン（リファジン他）、ピラジナミド（ピラマイド）にエタンブトール塩酸塩（エサンブトール、エブトール）あるいはレボフロキサシン水和物（クラビット他）を加えた4剤で治療する
2. レボフロキサシンは結核への有効性が示されており、公費負担の対象である
3. 腎不全・透析患者に投与する際、いずれの抗結核薬も特に減量する必要はない

出題と解答　森　千江子　双和薬局（福岡市博多区）

A ❷ レボフロキサシンは結核への有効性が示されており、公費負担の対象である

　結核は感染症法で二類感染症に指定されている感染症で、我が国の罹患率は、先進国の中では依然として高い。治療では、複数の抗結核薬を長期間継続して服用する必要があるため、薬局において服薬アドヒアランスを維持する働き掛けを行うことが重要である。

　自然界には、頻度は低いものの、一定の確率で薬剤耐性を持つ結核菌が存在している（野生耐性）。これらは、単剤で治療すると、感受性がある菌が死滅して、耐性菌に置き換わるリスクがあるほか、耐性菌による結核の治療に失敗すると、多剤耐性結核菌を出現させる恐れもある。そのため、結核治療の基本は多剤併用化学療法、すなわち感受性のある一次抗結核薬の3、4剤の併用とされている。

　日本結核病学会の「『結核医療の基準』の改訂-2018年」では、最も強力な抗菌力を持つ抗結核薬として、リファンピシン（商品名リファジン他）、イソニアジド（イスコチン、ヒドラ）、ピラジナミド（ピラマイド）、リファブチン（ミコブティン）を挙げている。さらに、これら4剤との併用で効果が期待される抗結核薬として、ストレプトマイシン硫酸塩（硫酸ストレプトマイシン）、エタンブトール塩酸塩（エサンブトール、エブトール）を挙げ、これら6剤を一次抗結核薬としている。なお、リファブチンは、薬物相互作用などでリファンピシンが使用できない場合に使用される。

　今回、Yさんが処方されたレボフロキサシン水和物（クラビット他）は、エチオナミド（ツベルミン）やカナマイシン硫酸塩（カナマイシン）などの薬剤とともに、結核治療の第二選択薬として推奨されている。

　結核の初回の標準的な治療法としては、リファンピシン、イソニアジド、ピラジナミドにエタンブトールあるいはストレプトマイシンを加えた4剤で初期の2カ月間は治療し、その後の4カ月間はリファンピシンとイソニアジドを使用する治療を原則としている。

　ただし、薬剤耐性や合併症、副作用のために標準治療が行えない患者もいる。例えば、「肝障害あり」「80歳以上」「妊婦」「薬剤非感受性」などに該当しピラジナミドを使用できない患者では、標準治療からピラジナミドを除いた3剤で治療する。

　また、腎機能障害例に対しては、例えば、ピラジナミドやエタンブトール、レボフロキサシンなどの薬剤については、減量する必要がある。

　薬剤耐性や合併症などのため、リファンピシンとイソニアジドを1剤以上使用できない場合は、二次抗結核薬を選択肢に入れた治療が行われる。例えば、Yさんのように、薬剤感受性試験の結果、イソニアジドが使用できない場合は、代わりにレボフロキサシンを優先的に用いることがある。

　「結核医療の基準」に沿って実施された治療は、公費負担の対象となり、患者は最終的な自己負担が医療費総額の5％になるように医療費助成を受けられる。レボフロキサシンについては、16年1月に公費負担の対象薬剤に追加されている。

参考文献
1）結核 2014;89:683-90.

こんな服薬指導を

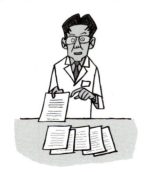

　感受性試験とは、薬の効き具合を調べる試験です。それにより、今まで飲んでいたイスコチンの効きが悪いことが分かったようですね。

　確かにレボフロキサシンは肺炎などの感染症によく使われる抗菌薬ですが、Yさんのように結核のお薬が使えなくなったときに代わりのお薬として処方されることがあります。効果があり、副作用は比較的少ないので、きちんとお飲みください。レボフロキサシンは2日に1回なので、間違えないようにしてください。

　なお、レボフロキサシンも公費負担の対象になっていますので、薬剤を変更しても医療費の助成は受けられます。

結核

QUIZ-19

抗結核薬の投与量が夫婦で異なる理由

肺結核のため、病院の感染症科に入院していた
69歳の男性Aさんとその妻が、処方箋を持って薬局を訪れました。
夫婦2人分の処方箋を差し出しながら、Aさんは次のように話しました。

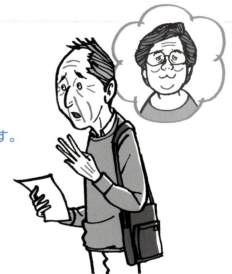

"
2人とも結核で、先月入院したのですが、
他人にうつす恐れがなくなったとのことで、
今日、2人とも退院できました。しばらくは、
入院中と同じ薬を飲むようにと言われています。
入院中から気になっていたのですが、
妻と同じ病気なのに、4つ出ている薬のうち
3つは私の方が多いのです。
私の方が病気が重いのでしょうか。
"

Aさんの処方箋

リファンピシンカプセル150mg「サンド」
　　　1回4カプセル（1日4カプセル）
イスコチン錠100mg　1回3錠（1日3錠）
ピラマイド原末　1回1.5g（1日1.5g）
エサンブトール錠250mg　1回4錠（1日4錠）
　　　1日1回　朝食後　14日分

Aさんの妻の処方箋

リファンピシンカプセル150mg「サンド」
　　　1回3カプセル（1日3カプセル）
イスコチン錠100mg　1回2錠（1日2錠）
ピラマイド原末　1回1.1g（1日1.1g）
エサンブトール錠250mg　1回4錠（1日4錠）
　　　1日1回　朝食後　14日分

※ Aさんの体重は60kgで、妻の体重は45kg。夫婦とも肺結核以外の疾患には罹患していない。

 抗結核薬の1日当たりの最大投与量（mg/body/日）として正しいものを全て選べ。

1 リファンピシン（商品名リファジン他）600mg
2 イソニアジド（イスコチン、ヒドラ）300mg
3 ピラジナミド（ピラマイド）1800mg
4 エタンブトール塩酸塩（エサンブトール、エブトール）1250mg

日経DIクイズ　呼吸器疾患篇　147

出題と解答　鈴木　光　株式会社南山堂（東京都港区）

1 リファンピシン（商品名リファジン他）600mg
2 イソニアジド（イスコチン、ヒドラ）300mg

2018年に改訂された「結核医療の基準」によれば、肺結核の初期治療においては、リファンピシン（商品名リファジン他）、イソニアジド（イスコチン、ヒドラ）、およびピラジナミド（ピラマイド）の3剤と、エタンブトール塩酸塩（エサンブトール、エブトール）もしくはストレプトマイシン硫酸塩（硫酸ストレプトマイシン注射用「明治」）のいずれか1剤を加えた「初期2カ月間4剤併用療法」を行うのが原則である[1]。

エタンブトールとストレプトマイシンのどちらを用いるかについては、抗菌力の点ではストレプトマイシンが勝るものの、同薬の薬剤耐性率の高さや、腎機能低下例や聴力低下例、妊婦では使用を避ける必要があること、注射薬であること――などを考慮して決定する必要がある。

初期治療の後、維持期の治療として、リファンピシンとイソニアジドを4カ月継続し、計6カ月治療する。

なお、ピラジナミドについては、肝毒性の副作用が問題になることがあり、肝硬変もしくは慢性C型肝炎など肝障害の程度により使用できない場合などは、リファンピシンとイ

表●成人に対する抗結核薬の標準投与量と最大投与量

一般名	標準投与量（mg/kg/日）	最大投与量（mg/body/日）
リファンピシン	10	600
イソニアジド	5	300
ピラジナミド	25	1500
エタンブトール	15（初期2カ月間は20でもよい）	750（初期2カ月間は1000でもよい）

ソニアジドに、エタンブトール（またはストレプトマイシン）を加えた3剤併用療法で2カ月間治療後、維持期は、リファンピシンおよびイソニアジドの2剤併用を7カ月継続し、計9カ月（270日）の治療を行う。

さて、Aさんとその妻の処方内容を見ると、前述のような、標準的な初期治療で用いられる4剤が投与されている。各治療薬の投与量については、日本結核病学会のガイドラインで、体重1kg当たりの1日標準投与量（mg/kg/日）と、体重によらない1日最大投与量（mg/body/日）が設定されている（**表**）。

実際にAさん夫妻の体重から1日投与量を計算すると、60kgのAさんはリファンピシンが600mg、イソニアジドが300mg、ピラジナミドが1500mgとなる。エタンブトールの1日量は計算上、20×60＝1200mgだが、1日量の上限は1000mgである。一方、45kgの妻はそれぞれ450mg、225mg、1125mg、900mgとなり、今回の処方用量となったと考えられる。

投薬時にはまず、初回投与ではない場合でも患者の体重を確認し、薬の用量が適切かを計算することが大切である。また、処方量が最大投与量を超えていないかを確認する。エタンブトールとピラジナミドについては、腎機能低下例では減量などが必要となる点にも留意する。

どの薬剤も1回の服用数が多く、飲み忘れや拒薬につながるケースが少なくない。その結果、治療期間が長引いたり、耐性菌を生じる恐れがあるため、投薬時には服薬アドヒアランスを保つことの重要性も強調したい。

参考文献
1) Kekkaku.2018:93;61-8.

こんな服薬指導を

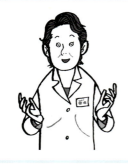

結核のお薬は、体重が重い人ほど薬の量が多くなります。Aさんの体重は60kgで、奥様は45kgでよろしいでしょうか。薬によって何kg以上で何錠といった基準が違いますので、たまたま4つのうちの3つだけ多くなっていますが、病気が重いというわけではないのでご安心ください。

結核のお薬はきちんと飲み続けないと菌が薬に耐性を持ってしまい、薬が効かなくなってしまいます。お薬の数が多くて大変かもしれませんが、守ってくださいね。飲みにくかったり、飲み忘れるようでしたら、ご相談ください。

結核

QUIZ-20

長引く咳に処方された
トスフロキサシン

35歳の男性Sさんが、病院の呼吸器内科を受診した帰りに薬局を訪れました。
Sさんは処方箋を差し出しながら、次のように話しました。

> 微熱と咳が2週間くらい続いています。
> 食欲もなくて、体重が少し減ったと話したら、
> 念のため結核の検査をすると言われました。
> 明日また痰の検査をするそうです。
> あと新しく抗菌薬を出すと言われたんですけど、
> これも1日3回飲むんですね。
> 前にもらったことがある、1日1回で
> 済む薬じゃだめなんですか。

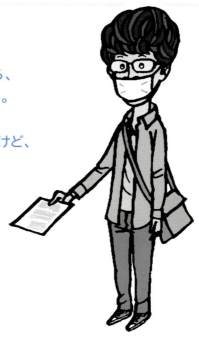

処方箋

【般】トスフロキサシントシル酸塩錠150mg
　　　　　　　　　　　　　1回1錠（1日3錠）
アストミン錠10mg　1回2錠（1日6錠）
【般】カルボシステイン錠500mg　1回1錠（1日3錠）
　1日3回　朝昼夕食後　5日分

※ 薬歴によると、トスフロキサシントシル酸塩水和物（商品名オゼックス他）は、今回初めて処方された。
Sさんは1年ほど前に咳で医療機関を受診した際、レボフロキサシン水和物（クラビット他）が1日1回で処方されていた。

Q Sさんにレボフロキサシン水和物（商品名クラビット他）ではなく、トスフロキサシントシル酸塩水和物（オゼックス他）が処方された理由として最も考えられるものを選べ。

1 市中肺炎の起炎菌に広く作用するため
2 市中肺炎の起炎菌が確定したため
3 トスフロキサシンは結核菌に対し活性を持つため
4 レボフロキサシンは結核菌に対し活性を持つため

日経DIクイズ　呼吸器疾患篇　149

出題と解答　**曽我 公孝**　阪神調剤ホールディンググループ 有限会社アップル薬局（熊本市中央区）

A　❹ レボフロキサシン水和物（商品名クラビット他）は結核菌に対し活性を持つため

ヒト型結核菌（Mycobacterium tuberculosis）によって引き起こされる結核は、我が国において現在も重大な感染症である。2017年の年間新登録全結核患者数は1万6789人で、登録率は人口10万対13.3であった[1]。ここ数年、登録率は減少傾向が続いているものの、欧米諸国と比べると高く、中まん延国に位置付けられている。患者の高齢化が進行しており、70歳以上が新結核患者の約6割を占める。

結核は、肺結核が最も頻度が高いが、リンパ節、骨、脳、眼など、あらゆる臓器・部位で発症し得る。受診が遅れるほど重症化しやすくなることに加え、患者が排菌している場合は他人への感染リスクも増加するため、早期診断・治療が求められる。

その一方で、結核特有の症状は少なく、肺炎など他疾患との鑑別診断は難しい実情がある。長引く咳や痰、体重減少などの症状があった場合には、結核の可能性を否定することが重要となる。検査では、画像診断のほか、喀痰を採取して抗酸菌塗抹・培養・遺伝子検査（TB-PCR）を行う。喀痰は8〜24時間空けて計3回採取し、そのうち1回は早朝喀痰を採取する。

ただし、実臨床では、患者の症状から市中肺炎が疑われる場合、診断が確定する前に治療を開始するケースも少なくない（エンピリック治療）。市中肺炎の原因菌をほとんどカバーするとされるニューキノロン系抗菌薬は治療効果の高い薬剤として挙げられるが、日本呼吸器学会「成人肺炎診療ガイドライン2017」によると、患者が結核菌に感染していた場合、それをマスクしてしまい、診断が遅れることがあるため注意を要する。特にSさんが以前に服用したレボフロキサシン水和物（商品名クラビット他）は、「肺結核およびその他の結核症」を適応症の1つとしている。

通常、結核の薬物治療では、抗結核薬のイソニアジド（イスコチン、ヒドラ）、リファンピシン（リファジン他）、ピラジナミド（ピラマイド）の3剤に、エタンブトール塩酸塩（エサンブトール、エブトール）やストレプトマイシン硫酸塩（硫酸ストレプトマイシン）を加えた4剤の併用療法を6カ月以上行うが、レボフロキサシンの単独投与でも結核に一定の効果がみられる。同薬のほか、シタフロキサシン水和物（グレースビット他）、モキシフロキサシン塩酸塩（アベロックス）なども結核菌に強い活性を示すとの報告がある。

一方、今回Sさんに新たに処方されたトスフロキサシントシル酸塩水和物（オゼックス他）は、ニューキノロン系抗菌薬の中でも結核菌に対し活性を持たない。結核菌に強い活性を示すニューキノロンの構造を調べると、(1) 8位が炭素、(2) 1位にシクロプロピル基が結合、(3) 6位にフッ素が結合、(4) 7位に環状の置換基が結合——などが共通している。一方、トスフロキサシンは上記の(3)(4)のみに該当することから、この構造的な特徴の違いが結核菌に対する活性の強さに関係しているとの指摘もある[2]。

処方医は、結核の可能性を考慮し、診断に影響を与えない抗菌薬を選択したものと考えられる。

参考文献
1) 結核研究所疫学情報センター「平成29年結核年報速報」
2) 呼吸器内科 2018;33:222-8.

こんな服薬指導を

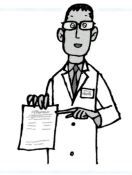

咳と痰が続いていておつらいですね。念のため結核の検査をされるのですね。以前お飲みになったことのあるレボフロキサシンは、結核に一定の効果がある抗生物質なので、Sさんが万が一結核に感染していた場合、診断が付きにくくなる恐れがあります。今回新しく出されたトスフロキサシンも抗生物質ですが、結核の診断には影響を与えないので、先生はこのお薬を選ばれたのだと思います。

1日3回飲むお薬が増えてしまうのは大変だと思いますが、出された分をしっかり飲んでくださいね。

肺MAC症

QUIZ-21

肺MAC症で服用する薬剤が多い理由

肺MAC症の治療のために病院の呼吸器科に通院中の
48歳の女性Fさんが、処方箋を持って薬局を訪れました。
薬剤師が薬の説明をすると、Fさんは次のように質問しました。

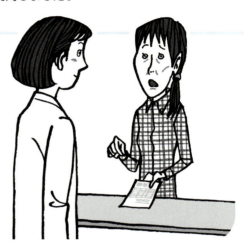

> 先生から、この病気を治療するには、
> 長い間、薬を飲み続けなければ
> ならないと聞きました。
> それにしても、薬が多いですね。
> こんなにたくさんの薬が
> 必要なのでしょうか。

処方箋

① 【般】クラリスロマイシン錠 200mg　1回3錠（1日3錠）
　　【般】リファンピシンカプセル 150mg　1回3カプセル（1日3カプセル）
　　エサンブトール錠 250mg　1回2錠（1日2錠）
　　【般】ポラプレジンク口腔内崩壊錠 75mg　1回1錠（1日1錠）
　　　　1日1回　朝食後　30日分
② ビタメジン配合カプセルB50　1回1カプセル（1日2カプセル）
　　　　1日2回　朝夕食後　30日分

Q 肺MAC（*M. avium* complex）症に用いられる薬剤に関して、誤っている説明を選べ

1. 副作用が出た場合は、クラリスロマイシン（商品名クラリス、クラリシッド他）の単剤での治療でもよい
2. エタンブトール塩酸塩（エサンブトール、エブトール）は、クラリスロマイシンの耐性化を予防するために処方されている
3. ポラプレジンク（プロマック他）やベンフォチアミン・B6・B12（ビタメジン他）は、エタンブトールの視神経障害を予防するために処方されている可能性がある

日経DIクイズ　呼吸器疾患篇　151

出題と解答　**笹嶋　勝**　株式会社ファーコス（東京都千代田区）

A

　非結核性好酸菌による肺MAC症の治療は、抗結核薬のリファンピシン（商品名リファジン他）、エタンブトール塩酸塩（エサンブトール、エブトール）、クラリスロマイシン（クラリス、クラリシッド他）の3剤が基本である。処方内容が結核の治療と似ているが、肺MAC症では2～3年という長期間の服用を要する点が、服薬期間が半年～1年ほどの結核治療とは異なる。服用が長期に及ぶことで、耐性菌や副作用のリスクも高くなるため、一層の注意が必要である。

　基本の3剤のうち、化学療法の中心となる薬剤はクラリスロマイシンである。しかし、同薬を単剤で投与すると、数カ月以内に耐性菌が出現することが警告されており[1]、その場合、治療が非常に困難になることから、肺MAC症の治療では、クラリスロマイシンに、リファンピシンやエタンブトールなどを加えた多剤併用療法が、標準的な治療法とされている。

　一方、エタンブトールで問題となる副作用は視神経障害である。同薬の添付文書には、「視神経障害による視力低下、中心暗点、視野狭窄、色覚異常などの視力障害が表れ、発見が遅れ高度に進行すると非可逆的になることがあるので、視力検査などを定期的に行い、異常を認めた場合には、投与を中止すること」と記載されている。同薬は、脂溶性が高く、神経系への移行性がよい薬剤であるため、視神経に直接作用することにより障害を来すものと考えられている[2]。そのため、視神経炎のある患者や、糖尿病やアルコール中毒患者などの視神経障害を起こしている可能性がある患者に対しては、原則として投与禁忌とされている。

　視神経障害は、服用後半年～1年程度で発症するケースが多い。早期に発見し、投与を中止すれば数カ月程度で回復するが、発見が遅れ高度に進行すれば、非可逆的になることがある。肺MAC症では、服用期間が長いため、より注意すべきである。

　エタンブトール視神経症は、高齢であるほど、また体重当たりの1日投与量が多いほど発症率が高くなるとされている[2]。そのため、患者によっては、体重換算よりも少量で処方されることもある。また、同薬は腎排泄型の薬剤であり、腎機能障害がある患者では副作用の発現率が高くなることも知っておきたい。

　エタンブトールは結核治療においても、「初期2カ月間は20mg/kg/日としてよいが、3カ月目以降も継続する場合には、15mg/kg/日、最大量750mgとする」とされている[3]。内服量が15mg/kg以下であれば視力障害は起きないとの報告[4]があるが、一方で、少量でも長期間服用すると視力障害を発症するとも言われる。

　また、視神経障害の発現機序として、視神経内でミエリン蛋白質のリン酸化阻害作用を有することが原因ともされるが、一方でキレート作用を持つ亜鉛が欠乏することが要因となるという説もあるため、亜鉛を多く含むポラプレジンク（プロマック他）が予防投与されることもある。さらに、視神経障害の改善効果を示すものとして、ビタミンB群、特にビタミンB12も予防的に処方される。

参考文献
1) 結核 2014;89:1-3.
2) あたらしい眼科 1999;16:883-6.
3) 日本結核病学会治療委員会『「結核医療の基準」の改訂-2018年』https://www.kekkaku.gr.jp/pub/vol93%282018%29/vol93no1p61-68.pdf
4) あたらしい眼科 2005；22：1439-42.

こんな服薬指導を

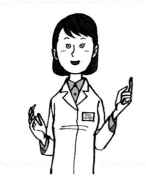

　今回Fさんには5種類のお薬が出ています。肺MAC症の治療では、クラリスロマイシン、リファンピシン、エサンブトールの3剤を服用します。これらはセットで服用しないと効果が出にくくなるといわれていますので、必ず一緒に服用してください。

　お薬が多いと副作用が心配になると思いますが、ポラプレジンクとビタメジンは副作用予防のために処方されたのだと思いますので、ご安心ください。

　治療期間が長くなりご負担かもしれませんが、先生の指示通り、薬を飲み続けることが大事です。

非結核性抗酸菌症

QUIZ-22

抗結核薬との相互作用が問題となる薬

病院の呼吸器内科で、非結核性抗酸菌症と診断された73歳の女性Kさんが、処方箋を持って来局しました。
病状について確認すると、Kさんは次のように話しました。

"
ここ数カ月、
咳が止まらなくなることがあって、
病院に行ったら、先生から
「人にうつす心配はないけど、
感染症の一種です。薬を飲んで
治していきましょう」と言われました。
私は高血圧の薬も飲んでいますが、
その薬を変える必要があるとのことで、
明日、循環器内科を受診する予定です。
"

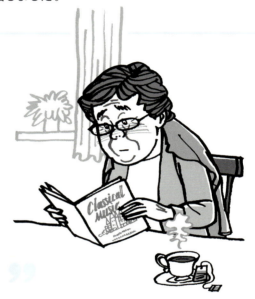

処方箋

① 【般】クラリスロマイシン錠 200mg　1回2錠（1日4錠）
　　　　　1日2回　朝夕食後　28日分
② 【般】リファンピシンカプセル 150mg
　　　　　　　　　　　　　　1回3カプセル（1日3カプセル）
　　　エサンブトール錠 250mg　1回3錠（1日3錠）
　　　　　1日1回　朝食後　28日分

※ お薬手帳によると、KさんはニフェジピンCR錠20mg（商品名アダラート他）を1回1錠、1日1回服用している。

Q 抗結核薬の相互作用に関して、適切な記述はどれか。
全て選べ。

1　ニフェジピン（商品名アダラート他）は、リファンピシン（リファジン他）との相互作用により効果が減弱する恐れがある

2　クラリスロマイシン（クラリス、クラリシッド他）は、リファンピシンとの相互作用により効果が増強する恐れがある

3　ワルファリンカリウム（ワーファリン他）は、リファンピシンとの相互作用により効果が増強する恐れがある

A ❶ ニフェジピン（商品名アダラート他）は、リファンピシン（リファジン他）との相互作用により効果が減弱する恐れがある

　非結核性抗酸菌症は、マイコバクテリウム属の細菌（抗酸菌）のうち、結核菌とライ菌を除いた菌が感染する疾患である。かつては結核菌による疾患を定型的としていたため、非定型抗酸菌症とも呼ばれていた。全身に病変を来す可能性があるが、大半は肺であり、特に*M.avium*属の肺病変を、肺MAC症と呼ぶ。

　症状としては、咳、痰、微熱、全身倦怠感などがある。進行した場合は、呼吸困難、喀血、食欲不振、痩せ、発熱などが表れることもある。一般に症状の進行は緩やかで、結核とは異なりヒトからヒトへ感染しないのも特徴。Kさんの処方医が「うつす心配はない」と言っていることからも、非結核性抗酸菌症が疑われる。

　非結核性抗酸菌症の標準的な処方内容は、抗結核薬であるリファンピシン（商品名リファジン他）とエタンブトール塩酸塩（エサンブトール、エブトール）に、クラリスロマイシン（クラリス、クラリシッド他）を追加した3剤併用治療である。3剤を基本として、必要に応じて、ストレプトマイシン硫酸塩（硫酸ストレプトマイシン）やカナマイシン硫酸塩（カナマイシン）の注射が併用されることもある。

　また、リファンピシンを併用すると、薬物代謝酵素チトクロームP450（CYP）3A4が誘導され、クラリスロマイシンの血中濃度が低下するため、十分量のクラリスロマイシンの投与が重要となる。クラリスロマイシンの1日量は、400mgや600mgよりも800mgの方が治療効果が高いことが報告されている。

　ただし、薬物療法による改善率（症状、胸部単純X線写真、排菌により判断）は50％程度にすぎない。一旦改善しても、再び排菌するケースもあり、全体的な有効例は約3分の1ともいわれている。患者数は増加しているのが現状である。

　非結核性抗酸菌症は免疫力が低下していたり、肺に古い病変のある人がかかりやすいが、健常者であっても発症する場合がある。健常者は自覚症状が全くなく、胸部検診などで偶然見つかることもある。

　さて、Kさんはお薬手帳によると、ニフェジピン（アダラート他）を服用している。同薬はCYP3A4で主に代謝される。そのため、リファンピシンを併用すると、CYP3A4が誘導され、ニフェジピンの有効血中濃度が得られず、降圧効果が減弱する恐れがあり、併用注意となっている。一方、クラリスロマイシンは、CYP3A4を阻害し、ニフェジピンの血中濃度上昇に伴う作用の増強を来す恐れがある。

　Kさんに今回処方した呼吸器内科医はこうした相互作用を懸念し、循環器内科の受診を促している。薬局では、お薬手帳などを活用して、積極的に服薬状況と相互作用の可能性について、循環器内科医に情報提供する必要があるだろう。

　また同様に、リファンピシンのCYP3A4の誘導による相互作用に注意が必要な薬剤として、ワルファリンカリウム（ワーファリン他）とステロイドがあり、いずれも調節が必要になる。

　リファンピシンと薬物相互作用を示す薬剤は非常に多いため、薬剤交付時には、患者が服用している薬剤に十分注意を払いたい。

こんな服薬指導を

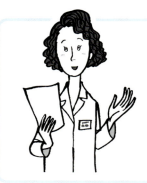

咳が続いているとのこと、おつらいですね。今回からお飲みいただく薬は、結核の治療でも使われますが、先生が「人にうつす心配はない」とおっしゃったとのことなので、結核ではなく、恐らく非結核性抗酸菌症という肺の病気と思われます。

Kさんのお薬手帳を拝見したところ、アダラートを服用されているのですね。今回処方されたお薬は、アダラートの血圧を下げる効果に影響する可能性があります。お手帳にその旨を書いておきますので、明日の受診時に先生にお見せするようにしてください。

気管支拡張症

QUIZ-23

アンブロキソールを夕食後に服用する理由

気管支拡張症の治療を受けている69歳の女性Gさんが、内科診療所を受診した帰りに薬局を訪れました。Gさんは処方箋を差し出しながら、次のように話しました。

> 咳はだいぶ治まってきたのですが、それでも朝は咳が出ます。前回から、夕食後に飲む薬が追加されたのですが、朝に飲んではいけませんか。

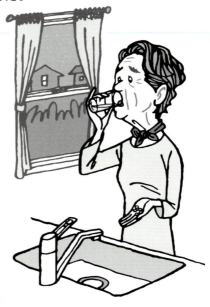

処方箋
① 【般】L-カルボシステイン錠 250mg　1回2錠（1日6錠）
　【般】デキストロメトルファン臭化水素酸塩錠 15mg
　　　　　　　　　　　　　　　　　　　1回2錠（1日6錠）
　　1日3回　朝昼夕食後　28日分
② 【般】アンブロキソール塩酸塩徐放錠 45mg
　　　　　　　　　　　　　　　　　　　1回1錠（1日1錠）
　　1日1回　夕食後　28日分

※ 薬歴によると、1カ月前からアンブロキソール塩酸塩徐放錠（商品名ムコソルバンL他）が追加された。

Q1 アンブロキソール塩酸塩（商品名ムコソルバン他）は1日1回、夕食後に投与することになっているが、その理由は何か。

Q2 ⒶL-カルボシステイン（ムコダイン他）とⒷアンブロキソールの薬効について、それぞれ適切なものを選べ。

1 喀痰中のフコースとシアル酸の構成比の調整
2 肺サーファクタントの分泌促進
3 ムコ多糖類のジスルフィド結合の切断
4 中枢に作用し咳反射を抑制

日経DIクイズ　呼吸器疾患篇　155

出題と解答　**後藤 洋仁**　横浜市立大学附属病院薬剤部

A1　気管支拡張症の症状が悪化する早朝に合わせて、高い血中濃度を維持し、痰の排出困難を改善しやすくするため

A2　Ａ-❶　喀痰中のフコースとシアル酸の構成比の調整
　　　Ｂ-❷　肺サーファクタントの分泌促進

　気管支拡張症は、気管支内壁が感染や炎症を繰り返すことで、気管支が不可逆的に拡張する疾患である。膿性痰とともに慢性の咳嗽がみられ、寛解維持が治療目標となる。

　痰は、気道から分泌されるムコ多糖類を主成分としており、気管支壁の防御機能や異物輸送機能を果たす重要な粘液である。炎症を起こした気道は、粘液の分泌量が増え粘性も高まるため、呼吸困難を生じたり、咳症状が悪化したりする。

　また、痰の喀出量には日内変動があり、副交感神経が優位となる就寝時から早朝にかけて増加し、排出が困難になることが知られている。これは、副交感神経が優位になることで血漿中のコルチゾールレベルが低下すると、気管支や肺の表面を覆って肺の伸展を助ける働きをする肺サーファクタントの合成・分泌が減り、同時に血漿中のカテコールアミン濃度が低下することで、肺の繊毛運動が低下するためである。

　さて、Gさんに処方されているL-カルボシステイン（商品名ムコダイン他）とアンブロキソール塩酸塩（ムコソルバン他）は、痰を取り除く代表的な薬剤である。

　L-カルボシステインは、喀痰中のフコースとシアル酸の構成比を正常化するほか、炎症を抑制、粘膜を正常化させて痰を排出しやすくする作用がある。通常、成人では1回500mgを投与するが、500mg錠は横長で大きく飲みにくいため、円形で小さい250mgの2錠を1回分として処方されることがある。

　一方、アンブロキソールは、肺サーファクタントと気道液の分泌を促し、気管支における繊毛運動を活発化させ、喀痰の排出を促進する。Gさんがアンブロキソールを夕食後に服用するように指定されている理由は、気管支拡張症の日内変動と関連していると思われる。早朝には、痰の分泌量が増加し、咳で目が覚めやすくなるが、夕食後のタイミングで服用すれば、夜半から早朝にかけて薬物血中濃度が高まり、症状が抑えられやすくなる。

　なお、アンブロキソールと同様に、早朝の薬効発揮を期待して用いられる呼吸器疾患用薬としては、気管支拡張薬のユニフィルLA（一般名テオフィリン）やホクナリンテープ（ツロブテロール塩酸塩）などがある。これらは、夕方に使用すると、早朝の気管支が収縮している時間帯にも高い血中濃度を保つことができる。

　アンブロキソールの先発品であるムコソルバンL錠は、速放性顆粒と徐放性顆粒を組み合わせて錠剤内に封入している。このような薬物放出速度が異なるユニットで作られた徐放化方式を、「マルチプルユニット型」と呼ぶ。

　マルチプルユニット型の徐放製剤は、単一のユニットで作られた「シングルユニット型」の製剤に比べ、薬物の放出速度が安定しているのが特徴である。

　加えて、2019年4月末現在、後発品のアンブロキソール徐放OD錠が3製品販売されている。いずれも口腔内崩壊錠として開発され、速やかな崩壊性と適度な錠剤の強度を有している。フレーバーも工夫されており、簡易懸濁も可能であるなど、より使用しやすいよう工夫された後発品といえる。

こんな服薬指導を

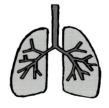

　Gさんに処方されているアンブロキソールは、夕方以降に飲むと、夜中や朝に効き目が出やすくなり、その時間に悪化しやすい咳や痰を抑えることができます。先生の指示通り、夕食後にお飲みください。なお、アンブロキソールには口の中で溶けるタイプの錠剤もあり、変更が可能です。後発医薬品ですが、1回の服用で長時間効果が続く工夫がされています。

気管支喘息

QUIZ-24

パルミコート吸入液に適したネブライザー

気管支喘息の治療のため小児科診療所に通院している2歳の男児Sくんが、診察後に母親と一緒に薬局を訪れました。
Sくんの母親は、次のように話しました。

> 子どもが気管支喘息のため吸入薬を使用しています。今は小児科で借りたネブライザーを使っているのですが、今日、先生に、「しばらく使い続ける必要があるので、購入してください」と言われました。いろんな製品が発売されているようですが、選ぶ際のポイントは何ですか。

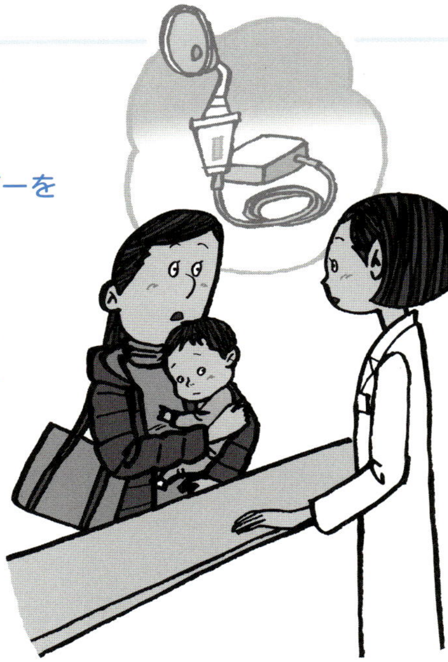

処方箋

① シングレア細粒4mg　1回4mg（1日4mg）
　　1日1回　就寝前　28日分

② パルミコート吸入液0.25mg　56アンプル
　　1回1アンプル　1日2回　朝夕食後

Q パルミコート（一般名ブデソニド）吸入液に用いるネブライザーについて、正しいものを全て選べ。

1 パルミコート吸入液に適しているのは、超音波式のネブライザーである
2 現在最も普及しているのは、ジェット式のネブライザーである
3 メッシュ式のネブライザーは小型軽量で携帯しやすい
4 ネブライザーに接続する吸入器具は、一般的にマウスピースよりもマスクを用いた方が吸入効率が高い

出題と解答　三浦 哲也　株式会社三浦薬局（山口県山口市）

A

❷ 現在最も普及しているのは、ジェット式のネブライザーである
❸ メッシュ式のネブライザーは小型軽量で携帯しやすい

　乳幼児の気管支喘息の治療では、吸入ステロイドとして、パルミコート（一般名ブデソニド）吸入液がよく処方される。同薬は、薬液を霧状にするネブライザーを使って肺内に吸入させるもので、加圧噴霧式定量吸入器（pMDI）やドライパウダー定量吸入器（DPI）とは異なり、通常の呼吸で吸入できることから、乳幼児に使いやすい。

　ネブライザーには、ジェット式、メッシュ式、超音波式の3つのタイプがある。このうち、パルミコートの吸入用として現在最も普及しているのは、ジェット式である。

　ジェット式は、圧縮した空気を用いて薬液を霧状にする。音が大きい、比較的大型で携帯に不向き、使用時に電源が必要な場合が多いといった短所があるが、比較的安価で耐久性に優れ、使用実績が豊富である。パルミコートの添付文書の用法・用量に関連する使用上の注意には、「本剤を吸入する際には、ジェット式ネブライザーを使用すること」との記載がある。

　一方、メッシュ式は、振動などにより薬液をメッシュの穴から押し出して、霧状にする。ジェット式に比べて、静かで小型軽量、携帯性に優れ、電池で駆動可能、傾けて使用できるなどの長所があるが、メッシュに薬剤が詰まるため、一定期間ごとにメッシュを交換する必要がある。

　日本小児アレルギー学会の「小児気管支喘息治療・管理ガイドライン2017」（協和企画）には、喘息治療に使用するネブライザーとして、メッシュ式も掲載されている。

　超音波式は、薬液に振動を与えて霧状にするもので、水を入れて加湿するなどの利用に適している。液体中に微細粒子が分散している懸濁液では、振動により薬効成分が沈殿し、上澄みだけの吸入になるため、懸濁液であるパルミコートの吸入には適さない。

　ネブライザーは、マスクとマウスピースのいずれかを用いて使用する。一般に、マスクによる吸入には鼻呼吸も含まれるため、鼻腔内に薬剤が付着し、肺への吸入効率が低下する可能性がある。マウスピースを用いた方が肺への吸入効率は高いが、乳幼児はマウスピースをくわえたときに、口呼吸で安静喚起を行うことができないため、マスクを用いることが多い。

　ただ、乳幼児はマスクを当てると嫌がることがある。マスクを無理やり押し付けるなどして、患児が泣くと、呼気流速が強くなり過ぎて、薬剤が口腔や咽頭部に沈着して吸入効率が極めて悪くなる。また、睡眠時に吸入させてもいいかと保護者から相談を受けることがあるが、睡眠時に吸入させると、吸入効率が下がる可能性がある。そのため、子どもが起きているときに、本を読んだり、ビデオを見せたりしながら、泣かさずに吸入させることが望ましい。

　吸入時の姿勢も重要である。ネブライザーは1回の吸入に時間が掛かるため、うつむいて吸入していると唾液が出てきて、ネブライザーの中を逆流する。下を向かないように吸入させ、口の中に唾液がたまったらティッシュなどに吐き出させる。また、吸入後に顔面に付着した薬剤を拭き取り、うがいをさせることも重要である。

こんな服薬指導を

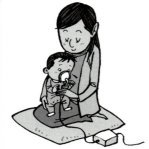

　ネブライザーには、ジェット式、メッシュ式、超音波式の3タイプがあります。パルミコートにはジェット式がよく使われています。ジェット式は、音が大きく、大型で使用時に電源が必要ですが、壊れにくい、値段が比較的安いなどの理由から、最も普及しています。

　メッシュ式は、静かで小型軽量、電池で使えるなどの長所がありますが、定期的にメッシュを交換する必要があります。携帯性を重視される場合は、こちらもお薦めです。

　超音波式はパルミコートの吸入には使えませんので、注意してくださいね。

気管支喘息

QUIZ-25

吸入薬のスペーサー使用時の注意点

気管支喘息で小児科診療所に通院中の3歳の男の子Yくんが、
受診の帰りに母親と薬局を訪れました。
Yくんの母親は、心配そうに次のように話しました。

> 小児科で喘息と診断され、前回から
> 吸入ステロイドを使い始めました。
> 補助器具を使って、
> 薬局で教えていただいた通りに
> 吸入しているつもりなのですが、
> なかなかよくなりません。
> 使い方が間違っているのでしょうか。

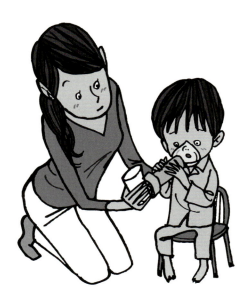

処方箋

アドエア50エアゾール120吸入用　1本
1回2吸入　1日2回　朝夕

※ Yくんは、吸入補助器具（スペーサー）として、エアロチャンバー・プラス（製造販売：アムコ［東京都千代田区］）のマスクタイプを使用することになり、前回、薬局で使い方を説明した。

Q 吸入補助器具（スペーサー）の使い方で正しい説明を全て選べ。

1. 1回2吸入する場合は、2回続けて噴霧してから吸入する
2. 噴霧後は速やかに吸入する
3. マスク付きスペーサーを使用する際には、マスクを顔に密着させる
4. 使用前にマスクを清潔なタオルなどでしっかり拭く

出題と解答　三浦 哲也　株式会社三浦薬局（山口県山口市）

❷ 噴霧後は速やかに吸入する
❸ マスク付きスペーサーを使用する際には、マスクを顔に密着させる

　気管支喘息の治療の基本は、吸入ステロイドによる慢性の気道炎症の抑制である。小児では、ネブライザーによるエアゾールの吸入、加圧噴霧式定量吸入器（pMDI）による吸入、ドライパウダー定量吸入器（DPI）による吸入の3通りの方法があり、一般に、乳幼児はネブライザー、幼児はpMDI、5歳以上ではDPIが使われることが多い。

　pMDIは噴霧のタイミングに合わせて薬を吸い込む動作（同調）が必要だが、高齢者や小児ではこの動作が難しいため、吸入補助器具（スペーサー）が使われる。スペーサーの種類は様々あるが、日本小児アレルギー学会と日本アレルギー学会が推奨するのは、エアロチャンバー・プラス（製造販売：アムコ［東京都千代田区］）、PARIボアテックス（同：村中医療器［大阪市中央区］）、オプティチャンバーダイアモンド*（同：フィリップス・ジャパン［東京都港区］）——の3種である[1]。吸入回数が確認できる機能や、吸入速度が速過ぎる場合に音で知らせる機能などに違いがある。

　スペーサーを使う利点は、（1）吸入手技の個人差が小さくなる、（2）吸入ステロイドの局所性副作用のリスクを軽減する、（3）吸入効率が高まる、（4）噴霧ガスによる気道への直接刺激を軽減する——など。（2）については、口腔内に沈着して口腔カンジダなどの局所性の副作用を起こすような大型の粒子がスペーサー壁に付着し除去されることが報告されている。また（3）は、スペーサー内に、エアロゾルが貯留することで気化が進み、粒子が微細化することで肺沈着に最適な微粒子が多く作られるためとされている。

　使用時の注意点は、スペーサーに複数回噴霧をしない、噴霧後すぐに吸入する、マスク付きスペーサーを使うときはマスクを顔に密着させる、静電気を生じさせないように取り扱うなどである[1]。医師から複数回の吸入指示がある場合には、スペーサーに数回分まとめて噴霧せずに、1押しごとに吸入する必要がある。2噴霧まとめて操作した場合に、1噴霧当たりの吸入可能な粒子は1押しごとに吸入した場合と比べて43％低下したことが報告されている[2]。また同じ報告で、噴霧後時間経過とともに吸入可能な粒子が減少することも示された。子どもがマスクを嫌がると、その間に吸入可能な粒子が減少するため注意が必要だ。

　マスク付きスペーサーを用いる場合は、マスクと顔の隙間から薬が漏れないようにマスクを顔に密着させる。また、スペーサーに静電気が生じると薬剤がスペーサーに張り付いて吸入効率が下がるため、使用前にタオルで強く拭いたりしないよう指導する。1回の指導で正しい手技を習得できる患者は多くない。薬局で継続的にサポートしたい。

＊学会が2012年のガイドラインで推奨していたオプティヘラーは13年に製造中止され、現在はオプティチャンバーダイアモンドが発売されている。

参考文献
1) 日本小児アレルギー学会『小児気管支喘息治療・管理ガイドライン2012』（協和企画、2011）
2) 新薬と臨床 2005;54:471-8.

こんな服薬指導を

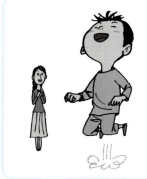

吸入ステロイドを使い始めたばかりですから、よくなるのにはもう少し時間がかかると思います。正しく使えているのか確認したいので、ここで今、吸ってみましょうか。

吸入補助器具の使い方には幾つかコツがあります。本体に静電気が生じると薬がうまく吸入できなくなるので、使用前にごしごし拭かないでくださいね。薬が漏れないようにマスクを顔にしっかり密着させることもポイントです。お薬を噴霧後は、速やかに吸入させましょう。Yくんは1回に2吸入する必要がありますが、吸入補助器具に2回分まとめて噴霧せずに、1回ごとに吸わせてください。

気管支喘息

QUIZ-26

ツロブテロールテープが中止された気管支喘息の小児

気管支喘息の治療のために小児科診療所に通院している
6歳の男児Kくんが、受診後に母親と一緒に薬局を訪れました。
Kくんの母親は、少し不満そうな表情で次のような質問をしました。

> 喘息の貼り薬を1年ほど使っていましたが、
> 今日の診察で先生から、
> 「小学生になったし、吸入薬を変更して、
> ツロブテロールテープも中止しましょう」
> と言われました。
> 貼り薬がないと心配なのですが。

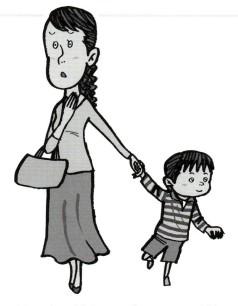

処方箋
アドエア50エアゾール120吸入用　1本
　1回2吸入　1日2回　朝と就寝前

※ Kくんは1年ほど前からツロブテロールテープ（商品名ホクナリン他）とフルタイド50μg エアゾール（一般名フルチカゾンプロピオン酸エステル、1回1吸入・1日2回）を処方されていたが、今回から処方が変更された。

Q 小児の気管支喘息に用いられる薬の説明として、正しいものを全て選べ。

1. ツロブテロールテープ（商品名ホクナリン他）は、感冒や季節性の状態の変化などで一過性のコントロール悪化が認められた場合に、2週間以内で追加する
2. アドエア50エアゾール（一般名サルメテロールキシナホ酸塩・フルチカゾンプロピオン酸エステル）は、5歳ごろから使用を考慮する
3. ツロブテロールテープは、即効性があるため喘息の発作治療薬としても使用できる
4. 長時間作用性β2刺激薬（LABA）の吸入薬は、単剤でも使用できる

出題と解答　三浦 哲也　株式会社三浦薬局（山口県山口市）

A

❶ ツロブテロールテープ（商品名ホクナリン他）は、感冒や季節性の状態の変化などで一過性のコントロール悪化が認められた場合に、2週間以内で追加する

❷ アドエア50エアゾール（一般名サルメテロールキシナホ酸塩・フルチカゾンプロピオン酸エステル）は、5歳ごろから使用を考慮する

日本小児アレルギー学会の「小児気管支喘息治療・管理ガイドライン」（JPGL2017）が、2017年11月に5年ぶりに改訂された。薬物治療における最も大きな変化は、$β_2$刺激薬の位置付けが変わったことである。

気管支拡張作用を持つ$β_2$刺激薬には、作用時間によって長時間作用性$β_2$刺激薬（LABA）と、短時間作用性$β_2$刺激薬（SABA）がある。LABAには吸入薬、貼付薬、経口薬があるが、17年の改訂により、貼付薬と経口薬は、長期管理薬としては推奨されなくなり、新たに設けられた「短期追加治療」という項目に分類されることとなった。

我が国では、LABAの貼付薬であるツロブテロールテープ（商品名ホクナリン他）が小児科を中心に広く使用されている。日本小児アレルギー学会疫学委員会の調査では、同薬は5歳以下の気管支喘息や気管支炎の患者の20〜30％で使用されていると報告されている。小児では貼付薬が使いやすく、処方を希望する保護者も多いが、貼付薬の使用により吸入ステロイド（ICS）による治療が遅れたり、ICSのアドヒアランスが低下したりする例があることが問題視されてきた。

JPGL2017では、短期追加治療は、「長期管理中に、感冒や季節性の状態の変化などで一過性のコントロール悪化が認められた場合に、2週間以内で追加する治療」と定義された。具体的には、(1)喘鳴や呼気延長など明らかな急性増悪（発作）には至らないが、運動、啼泣の後や起床時などに認められる一過性の咳嗽、(2)覚醒するほどではない夜間の咳き込み、(3)ピークフロー値の日内変動の増加や自己最良値からの低下——を認めるときに$β_2$刺激薬の貼付薬または経口薬を併用する。これらは、漫然と使用せずに、症状が安定すれば速やかに中止し、2週間以上使用する必要がある場合は、追加治療やステップアップを行うこととされた。

さて、今回Kくんにはアドエア（一般名サルメテロールキシナホ酸塩・フルチカゾンプロピオン酸エステル；SFC）が処方された。JPGL2017の長期管理に関する薬物療法プランでは、SFCは5歳以上で使用を検討することとされており、5歳以上では、低用量ICSおよびロイコトリエン受容体拮抗薬、クロモグリク酸ナトリウム（商品名インタール他）の単剤または併用でもコントロール不良な場合は、中用量ICSまたは低用量のSFCを用いるとされている。

Kくんはこれまで低用量ICSと、$β_2$刺激薬の貼付薬を併用していたが、今回、主治医は、Kくんが小学生になったタイミングで、アドエアに処方を変更したと考えられる。Kくんの母親はツロブテロールが処方されなかったことに不満を抱いている様子だが、アドエアは、LABAを含んだ合剤であること、また、かぜなどで症状が悪化したときには医師から改めてツロブテロールの使用が指示される可能性があることを説明したい。

こんな服薬指導を

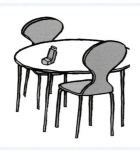

今回Kくんに処方されたアドエアという吸入薬は、5歳ごろから使われ始めることが多いお薬です。アドエアには吸入ステロイドと、Kくんがこれまで貼り薬で使っていた気管支を広げるお薬の2種類が含まれています。そのため今回、貼り薬は処方されなかったのだと思います。アドエアとこれまで使われていた貼り薬を同時に使用すると効果が強く出る恐れがありますので、余っている貼り薬は、先生に相談なく使わないでくださいね。

気管支喘息

QUIZ-27

ホクナリンテープが後発品に切り替わった患児

気管支喘息の治療のために小児科診療所に通院中の4歳女児のWちゃんが、母親と一緒に薬局を訪れました。Wちゃんの母親は処方箋を差し出し、次のように話しました。

> 前回から、体に貼るテープをジェネリックにしたのだけど、スマホで調べたらホクナリンより効果が劣るようなことが書いてあって心配になってしまって……。

処方箋

① パルミコート吸入液 0.25mg　56アンプル
　　1回1アンプル　1日2回　朝夕食後
② 【般】プランルカストシロップ用10％
　　　　　　　　　　1回0.5g（1日1.0g）
　　1日2回　朝夕食後　28日分
③ 【般】ツロブテロールテープ 1mg　10枚
　　1回1枚　増悪時　胸部・背部または上腕部の
　　いずれかに貼付

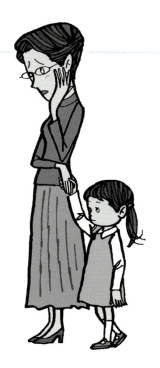

※ Wちゃんはこれまで、ホクナリン（一般名ツロブテロール）を使用していたが、前回から後発医薬品に変更となった。

Q ツロブテロールテープ（商品名ホクナリン他）に関する正しい説明を全て選べ。

❶ 局所吸収型の長時間作用性のβ₂刺激薬で、発作時に胸部に貼付すると、速やかに気管支拡張作用を示す

❷ 後発品に変更する際には、アトピー性皮膚炎や乾燥肌の患者では、喘息症状の悪化や動悸、振戦などの副作用に注意が必要である

❸ 貼付後、24時間かけて一定の濃度で全身に移行するため、貼付12時間以上たって剥がれた場合も、すぐに貼り替えた方がよい

出題と解答　**松本 康弘**　ワタナベ薬局上宮永店（大分県中津市）

A

❷ 後発品に変更する際には、アトピー性皮膚炎や乾燥肌の患者では、喘息症状の悪化や動悸、振戦などの副作用に注意が必要である

ツロブテロールテープ（商品名ホクナリン他）は、気管支喘息に適応を持つ経皮吸収型の長時間作用性β2刺激薬で、気管支拡張作用により喘息の症状を緩和する。1日1回、胸部、背部または上腕部のいずれかに貼付する。

後発医薬品の使用促進により、ツロブテロールにおいても後発品が使用されるようになっているが、薬物放出システムの違いから、皮膚の状況によっては先発医薬品と経皮吸収速度が異なる後発品があることが報告されている。これは、先発品のホクナリンテープに採用されている薬物放出システム（結晶レジボアシステム）が特許で守られていた時期があったため、後発品では先発品と同じ徐放性を示す技術が使われていないことが原因である。

ラットの角質層をテープで剥がし、ツロブテロールの皮膚への透過性を調べた研究では、正常な皮膚にテープを貼ってもホクナリンテープと後発品では差はないが、角質層を剥がすと、後発品では皮膚浸透性が一気に亢進することが明らかになっている。つまり、薬物の放出が十分に制御されていない後発品においては、角質層の状態によって、その影響が出やすくなる可能性がある[1]。

実際に、先発品から後発品への変更に伴い、症状の悪化を認めた例も報告されており[2]、日本小児アレルギー学会の「小児気管支喘息治療・管理ガイドライン2017」では、患児の皮膚の状況によっては、先発品とは経皮吸収速度が異なるとして、注意を促している。

特に、アトピー性皮膚炎や高齢者の乾燥肌などの皮膚のバリア機能が低下した患者では、薬の透過性が亢進しやすいため、注意が必要である。Wちゃんの母親にはこれらのことを説明し、患児に皮膚疾患や肌荒れがないか確認するとともに、皮膚の損傷部位を避けて貼るように指導する。

また、ツロブテロールを交付する際は、症状が悪化したり、動悸、振戦などの副作用が出たりする可能性があることを伝え、これらの症状を呈した場合は、使用を中止し、医師や薬剤師にすぐに相談するように説明したい。

なお、ツロブテロールは、一度剥がれてしまうと、もう一度同じものを貼っても薬剤が十分に経皮吸収されないため、新しいテープに貼り直す必要がある。その場合は、血中濃度の上昇が心配になるが、ホクナリンテープ2mgを再貼付した場合の血中濃度シミュレーションでは、3時間後、6時間後、9時間後、12時間後のいずれの時間で再貼付しても、最高血中濃度は、ホクナリンを経口薬で投与した場合より高くなることはないので問題はないと、メーカーは説明している[3]。

一方、同薬の健常成人における貼付12時間後の皮膚移行は、24時間貼付時の約85％に相当する。そのため、貼付後12時間経過していれば、薬の大半は吸収されていると考えられる[1]。

参考文献
1) Biol Pharm Bull.2010;33:1763-5.
2) YAKUGAKU ZASSHI.2012;132:617-27.
3) マイランEPD「ホクナリンテープ製品基本情報」http://hokunalin.jp/doctor/faq/faq4.html#faq3

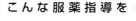

こんな服薬指導を

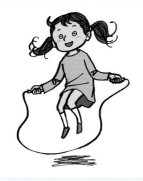

ホクナリンテープの先発品と後発品は、基本的には効果は同じですが、アトピー性皮膚炎などの肌の弱い患者さんで、薬剤が浸透しやすくなることが報告されています。後発品を使ってみて症状が悪化したり、胸がドキドキする、手が震えるなどの症状が出たら、使用を中止し、私ども薬剤師か医師にご相談ください。

テープは一度剥がれると、同じものをもう一度貼っても、効果が十分に得られません。貼ってすぐに剥がれたら、新しいものを再度貼ってください。貼って12時間以上たって剥がれた場合は、お薬は吸収されているので、次の時間まで待って貼ってください。

気管支喘息

QUIZ-28

開封後のレルベアは いつまで使っていいか

気管支喘息の治療のため、呼吸器内科診療所に通院中の
51歳の女性Tさんが、処方箋を手に薬局を訪れ、こう尋ねました。

> 予定よりも受診が
> 1カ月くらい遅れちゃったわ。
> 今日また吸入薬が出たのだけど、
> 実は、前回もらった吸入薬がまだ残っていて……。
> 1カ月くらい前に開封したお薬を
> 先に使っても大丈夫かしら。

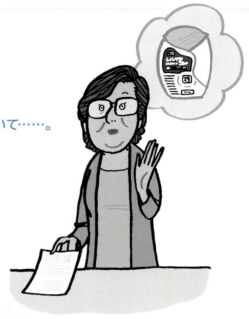

処方箋

① 【般】モンテルカスト錠10mg　1回1錠（1日1錠）
　　　1日1回　就寝前　60日分
② レルベア200エリプタ30吸入用　2個
　　　1回1吸入　1日1回　就寝前

※ 薬歴によると、Tさんには3カ月前に、今回と同じ処方が出されていた。

Q 吸入薬の使用期限や、ドライパウダー定量吸入器（DPI）の特徴について、<u>誤っているもの</u>を選べ。

1. 一般に、吸入薬の添付文書には、開封後の使用期限が明記されている
2. 全ての吸入薬のデバイス本体には使用期限が記されている
3. DPIは、デバイス内のドライパウダーが温度や湿度の影響を受けやすいため注意が必要である
4. 一般に、粒子径が大きいほど中枢気道に沈着しやすく、粒子径が小さいほど末梢気道まで到達しやすい

A 1 2

出題と解答 **船見 正範** パワーファーマシー 中央薬局（栃木県宇都宮市）

気管支喘息や慢性閉塞性肺疾患（COPD）に用いられるドライパウダー定量吸入器（DPI）は、ドライパウダーが空気に曝露されると温度や湿度などの影響を受けやすくなるため、各デバイスごとに対策が施されている。加えて、出荷時にはアルミ包装などによる密閉包装が施されているものが少なくない。

一般に、添付文書の「貯法・使用期限等」の欄には、製剤が包装された状態での貯法と使用期限が記載されている。また、製剤によっては、開封後の安定性試験のデータなどを基に、患者向け指導箋や添付文書、インタビューフォームなどに開封後の使用期間の目安を明記しているものもある。

例えば、Tさんに処方されたレルベアエリプタ（一般名ビランテロールトリフェニル酢酸塩・フルチカゾンフランカルボン酸エステル）では、インタビューフォームに、包装トレイ開封後の使用期限として「6週間以内」と記載されている。そのため、デバイス本体には使用期限の表記がない。

また、アドエアディスカス（サルメテロールキシナホ酸塩・フルチカゾンプロピオン酸エステル）では、インタビューフォームに「アルミ包装開封後は使用期限（2年）内に使用」と記載されている。

一方で、メプチンスイングヘラー（プロカテロール塩酸塩水和物）やアズマネックスツイストヘラー（モメタゾンフランカルボン酸エステル）のように、安定性試験のデータの記載はあるものの、開封後の使用期限について明記されていない製品や、シムビコートタービュヘイラー（ブデソニド・ホルモテロールフマル酸塩水和物）のように、出荷包装時点でアルミ包装が施されていない製剤もある。また、添付文書やインタビューフォームに記載がなくても、製薬会社の情報センターなどで情報提供を行っている製剤もある。

吸入薬、特に、吸入ステロイド（ICS）においては、薬剤によって粒子径が大きく異なる。一般に、粒子径が大きいほど中枢気道に沈着しやすく、逆に、粒子径が小さいほど末梢気道に到達しやすい。実臨床では吸入デバイスの違いに加えて、ICSの粒子径を考慮した薬剤選択が行われる場合がある。

そうした背景から、開封後に長期間放置するなどして、吸湿により粒子の膨潤や凝集性の変化などが起こると、十分な薬剤がターゲット部位に到達せず、期待された治療効果が得られない可能性が考えられる。

製品により開封後に使用できる期間の目安に長短はあるが、湿度は治療効果の低下を招く要因となり得るため、（1）アルミ包装開封後は、キャップをしっかりと閉める、（2）高温多湿を避けて保管する、（3）使用期間の目安を過ぎたものは、使用せず廃棄する、（4）1回の診察で、複数個の吸入薬が処方された場合には、1つを使い終わってから次の薬剤を開封する——などの注意を促す必要がある。

今回のTさんの場合、吸入薬の使用期限が迫っている恐れがあることに加えて、吸入アドヒアランスの低さや、使用手順の誤認などの可能性があり注意が必要である。そのため、吸入手順や吸入治療の意義について改めて確認し、定期的な受診を勧める、自宅残薬の確認を行うといったフォローが重要である。

こんな服薬指導を

レルベアは、アルミ包装開封後は6週間を目安に使ってください。ご自宅に残っているレルベアは、1カ月前に開封されたとのことですので、先にそちらを使い切っていただいて構いませんが、使用期間はあと2週間ほどですので、ご注意ください。

今回処方された分は、使い始める直前に開封してください。また、開封後は、お薬が湿気を含まないように、キャップをしっかり閉めて、高温多湿を避けて保管してください。受診の間隔が少し開いているようですが、喘息の症状が出たりしていませんか。

気管支喘息

QUIZ-29

喘息治療薬でドーピング違反になるか

気管支喘息の治療のため、病院の呼吸器内科に通院中の16歳の高校生K君が、受診の帰りに薬局を訪れました。K君は処方箋を差し出しながら、次のように尋ねました。

> 学校の部活で水泳をやっていて、順調に勝ち進めば、全国大会に出場できそうです。今回処方された薬は、使い続けていても、ドーピング違反にはなりませんか。

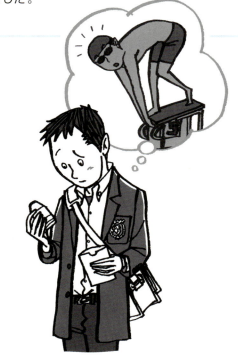

処方箋
シムビコートタービュヘイラー 60吸入　1本
1回1吸入　1日2回　朝夕

Q1 シムビコートタービュヘイラー（一般名ブデソニド・ホルモテロールフマル酸塩水和物）がアンチ・ドーピング規則違反に該当しないと定められている、1日の最大吸入回数を選べ。

1 12吸入　2 10吸入
3 8吸入　4 6吸入

Q2 ドーピング禁止物質に該当する薬剤を全て選べ。

1 サルタノールインヘラー（一般名サルブタモール硫酸塩）
2 セレベントディスカス（サルメテロールキシナホ酸塩）
3 メプチンエアー（プロカテロール塩酸塩水和物）
4 レルベアエリプタ（ビランテロールトリフェニル酢酸塩・フルチカゾンフランカルボン酸エステル）

日経DIクイズ　呼吸器疾患篇　167

出題と解答　**今泉 真知子**　有限会社丈夫屋（川崎市高津区）

A1　① 12吸入

A2　③ メプチンエアー（一般名プロカテロール塩酸塩水和物）
　　　④ レルベアエリプタ
　　　　（ビランテロールトリフェニル酢酸塩・フルチカゾンフランカルボン酸エステル）

　競技能力を高めるために薬物などを使用したり、その使用を隠蔽したりすることを、ドーピングと呼ぶ。ドーピングに該当する薬物の禁止規定は、世界アンチ・ドーピング機構（WADA）が定めている。禁止薬物のリストである「禁止表国際基準」は毎年10月に更新され、翌年1月から12月まで適用となる。

　国内でも、日本アンチ・ドーピング機構（JADA）が、世界的な規程に基づいて、ドーピング検査やアンチ・ドーピングの普及・啓発をしており、国民体育大会をはじめ多くの大会においてドーピング検査が行われている。治療目的の医薬品もその対象であり、不注意からそれらを摂取してしまう「うっかりドーピング」を防ぐ必要がある。禁止表国際基準には、糖質コルチコイド（ステロイド）、赤血球新生刺激物質（エリスロポエチンなど）、β2刺激薬、抗エストロゲン薬、利尿薬など多くの薬剤がリストアップされている[1]。これらの薬剤が治療上必要な場合は、治療使用特例（TUE）の申請が必要となる[2]。

　TUEは、ドーピング禁止物質・禁止方法を、治療目的で使用したい競技者が申請する手続き。申請時には、臨床経過を記載した文書や医師の診察所見、検査結果などの添付が求められる。ただし、TUEを提出すれば承認されるとも限らず、代替可能な治療薬があると判断されれば、承認されずにアンチ・ドーピング規則違反（ドーピング違反）とされる可能性がある[2]。

　喘息治療薬には、禁止物質が多く含まれるため注意が必要である。ただし、吸入ステロイドと、β2刺激薬のうちホルモテロールフマル酸塩水和物、サルブタモール硫酸塩、サルメテロールキシナホ酸塩の吸入使用に関しては、2019年時点でTUE申請の必要はなく使用可能であり、使用の申告も不要である[2]。その場合の使用許可量は、ホルモテロールの吸入であれば24時間で最大54μgで、シムビコート（一般名ブデソニド・ホルモテロール）であれば12吸入に相当する。つまり、K君の投与量は許容範囲であると判断できる。

　サルブタモール（商品名サルタノール、ベネトリン他）の使用許可量は、24時間で最大1600μgであり、「いかなる12時間枠においても800μgを超えない」、サルメテロール（セレベント他）の吸入使用については、「24時間当たりで最大200μg」と、それぞれ明記されている。

　一方、上記以外のβ2刺激薬は、吸入使用であっても使用が禁止されており、プロカテロール塩酸塩水和物（メプチン他）などを用いる場合は、事前にTUE申請をして承認を得なければならない。このように喘息患者では、使用する薬剤に注意を要することから、アンチ・ドーピングに詳しいスポーツドクターに早めに相談することを勧めたい。

参考文献
1) 日本アンチ・ドーピング機構「世界アンチ・ドーピング規程 禁止表国際基準」
2) 日本学生陸上競技連合「知っておきたいアンチ・ドーピングの知識 2019」

こんな服薬指導を

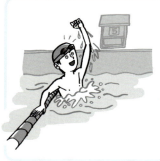

　確かに、競技能力を向上させる目的で薬を飲んでいるわけでなくても、アンチ・ドーピング規則違反とみなされてしまう場合があります。禁止薬物の基準は国際的に決められています。
　K君が使っているシムビコートに含まれている、β2刺激薬とステロイドという成分は、いずれも禁止されてはいるのですが、吸入薬としての使用量が、1日12吸入までであれば、使用可能であるとされています。ただ、喘息の治療薬の中には、事前に申請が必要なお薬も多いため、先生に一度ご相談されることをお勧めします。

気管支喘息

QUIZ-30

エアゾール製剤の残量の確認方法

17歳の男性Bさんの母親から、薬局に電話がありました。
母親は先日処方された喘息治療薬に関して、
次のように尋ねました。

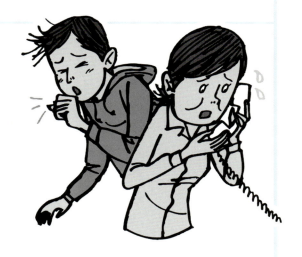

> 息子の調子が悪そうなので、
> 本人に確認すると、薬をここ5日ほど
> 吸っていなかったようなんです。
> あとどのくらい吸入できるのか、
> 吸入器のカウンターを確認したところ、
> 黄色の背景に黒い点（・）の印が
> 表示されていました。
> 薬はどのくらい
> 残っているのでしょうか。

処方箋

フルティフォーム125エアゾール56吸入用　1本
1回2吸入　1日2回　朝と就寝前

※ 薬歴を確認すると、Bさんは2週間前に来局していた。

Q1 Bさんに処方されたフルティフォーム（一般名フルチカゾンプロピオン酸エステル・ホルモテロールフマル酸塩水和物）の残り吸入回数はどの程度か。最も適切と思われるものを選べ。

1. 10〜5回
2. 5〜25回
3. 25〜45回
4. 45〜56回

Q2 Bさんが再び吸入を開始する際の指導内容として、正しいものを選べ。

1. 再使用なので空噴霧は不要であり、よく振ってから使用する
2. 使用前に空噴霧し、よく振ってから使用する
3. 使用前に空噴霧し、振らずに使用する

出題と解答　笹川 大介　きずな薬局（鹿児島県薩摩川内市）

A₁　❸ 25〜45回
A₂　❷ 使用前に空噴霧し、よく振ってから使用する

　フルティフォーム（一般名フルチカゾンプロピオン酸エステル・ホルモテロールフマル酸塩水和物）は、2013年11月に発売された加圧噴霧式定量吸入器（pMDI）のエアゾール製剤で、吸入ステロイド（ICS）と長時間作用性β₂刺激薬（LABA）の合剤である。炎症を強く抑えるフルチカゾンと、β₂選択性が高く、速やかに気管支を拡張するホルモテロールを同時に吸入できるのが特徴で、日本アレルギー学会の「喘息予防・管理ガイドライン2015」では、ICS・LABAの合剤は治療ステップ2（「軽症持続型」）以上の患者への使用を推奨している。
　エアゾール製剤である同薬は、ドライパウダー製剤に比べて患者の吸入力に影響されず、簡便な操作で吸入できる。一方で、同製剤特有の吸入手技を要するため、薬局での服薬指導は必須である。特に重要なのは、吸入前に本体をよく振ることと、薬剤噴霧と吸入のタイミングを合わせる「同調」だろう。もちろん吸入後の息止め、うがいなども他の吸入薬と同様に指導する。

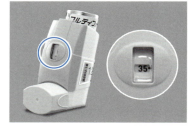

写真1● フルティフォーム本体と残量表示
（写真提供：杏林製薬）

写真2● アドエア本体と残量表示 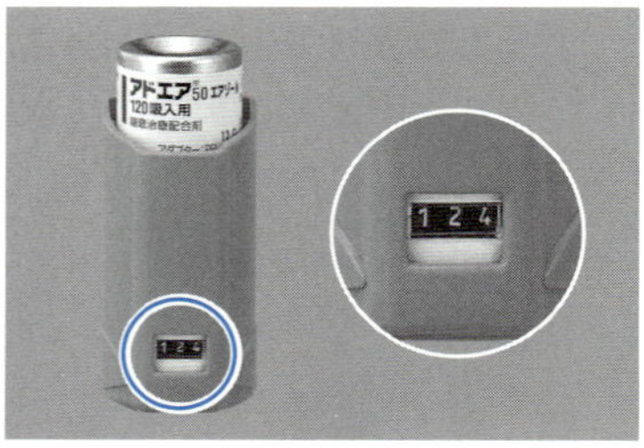
（写真提供：杏林製薬）

　Bさんは、5日ほど吸入を中断していたという。フルティフォームは、3日以上使用しなかった場合、薬剤を適切量噴霧するために、新規使用開始時と同様に4回の空噴霧が必要である。
　本症例の母親が質問した「黄色の背景に黒い点」とは、フルティフォームの残量表示の特徴である。同薬のカウンターには、最初の56を除き「45・35・30・25・20・15・10・5・0」と5回刻みで残りの吸入回数が表示される。さらに、背景の色が緑、黄、赤と変化する。黄色は25〜45回に当たり、試し噴霧を行ううちに「・」表示から次の数値が表れる仕組みとなっている（写真1）。

　pMDIのICS・LABAの合剤には同薬のほか、アドエア（サルメテロールキシナホ酸塩・フルチカゾンプロピオン酸エステル）がある。アドエアもカウンターに残り吸入回数が表示されるが、数値は1回刻みで背景色は変わらない（写真2）。初回使用時に空噴霧を行う点はフルティフォームと同様である。
　こうした使用上の注意点について、患者が吸入に支障を来すことのないよう、初回来局時に指導箋を使うなどして、情報提供や指導を十分行う。併せて、Bさんのように吸入を中断した患者には、疾患への理解を深め、治療の重要性を認識してもらえるよう繰り返し指導したい。

こんな服薬指導を

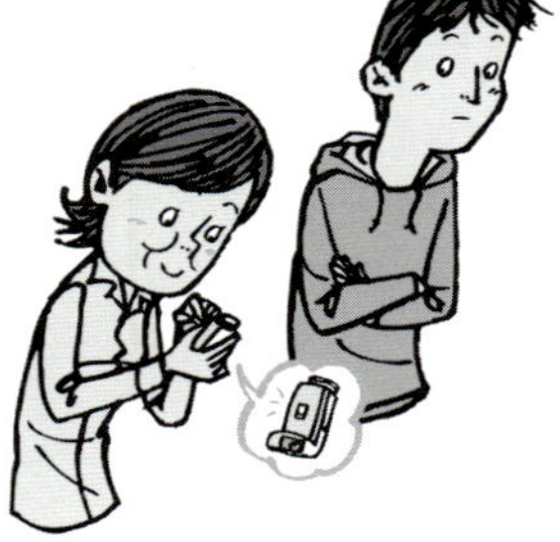

　カウンターの背景が黄色であれば、残りは25〜45回くらいです。Bさんは5日ほど吸入されていないということですので、使用開始時と同様に、4回空噴霧をしてから吸入してください。カウンターに5の倍数の数字が出てきます。それが残りの大まかな吸入回数です。背景が赤色になると、残りは20回ですので、薬がなくなる前に医療機関を受診してください。
　症状がひどい場合は、早めに受診してください。喘息の治療は、自己判断で中止せず、毎日しっかり薬を吸入することがとても大切です。

気管支喘息

QUIZ-31

フルティフォーム吸入後に運転しても大丈夫か

気管支喘息の治療で内科診療所を受診した37歳の男性Gさんが、処方箋を持って薬局を訪れました。
Gさんは、処方箋を差し出しながら次のように話しました。

> 喘息の症状が出始めたので、吸入薬を再開することになりました。
> 以前と同じ吸入薬を処方されたのですが、実は、吸入後のアルコール臭が気になるんです。
> 最近、転職して車を運転することが増えたのですが、問題ないでしょうか。

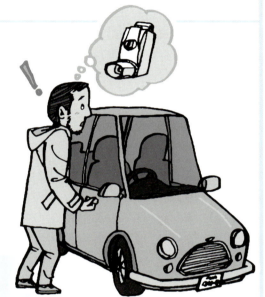

【処方箋】
① フルティフォーム125エアゾール120吸入用　2本
　　1回2吸入　1日2回　起床時、就寝前
② 【般】カルボシステイン錠500mg　1回1錠（1日3錠）
　　1日3回　朝昼夕食後　28日分
③ 【般】モンテカルスト錠10mg　1回1錠（1日1錠）
　　1日1回　就寝前　28日分

Q1 フルティフォーム（一般名フルチカゾンプロピオン酸エステル・ホルモテロールフマル酸塩水和物）に含まれる無水エタノールの役割は何か。

1 保存　2 懸濁化
3 賦形　4 溶解

Q2 フルティフォームの使用方法に関する正しい説明を選べ。

1 初回または吸入再開時は4回空噴霧する
2 吸入後はうがいや飲水を控える
3 吸入を忘れた場合、次回吸入時に2回分を吸入する
4 定期的に噴霧口を水洗いする

出題と解答　後藤 洋仁　横浜市立大学附属病院薬剤部

A1　❷ 懸濁化

A2　❶ 初回または吸入再開時は4回空噴霧する

　今回Gさんに処方されたフルティフォーム（一般名フルチカゾンプロピオン酸エステル・ホルモテロールフマル酸塩水和物）は、吸入ステロイド（ICS）と長時間作用性β2刺激薬（LABA）が配合された気管支喘息治療薬である。加圧噴霧式定量吸入器（pMDI）製剤で、吸入器に充填されている薬剤が一定量のエアロゾルとして噴霧される。ドライパウダー定量吸入器（DPI）を用いるタイプの製剤と比べて、嗄声や口内炎など、局所の副作用症状が少なく、十分な吸気能力がなくても使用しやすいとされている。

　ただしpMDIは、噴霧の際に一定の握力が必要であるほか、噴霧と吸気のタイミングを合わせることなどが求められる。フルティフォームについては、製造販売元の杏林製薬（東京都千代田区）が専用の補助具（フルプッシュ）を提供しており、手指筋力の弱い患者でも使用できるよう工夫されている。

　フルティフォームはアルミ容器内に薬剤の懸濁液が充填されている。粒子を懸濁させ、容器内の壁面に薬液が過剰に付着するのを防止するために微量の無水エタノールを添加している。そのため、Gさんが訴えるようにアルコール臭を吸入後に感じることがある。杏林製薬は、「吸入直後にアルコール検知器にかけた場合は分からないが、吸入後にうがいなどをすれば、検知されることはないと考えている」との見解を示している。

　そもそも、フルティフォームは吸入後、副作用の予防のため、うがいを行う必要がある。このため、通常の使用においてアルコールが検知されるケースはほぼないと考えられる。

　フルティフォームと同じICS・LABA配合のpMDI製剤としては、アドエア（サルメテロールキシナホ酸塩・フルチカゾンプロピオン酸エステル）エアゾールがある。同製剤には無水エタノールが含まれていないので、どうしてもアルコール臭が気になる患者や、アルコール過敏症の患者は変更する手もある。ただし、それぞれに含まれるLABAの違いから、作用発現までの時間はフルティフォームでは3分程度なのに対し、アドエアでは15分程度かかるとの報告もあり[1]、医師によって処方の判断が分かれると考えられる。

　フルティフォームを初めて使用する際は、薬液の量を一定化させるため、4回ほど空噴霧した上で使う。この動作は、3日以上使用していない場合にも必要となる。また、噴霧口の詰まりを防ぐため、週に1回以上はアダプターの吸入口の内外を乾いた布やティッシュペーパーで拭く。内部のアルミ容器を濡らすと噴霧口の詰まりの原因となるため、水洗いなどは厳禁である。

　フルティフォームの吸入器中央部分にはカウンターが付いており、残回数が表示される。カウンターが「0」になっても噴霧できるが、薬剤の成分量が低下してしまうため、「0」になった場合は、新しいものに交換するよう伝える。

参考文献

1) 日本呼吸器学会誌 2014;3;165.

こんな服薬指導を

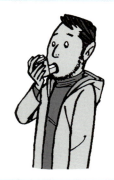

　フルティフォームには、薬を均一にするために微量のアルコールが含まれています。車を運転しても問題ない量ですが、吸入直後はアルコール臭が気になるかもしれません。ただ、吸入後にうがいをすれば、臭いは気にならない程度になると思います。また、アルコールを含まない別の吸入薬への変更を先生に提案することもできますので、気になるようでしたら、ご相談ください。

　以前使っていた薬は残っていますか。メーカーによれば、開封後も3カ月は成分が安定しているとのことです。再度使用する際には、吸入口を乾いた布などで拭いてから、4回ほど空噴霧した上でお使いください。

気管支喘息

QUIZ-32

シムビコートが頓用で追加された喘息患者

気管支喘息のため、病院の呼吸器内科に通院中の40歳の女性Aさんが、処方箋を持って来局しました。
Aさんは処方箋を差し出しながら、次のように話しました。

"今回から、朝と夜だけじゃなく、咳が出たときにもシムビコートを吸入するように言われました。咳の発作が出たときにも効くんですね。"

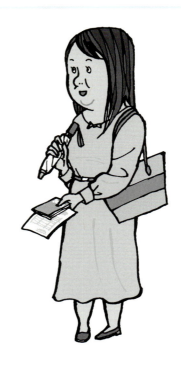

処方箋
シムビコートタービュヘイラー 60吸入　2本
　1回2吸入　1日2回　朝夕
＊症状がある時に1回1吸入を追加。定期吸入と合わせて
　1日8吸入まで

Q Aさんに対するシムビコート（一般名ブデソニド・ホルモテロールフマル酸塩水和物）の処方に関して、正しいものを全て選べ。

1. 定期吸入に加えて頓用で使用する「SMART療法」を行っている
2. シムビコートは頓用吸入のみの使用も保険上、認められている
3. 添付文書上、1日の吸入量は最高12吸入まで増量できる
4. 添付文書上、発作発現時には1回に最大4吸入まで可能である

出題と解答　浦上 勇也　スター薬局大野原店（香川県観音寺市）

❶ 定期吸入に加えて頓用で使用する「SMART療法」を行っている
❸ 添付文書上、1日の吸入量は最高12吸入まで増量できる

シムビコートは、気道の炎症を抑えるステロイドのブデソニドと、気管支拡張作用を持つβ2刺激薬のホルモテロールフマル酸塩水和物を配合した吸入薬である。

今回、Aさんは、同薬の定期吸入に加えて、頓用吸入を医師から指示された。このように、維持療法として1回1吸入あるいは2吸入を1日2回吸入している患者に対して、発作発現時にシムビコートを頓用で追加吸入させる治療法を、「SMART（singleinhaler maintenance and reliever therapy）療法」と呼ぶ。

シムビコートを喘息の長期管理薬と発作治療薬の両方の目的で用いると、速やかな発作（症状）の改善とともに、その後の喘息増悪についても抑制できることが示され、2012年に用法・用量が追加承認された。ただし、シムビコートは、頓用のみでの使用は、認められていない。

発作時に1吸入して数分経過しても、症状が持続する場合には追加で1吸入するが、1回の発作で吸入可能な頓用回数は、最大6吸入までである。定期吸入と頓用を合わせた1日の吸入数は通常8吸入までだが、12吸入まで増量可能である。ただし、高用量（1日12吸入）で投与すると、脈拍数および収縮期血圧の上昇、拡張期血圧の低下、QT間隔およびQTcの延長、血清カリウム値の低下、血糖値および乳酸値の上昇が認められたことから、1日12吸入については、添付文書上で「一時的に」とされている。

また、用法・用量に関する「使用上の注意」の項には、「1日使用量が合計8吸入を超える場合には、医療機関を受診するように患者に注意を与えること」と記載されている。

「喘息予防・管理ガイドライン2018」では、2日以上SMART療法を行う必要が生じた場合は、発作時のSABA（短時間作用性β2刺激薬）の使用頻度や使用期間が増加した場合と同様に、予定外であっても受診する必要があるとされている[1]。SMART療法を始めるAさんには、この点を忘れずに伝えておきたい。

服薬指導時には、吸入回数に留意するよう伝えるとともに、吸入が正しい手順で行われているか確認しつつ、これまでよりも吸入回数が増えることによる、循環器系や嗄声などの副作用に注意を促す必要がある。特に嗄声の予防として、吸入後のうがいを励行するように伝える。

吸入の手順の確認では、Aさんの用量は1回2吸入だが、タービュヘイラーは2吸入分の薬剤をまとめてセットすることはできないため、1吸入ずつセットして、吸入しているかどうかを確認する。

また、デバイスを振った時に聞こえる音は、本体に充填されている乾燥剤によるものであり、製剤によるものではない。デバイスにある小窓全体が赤色になり、「0」が小窓の中央に表示されて、それ以上、下に進まなくなったら残量がないことを示しているので、新しいものを使うよう指導する。

タービュヘイラーは、吸気流速が30L/分程度あれば臨床的に有効な薬物量を吸入できるとされる。製造販売元のアストラゼネカ（大阪市北区）が配布しているデモ器（笛）で音が鳴れば、十分な吸気流速があると確認できる。

参考文献
1) 日本アレルギー学会「喘息予防・管理ガイドライン2018」（協和企画）

こんな服薬指導を

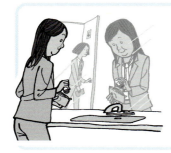

今回から、朝夕の定期吸入のほかに咳の症状があるときに頓用で1吸入するという指示が出ています。朝夕を含めて、1日8吸入まで吸入できますが、2日以上、追加で吸入しても咳がよくならない場合には、早めに受診するようにしてください。

今回から吸入する量が増えますので、吸入後のうがいはこれまで通り欠かさず行ってください。そのほか、体調で何か変わったことがありましたら、私どもか医師にご相談ください。

気管支喘息

QUIZ-33

フルタイドが
オルベスコに変更された患者

気管支喘息の治療のため、15年前から病院の呼吸器内科に通院している70歳の女性Tさんが、処方箋を持って薬局を訪れました。
処方が変更されていたため確認すると、Tさんは次のように話しました。

> いつも通りお薬を吸入しても、
> ポロポロと粉がこぼれるようになって…。
> それに、気候のせいか、
> 軽い喘息が出るようになって、
> 発作止めの使用回数も増えてきました。
> 今日、先生に相談したら、
> 「1日1回で済む別の
> お薬に変えてみましょう」
> と言われました。

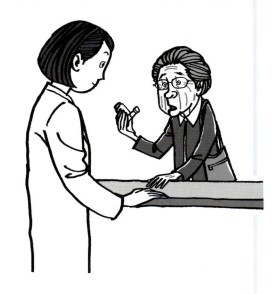

※ 薬歴によると、前回まではフルタイド100ディスカス（一般名フルチカゾンプロピオン酸エステル）が1回1吸入、1日2回で処方されていた。またTさんには、発作時に使用する気管支拡張薬としてサルタノールインヘラー100μg（サルブタモール硫酸塩）も処方されている。

処方箋

オルベスコ200μg インヘラー 56 吸入用　1個
1回1吸入　1日1回　就寝前

Q 「お薬を吸入するとポロポロと粉がこぼれる」という話から、考えられることを選べ。

1. Tさんの吸気力が弱まった
2. フルタイド（一般名フルチカゾンプロピオン酸エステル）の保管方法を誤った
3. デバイスのマウスピースをしっかりくわえていない
4. デバイスのレバーをグリップのところまで押し付けていない

出題と解答　**大澄 朋香**　前 千葉県薬剤師会薬事情報センター

A

1 Tさんの吸気力が弱まった

　気管支喘息の治療薬は、(1) 気道の炎症を抑え、発作を出にくくする長期管理薬（吸入ステロイドや長時間作用性β2刺激薬など）、(2) 気道の収縮による発作を改善する発作治療薬（短時間作用性β2刺激薬など）——に大別できる。

　治療には、全身性の副作用が少ない吸入薬を主として用いるが、その吸入器（デバイス）は、ドライパウダー定量吸入器（DPI）と加圧噴霧式定量吸入器（pMDI）の2つに大別される。DPI製剤は、患者の吸気によって粉末状の薬剤を吸い込み、気管支に到達させる仕組みであることから、吸入には一定量の吸気速度を要する。一方、pMDI製剤は、加圧ガスによって薬剤を霧状にして噴出させるため、高齢者など吸気速度が遅い患者でも使用できる。

　ただし、pMDI製剤はゆっくり息を吸い始めると同時に噴霧を始める必要がある。一方のDPI製剤は、吸気と噴霧を同調させる必要はない[1]。

　TさんはこれまでDPI製剤であるフルタイド100ディスカス（一般名フルチカゾンプロピオン酸エステル）を使用していたが、今回、pMDI製剤のオルベスコ200μgインヘラー56吸入用（シクレソニド）に変更された。これは、Tさんの吸気力が落ち、吸入ステロイドの吸入量が減ったために、喘息のコントロールが不十分になってきたことが考えられる。吸気速度が落ちると、DPI製剤では吸い切れなかった薬剤が吸入器内に残り、Tさんが訴えたように薬剤が吸入器からこぼれることがある。喘息発作の頻度が増え、サルタノール（サルブタモール硫酸塩）の使用量が増えたことからも、主治医は吸入ステロイドをpMDI製剤に変更する必要があると判断したのであろう。

　今回処方されたオルベスコは、肺組織内で活性代謝物に変化するプロドラッグである。主治医は、オルベスコが1日1回の投与で済むことに加えて、嗄声などの局所の副作用が少ないことを期待して、フルタイドから変更したと考えられる。

　pMDI製剤を使用する際は、薬剤の噴霧と吸気を同調させる必要がある。具体的には、(1) 息を十分に吐き出した後、吸入口をくわえる、(2) ゆっくり息を吸い込み始めると同時に、アルミ缶の底を1回押し、3〜5秒かけて薬剤を十分に吸入する、(3) そのまま口を閉じ、5〜10秒間息を止める、という3点を指導する。

　(2) の「同調」がうまく行えない患者では、スペーサー（吸入補助器）を使用することが望ましい。スペーサーを使えば、薬剤の噴霧と吸気のタイミングを合わせる必要がなく、ゆっくりと落ち着いて吸入できる。また、加圧ガスによる口腔内への刺激も軽減でき、吸入効率も高まる[2]。

　吸入薬による気管支喘息の治療においては、薬剤師による適切な吸入指導が、患者の手技習得の成否に影響するといわれている。患者の慣れによる不適切な使用の癖や加齢による手先の力の衰えがないかなども含めて、患者の吸入手技を定期的に確認するようにしたい。

参考文献
1) 薬局 2008;59:2377-80.
2) 薬局 2008;59:2363-7.

こんな服薬指導を

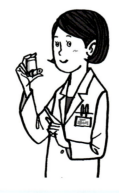

　これまでTさんが使用されていたのは、粉状の薬が入っていて、それを勢いよく吸い込むタイプです。今日出された新しい薬は、液体の薬がガスの力で細かい霧状になって出てくるタイプです。最近、Tさんは喘息の症状が少し不安定だったり、薬がこぼれるようになったりしたとおっしゃっていましたね。先生は、Tさんの吸い込む力が弱くなり、粉状の薬では効き目が十分に出なくなったのではと考えて、液状の薬へと変更されたのだと思います。

　使い方は、サルタノールとほぼ同じです。吸入口をくわえて、ボンベを強く押し込むと、1回分の薬が噴き出してきます。ボンベを押したら、それと同時に、ゆっくりと深呼吸するように、薬を胸いっぱいに吸い込んでください。

気管支喘息

QUIZ-34

気管支喘息患者に禁忌のβ遮断薬

高血圧や慢性心不全などの治療のために、病院の循環器内科に通院中の85歳の女性Bさんが、処方箋を持って来局しました。Bさんは薬剤師にこう話しました。

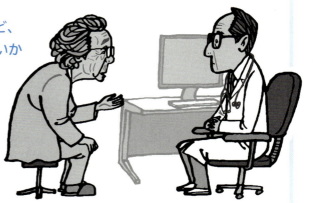

> 今日から新しいお薬が増えたのだけど、先生から、ほかに治療中の病気がないか聞かれたの。気管支喘息で薬をもらっていると伝えたら、「じゃあ別の薬にしないとな」と言われて、薬が変更されたわ。何か関係があるのかしら。

処方箋

【般】フロセミド錠40mg　1回1錠（1日1錠）
【般】エナラプリルマレイン酸塩錠5mg　1回1錠（1日1錠）
【般】ジゴキシン錠0.125mg　1回1錠（1日1錠）
【般】ビソプロロールフマル酸塩錠0.625mg　1回1錠（1日1錠）
　　　1日1回　朝食後　14日分

※ 薬歴によると、Bさんには今回からビソプロロールフマル酸塩（商品名メインテート他）が追加になった。このほか、Bさんは気管支喘息の治療のため吸入ステロイドを使用している。

Q1 医師が最初にBさんに処方しようとした薬剤として、最も考えられるものはどれか。

1. アテノロール（商品名テノーミン他）
2. メトプロロール酒石酸塩（セロケン、ロプレソール他）
3. カルベジロール（アーチスト他）
4. ベタキソロール塩酸塩（ケルロング他）

Q2 Q1で解答した薬剤が、Bさんに適さない理由を選べ。

1. 気管支喘息発作中の患者の気道分泌を妨げるため
2. 気道抵抗や気管支平滑筋の緊張増大、気管支粘膜分泌亢進を来すため
3. 気管支収縮を起こし、喘息症状の誘発・悪化を来す恐れがあるため
4. 呼吸抑制により炭酸ガスナルコーシスを起こす恐れがあるため

出題と解答　三浦 哲也　株式会社三浦薬局（山口市）

A1　❸ カルベジロール（商品名アーチスト他）

A2　❸ 気管支収縮を起こし、喘息症状の誘発・悪化を来す恐れがあるため

　β遮断薬は、幅広い重症度の慢性心不全患者に対し、生命予後の改善効果を有することが、数多くの大規模臨床試験によって明らかになっている。国内において、慢性心不全に適応のあるβ遮断薬は、カルベジロール（商品名アーチスト他）とビソプロロールフマル酸塩（メインテート他）である。

　しかし、αβ遮断薬に分類されるカルベジロールは、交感神経のβ1、β2受容体、α1受容体に作用し、心臓にあるβ1受容体だけでなく、気管支平滑筋のβ2受容体も遮断する。アーチストのインタビューフォームによると、β1、β2受容体遮断の効力比は約7：1であり、β2受容体遮断作用は比較的弱いものの、気管支を収縮させ、喘息症状の誘発や悪化を引き起こす恐れがあることから、気管支喘息の患者への投与は、「禁忌」とされている。

　これに対し、ビソプロロールやアテノロール（テノーミン他）、ベタキソロール塩酸塩（ケルロング他）などは、β1受容体への選択性が高いβ1選択性β遮断薬であり、気管支喘息、気管支痙攣の恐れがある患者には、禁忌ではなく「慎重投与」となっている。メインテートのインタビューフォームには、慎重投与の理由として、通常用量ではほとんど問題とならないが、気管支平滑筋にもわずかながらβ1受容体があるためと記されている。医師は、Bさんが気管支喘息を合併していることを考慮して、カルベジロールからビソプロロールに変更したものと思われる。

　日本循環器学会・日本心不全学会「急性・慢性心不全診療ガイドライン（2017年改訂版）」では、β遮断薬の有用性が高いと判断された気管支喘息合併の心不全患者に対して、β1選択性が高いβ遮断薬を積極的に中止すべき根拠はないとした上で、β1選択性が高いβ遮断薬は忍容性が良好であるものの、完全には安全ではないので、個々の患者でリスクを評価した上で最小用量から慎重に投与するとしている。

　この他にも、気管支喘息や慢性閉塞性肺疾患（COPD）などの呼吸器疾患や呼吸機能が低下している患者への使用が禁忌あるいは原則禁忌となっている薬が幾つかある。

　例えばゾルピデム酒石酸塩（マイスリー他）は、呼吸抑制により炭酸ガスナルコーシスを起こしやすく、肺性心、肺気腫、気管支喘息などで呼吸機能が高度に低下している場合は、原則禁忌となっている。また、コデインリン酸塩水和物（コデインリン酸塩他）も、気道分泌を妨げるため気管支喘息発作中の患者には、禁忌である。

　口腔乾燥症状に処方されるピロカルピン塩酸塩（サラジェン）は、ムスカリン受容体作動薬であり、唾液分泌を促進する作用があるが、気道抵抗や気管支平滑筋の緊張を増大させ、気管支粘膜分泌を亢進させるため、気管支喘息およびCOPDの患者に禁忌となっている。

　なお、抗アレルギー薬のシプロヘプタジン（ペリアクチン他）は、喀痰の粘稠化・去痰困難を起こすことがあるため、気管支喘息の急性発作時の患者には禁忌とされている。

こんな服薬指導を

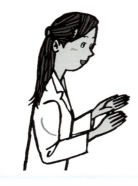

　今回、Bさんにはビソプロロールという心臓のお薬が新たに処方されました。慢性心不全のお薬の一部には、気管支を収縮させる作用があるため、喘息の患者さんが服用する際には注意が必要です。先生はBさんが喘息の治療を受けていることを考慮して、喘息が悪化しないように、より影響が少ないお薬を選ばれたのだと思います。

　ビソプロロールは通常の使用ではほとんど問題にならないとされていますが、それでもまれに喘息の症状に影響を与える可能性があります。お薬を飲まれて、喘息の症状が悪化したり、発作を起こしたりした場合には、すぐに医師もしくは私どもにご相談ください。

気管支喘息

QUIZ-35

COPDを合併した気管支喘息

気管支喘息のため、病院の呼吸器内科に通院中の65歳の男性Bさんが、処方箋を持って来局しました。
Bさんは処方箋を出しながら、次のように話しました。

> 喘息のほかにCOPDもあるって言われて、別の吸入薬も一緒に吸入することになったよ。

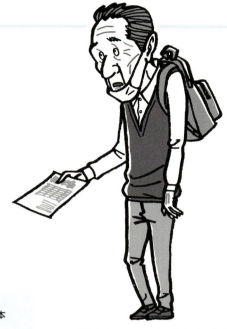

処方箋
① フルティフォーム125エアゾール120吸入用　1本
　　1回2吸入　1日2回　朝夕
② スピリーバ2.5μgレスピマット60吸入　1本
　　1回2吸入　1日1回　朝

※ 薬歴によると、Bさんは半年前に気管支喘息と診断され、治療を開始。今回、スピリーバ（一般名チオトロピウム臭化物水和物）が追加された。

Q1 Bさんの病態に関する記述として、正しいものを全て選べ。

1. 気管支喘息と慢性閉塞性肺疾患（COPD）が合併している疾患概念を「ACO（Asthma and COPD Overlap）」という
2. 気管支喘息とCOPDが合併すると、喘息またはCOPDだけの場合と比べて予後が悪い
3. 気管支喘息とCOPDの合併は、喫煙歴のある若年者に多い

Q2 スピリーバ（一般名チオトロピウム臭化物水和物）2.5μgレスピマットに関する記述として、誤っているものを選べ。

1. レスピマットは、ソフトミスト型の吸入デバイスである
2. 適応症は、COPDと重症持続型の気管支喘息である
3. カートリッジ挿入後でも、使用期限までは使える

出題と解答　浦上 勇也　スター薬局大野原店（香川県観音寺市）

A1
1 気管支喘息と慢性閉塞性肺疾患（COPD）が合併している疾患概念を「ACO（Asthma and COPD Overlap）」という
2 気管支喘息とCOPDが合併すると、喘息またはCOPDだけの場合と比べて予後が悪い

A2
2 **3**

　Bさんのように気管支喘息と慢性閉塞性肺疾患（COPD）がオーバーラップしている疾患概念を、ACO（Asthma and COPD Overlap、エイコ）という。

　日本呼吸器学会の「喘息とCOPDのオーバーラップ 診断と治療の手引き2018」によると、ACOは「慢性の気流閉塞を示し、喘息とCOPDのそれぞれの特徴を併せ持つ疾患」と示されている。

　喘息とCOPDの潜在患者数は、それぞれ700万～800万人、530万人と推測されているが、治療を受けているのはそれぞれ140万人、数十万人と少ない。しかも、高齢化に伴い、COPD患者は増加し続けており、アレルギー患者の増加を受けて喘息発症例の増加も予想されている。

　COPD患者の20％以上が喘息を合併し、加齢に伴いその合併頻度が増加することが報告されている[1]。

　ACOはCOPDのみの患者と比較して、頻回増悪を起こす割合および入院を必要とする重度の増悪発現頻度が高く[2]、COPDを合併したコントロール不良の喘息患者は、喘息非合併患者やコントロールされた喘息合併患者と比べ呼吸機能の経年的低下が早く、累積生存率が悪い[3]。

　前述の手引きでは、ACOに対する薬物治療は、長期管理として吸入ステロイド（ICS）、長時間作用性β2刺激薬（LABA）、長時間作用性抗コリン薬（LAMA）が中心となり、それぞれの単剤や配合剤から病態に応じて選ぶのが基本とされている。

　新規にACOと診断された症例に対しては、中用量ICS/LABA配合薬あるいは中用量ICS/LAMA配合薬で治療を行うこととされている。

　喘息患者をACOと診断した場合には、喘息に対する治療薬（ICSまたはICS/LABA）にLAMAを追加する。

　一方、COPD患者をACOと診断した際には、COPDに対する治療（LAMA、LABA、LAMA/LABA）にICSを追加する。

　Bさんには、ICS/LABAのフルティフォーム（一般名フルチカゾンプロピオン酸エステル・ホルモテロールフマル酸塩水和物）に加えて、LAMAのスピリーバ（チオトロピウム臭化物水和物）が処方された。

　スピリーバは、2010年の発売当初の適応疾患はCOPDのみだったが、14年に「気管支喘息（重症持続型の患者に限る）」の適応が追加され、16年には「重症持続型の患者に限る」の制限が削除された。

　レスピマットは、1本で60吸入分が充填されているが、挿入した後の安定性については、インタビューフォームでは3カ月までのデータしかない。そのため、挿入後は速やかに使用するように指導したい。

参考文献
1) Thorax.2009;64:728-35.
2) Respir Res.2011;27:12:127.
3) Chest.2004;126:59-65.

こんな服薬指導を

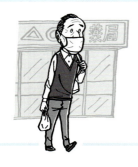

今回処方されたスピリーバは、COPDだけでなく、気管支喘息にも効くお薬です。日本では喘息の患者さんの4人に1人が、BさんのようにCOPDも合併しており、年齢が高いほどその割合は増えるといわれています。喘息とCOPDを合併していると、喘息やCOPDだけの患者さんと比べて、呼吸の状態が悪化する頻度が高くなるなどといったことが分かっています。お薬は決められた回数を、毎日きちんと吸入してくださいね。

COPD

QUIZ- 36

吸えたかどうかが
ひと目で分かる吸入薬

慢性閉塞性肺疾患（COPD）の治療で内科診療所に通院中の82歳の男性Yさんの妻が、Yさんの処方箋を持って来局し、次のように話しました。

> 最近、主人が自分で吸入できず、
> 手伝っているのですが、
> この薬はセットするのが大変で……。
> 私は関節リウマチで手先が
> うまく使えないから、
> この間もセットできずに
> 薬を落としてしまったの。それに、
> ちゃんと吸えているのか心配だわ。

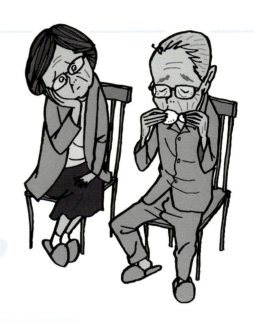

【処方箋】
【般】プラバスタチンNa錠10mg　1回1錠（1日1錠）
　　　スピリーバ吸入用カプセル18μg　1回1カプセル（1日1カプセル）
　　　　1日1回　朝食後　28日分

※ Yさんは、吸入デバイスとして「ハンディヘラー」を使用している。

Q1 次の吸入デバイスの中で、吸入できたことが残量カウンター以外で、視覚的に確認できる製品を2つ選べ。

1. ブリーズヘラー
2. ツイストヘラー
3. タービュヘイラー
4. ジェヌエア
5. エリプタ

Q2 Q1で選んだデバイスについて、正しく吸入できたことの確認方法をそれぞれ選べ。

1. 「カラカラ」と回転音が聞こえる
2. 吸入時に「カチッ」と音がする
3. カプセルの中に粉が残っていない
4. デバイス正面の小窓の色が変わる

出題と解答　里 尚也　ほうしや薬局（兵庫県姫路市）

A1　❶ ブリーズヘラー　❹ ジェヌエア

A2
▶ブリーズヘラー　❶「カラカラ」と回転音が聞こえる
　　　　　　　　　❸ カプセルの中に粉が残っていない

▶ジェヌエア　❷ 吸入時に「カチッ」と音がする
　　　　　　　❹ デバイス正面の小窓の色が変わる

慢性閉塞性肺疾患（COPD）や気管支喘息の治療の中心である吸入療法は、吸入手技を適切に行えるかどうかが、治療の成否を分ける。適切な吸入指導と患者に合った吸入デバイス（以下、デバイス）の選択が重要である。特に高齢になると、視力や聴力のほか、認知機能や筋力など様々な機能が低下し、デバイス操作が困難になる場合がある。また、吸入を介助する家族や介護スタッフにとって扱いやすいデバイスかどうかといった視点も必要となる。

Yさんはスピリーバハンディヘラー（一般名チオトロピウム臭化物水和物）を使用している。COPDに用いられる長時間作用性抗コリン薬（LAMA）の単剤には、この他、スピリーバレスピマット（同）、シーブリブリーズヘラー（グリコピロニウム臭化物）、エンクラッセエリプタ（ウメクリジニウム臭化物）、エクリラジェヌエア（アクリジニウム臭化物）――の4成分5デバイスがある。

これらのうち、ハンディヘラーやブリーズヘラーは、吸入カプセルの脱シートやセット、穴開けなどの細かな操作を要し、また、レスピマットは本体を回転させるのに握力が必要であるため、関節リウマチで手指が変形しているYさんの妻には扱いづらい恐れがある。それよりも、本体のキャップを開けてボタンを押すだけで薬剤がセットできるジェヌエアや、カバーを開けるだけで吸入できるエリプタの方が、扱いやすいと思われる。また、Yさんの妻は、「吸入できているのか心配」と訴えている。高齢患者や介助者がこのような不安を口にする場合、デバイスとしては、ブリーズヘラーやジェヌエアを選択すると、聴覚と視覚の両方で正しく吸えたことが確認でき、不安解消につながりやすい。

ブリーズヘラーは吸えていると「カラカラ」とカプセルの回転音が聞こえる。カプセルが透明なので、カプセル内の粉末の残状況も確認できる。ジェヌエアは、吸えていると「カチッ」と音がする。音と同時に、本体正面の小窓の色が緑から赤に変わるため、吸入できたかどうかがひと目で分かる。なお、ハンディヘラーも、カプセルの震える音が聞こえたり、震えを感じることで吸えたことが確認できるが、スピリーバの吸入カプセルは不透明であり、吸入できたかを目で確認することはできない。

実際、Yさんの妻にジェヌエアのデモ機を試してもらったところ、薬剤をセットしやすく、かつ吸えていることが確認しやすいとの評価で、ハンディヘラーよりも操作しやすいことが確認できた。そこで、医師にジェヌエアへの変更を提案し、問題なく吸入が行えるようになった。

こんな処方提案を

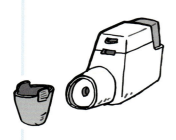

COPDでおかかりのY様ですが、最近は奥様がカプセルをセットされています。ですが今回、奥様よりセットがしにくく、また、正しく吸えているのかが分かりにくいとの訴えがありました。
奥様は関節リウマチで手指が変形しており、細かな作業が難しいとのことでした。スピリーバと同じLAMAのエクリラジェヌエアは、本体のボタンを押すだけで吸入準備が完了し、吸えたことも確認しやすいデバイスです。奥様にデモ機を操作していただいたところ、使いやすいとおっしゃっていますので、変更をご検討いただけないでしょうか。

COPD

QUIZ-37

エクリラを処方された COPD 患者

労作時の息切れを自覚したため、呼吸器内科を受診した70歳の男性Mさんが、処方箋を持って薬局を訪れました。病状について質問すると、Mさんは次のように話しました。

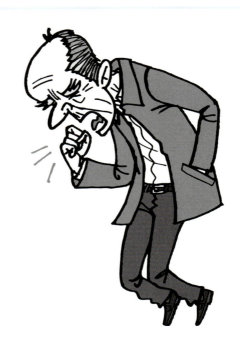

> このところ咳や痰が続いていて、歩いたら息が切れるような気がして。検査を色々受けたら、COPDという病気らしくて、禁煙するようにきつく注意されたよ。先生は吸う薬を出すと言ってたけど、うまく吸えるか心配だよ。

処方箋

エクリラ400μgジェヌエア30吸入用　1個
1回1吸入　1日2回　朝夕食後

Q 日本呼吸器学会「COPD（慢性閉塞性肺疾患）診断と治療のためのガイドライン 第5版 2018」において、労作時に呼吸困難症状を呈する患者への第一選択薬として推奨されているのはどれか。

1. 長時間作用性抗コリン薬（LAMA）
2. 長時間作用性β₂刺激薬（LABA）
3. 吸入ステロイド薬（ICS）
4. ICS・LABA配合剤
5. LAMA・LABA配合剤

出題と解答　笹川 大介　きずな薬局（鹿児島県薩摩川内市）

A
1. 長時間作用性抗コリン薬（LAMA）
2. 長時間作用性β2刺激薬（LABA）

慢性閉塞性肺疾患（COPD）は、主にたばこの煙などの有害物質を長期にわたり吸入し、曝露されることで生じる肺の炎症性疾患である。通常は進行性で、徐々に肺機能が低下していく。主な症状として、労作時の呼吸困難、慢性の咳や痰などが挙げられる。COPDは、喫煙歴と咳嗽や喀痰、労作時の息切れなどの症状から疑い、スパイロメトリーなどの呼吸機能検査などに基づき診断する。

日本呼吸器学会「COPD（慢性閉塞性肺疾患）診断と治療のためのガイドライン第5版2018」には、COPD治療の基本は禁煙指導で、これが疾患の進行を抑制する最も効果的な治療法であると記載されている。また、同ガイドラインでは、全患者に対しインフルエンザワクチン接種を勧めている。これは、増悪による死亡率を減らすためである。さらに、肺炎球菌ワクチンにも高齢者の肺炎発症を減らす効果がある。COPDの患者には、積極的にワクチン接種を勧めたい。

労作時に呼吸困難を訴えるMさんのような患者には、第一選択薬として、長時間作用性抗コリン薬（LAMA）あるいは長時間作用性β2刺激薬（LABA）の単剤から治療を開始し、症状が重い場合には、LAMA・LABAの配合薬を使用することとされている。

今回Mさんに処方されたエクリラ（一般名アクリジニウム臭化物）はLAMAの1つで、気管支平滑筋のムスカリン受容体M3サブタイプに拮抗することで、気道収縮を抑制し、呼吸機能を改善する。

この他COPDの適応を有するLAMAとして、ウメクリジニウム臭化物（商品名エンクラッセ）、グリコピロニウム臭化物（シーブリ）、チオトロピウム臭化物水和物（スピリーバ）がある。

LAMAは以前、緑内障には禁忌だったが、現在は閉塞隅角緑内障のみ禁忌である。前立腺肥大などによる排尿障害がある患者も禁忌とされているが、同ガイドラインには、「前立腺肥大症の患者ではまれに排尿困難症状が悪化する副作用があるが、薬剤を中止すれば速やかに症状改善が得られる」と記されている。

エクリラは、吸入デバイスとしてジェヌエアを用いるが、音と窓枠内の色により正しく吸入できたかを確認できるのが特徴で、空吸入や過量吸入が心配な患者などに適している。また、吸入時に緑ボタンを押すだけで薬剤が装填されるので、デバイス操作に不安がある患者にも向く。使用上の注意点として、（1）薬剤を装填する際に緑ボタンを上側で水平に保つ、（2）ボタンを押したまま吸入しない、（3）吸入時にデバイスを水平に保つ――などがある。

4剤あるLAMAの中でエクリラのみ、1日の服薬回数が1回ではなく2回である。COPD患者では日中だけでなく夜間も症状が出ることがある。朝と夜の2回吸入するエクリラは、夜間も効果を維持しやすい可能性が考えられている。

LAMA・LABA配合剤を含め、吸入薬には様々な種類がある。薬剤師は、薬剤の特徴や吸入デバイスの使用法を熟知しておく必要がある。

こんな服薬指導を

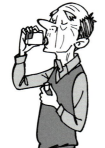

今回、処方されたエクリラという吸入薬は、COPDの息切れなどの症状を改善する薬です。使い方は、この薬が入っている吸入器のボタンを押すと1吸入分の薬剤がセットされ、窓枠内が赤から緑に変わります。緑のときは何度ボタンを押しても出過ぎることはありません。その状態で吸入口をくわえて吸い込んでください。正しく吸えたときは「カチッ」という音がして、色が緑から赤に戻ります。

口の渇きや動悸などが起きた場合は、先生もしくは薬剤師にご相談ください。禁煙とワクチン接種も、とても重要です。それでは一度、吸入器を実際に使ってみましょう。

QUIZ-38 COPD

肺炎球菌ワクチンの追加接種を勧められた患者

慢性閉塞性肺疾患（COPD）と悪性リンパ腫の治療のため、病院の内科に通院している66歳の男性Sさんが、薬局を訪れました。Sさんは、かかりつけ薬剤師に次のような質問をしました。

> 去年、肺炎球菌のワクチンを打ったのに、この間、先生から「別の種類の肺炎球菌ワクチンをもう一度打った方がいい」って勧められたよ。この前、3カ月の孫が打ったのと同じワクチンみたいだけど、1回打てば十分なんじゃないかなあ。

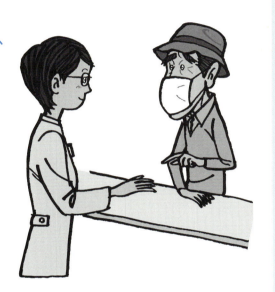

Q 肺炎球菌ワクチンに関して、適切な記述はどれか。全て選べ。

1. 高齢者の定期接種には、23価肺炎球菌莢膜ポリサッカライドワクチン（商品名ニューモバックスNP）が使用されている
2. 沈降13価肺炎球菌結合型ワクチン（プレベナー13）は、65歳以上の高齢者に接種できる
3. 肺炎の既往歴がある人は接種する必要はない
4. ニューモバックスNPとプレベナー13の免疫学的作用機序は同じである

出題と解答　曽我 公孝　阪神調剤ホールディンググループ 有限会社アップル薬局（熊本市中央区）

A

❶ 高齢者の定期接種には、23価肺炎球菌莢膜ポリサッカライドワクチン（商品名ニューモバックスNP）が使用されている

❷ 沈降13価肺炎球菌結合型ワクチン（プレベナー13）は、65歳以上の高齢者に接種できる

肺炎は日本人の死因の中で、悪性新生物、心疾患、脳血管疾患、老衰に続いて第5位である。2017年は約9万7000人が死亡している[1]。

肺炎は、(1)病院内で発症する院内肺炎、(2)介護・療養施設などで発症する医療・介護関連肺炎、(3)日常生活で発症する市中肺炎——に大別され、65歳以上の市中肺炎の原因菌としては肺炎球菌が最も多い。

肺炎球菌は、表面を莢膜ポリサッカライド（CPS）で覆われたグラム陽性双球菌であり、少なくとも93種類の血清型に分類される。肺炎、中耳炎などの原因菌となるほか、髄膜炎や敗血症などの侵襲性肺炎球菌感染症（IPD）を引き起こすことがある[2]。抗菌薬に耐性を示すペニシリン耐性肺炎球菌（PRSP）なども報告されているため、ワクチンによる予防が重要となる。

日本で使用されている肺炎球菌ワクチンには、2歳以上を対象とする23価肺炎球菌莢膜ポリサッカライドワクチン（商品名ニューモバックスNP）と、2カ月齢以上6歳未満の小児と、65歳以上の高齢者を対象とする沈降13価肺炎球菌結合型ワクチン（プレベナー13）などがある。

肺炎球菌の血清型のカバー率は、13価のプレベナー13よりも、23価のニューモバックスNPの方が高い。だが、プレベナー13はCPS抗原に無毒性変異ジフテリア毒素を結合させT細胞依存性抗原とすることで、血清型特異IgG抗体産生を誘導でき、免疫力の低下した高齢者でも免疫応答を引き起こしやすいとされる。

両ワクチンとも定期接種化されているが、自治体による公費助成の対象となる年齢、時期などがそれぞれ決められている。現在、65歳以上の高齢者の定期接種にはニューモバックスNP、小児の定期接種にはプレベナー13が使用されている。プレベナー13は、14年6月に65歳以上の高齢者への適応が追加された。だが、有効性や安全性、費用対効果に関するデータが不足しているとの理由で、19年4月末時点で高齢者の定期接種には推奨されていない。

Sさんは65歳の時に定期接種としてニューモバックスNPを接種したと考えられるが、悪性リンパ腫と慢性閉塞性肺疾患（COPD）を併発していることから、主治医は肺炎球菌感染症に対するリスクが高いと判断し、プレベナー13の接種を勧めたと考えられる。

日本呼吸器学会と日本感染症学会の合同委員会による「65歳以上の成人に対する肺炎球菌ワクチン接種に関する考え方（第2版）」では、ニューモバックスNP接種後のプレベナー13接種について、先行するニューモバックスNP接種後以上の免疫応答は得られないものの、1年の間隔が保たれれば、その安全性には問題がないことが確認されている、としている。

ただし、プレベナー13の追加接種は任意接種であり、自費になる。そのことも併せて、接種の必要性についてアドバイスしたい。

参考文献

1) 厚生労働省「平成29年（2017）人口動態統計（確定数）の概況」
2) IASR 2014;35:238-9.

こんな情報提供を

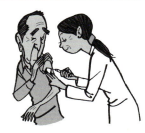

確かに、お孫さんが定期接種されたワクチンと同じだと思います。昨年Sさんが接種した肺炎球菌ワクチンとは異なるメカニズムで肺炎球菌に対する免疫が付くことが知られており、2014年から65歳以上の方にも接種できるようになりました。先生はSさんのご病気を考えて、肺炎予防のために接種を勧めたのでしょう。

接種費用は自費になりますが、肺炎は重症化すると命に関わるので、予防のためにぜひご検討ください。

特発性肺線維症

QUIZ-39

抗線維化薬服用時の注意点とは

特発性肺線維症（IPF）の治療のために病院の呼吸器科に通院中の68歳の男性Kさんが、処方箋を持って薬局を訪れました。Kさんは処方箋を差し出し、次のように話しました。

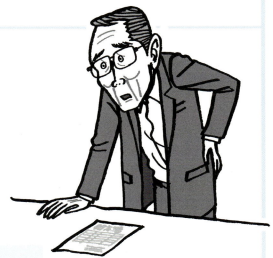

" 飲んでいる薬のせいか、吐き気や胃のむかつきが強くて食欲がないんだ。前回、先生に相談したら薬を減らすことになったけど、それでも改善しなくて。今日、新しい薬に変わったんだ。"

処方箋

① オフェブカプセル150mg　1回1カプセル（1日2カプセル）
　　1日2回　朝夕食後　7日分

② 【般】ラベプラゾールNa錠 20mg　1回1錠（1日1錠）
　　1日1回　朝食後　7日分

③ 【般】ドンペリドン錠10mg　1回1錠（1日3錠）
　　1日3回　朝昼夕食後　7日分

④ 【般】ロペラミド塩酸塩カプセル1mg　1回1カプセル
　　下痢時　7回分

※ Kさんは、前々回まで、抗線維化薬のピレスパ（一般名ピルフェニドン）を1800mg/日服用していた。前回1200mg/日に減量され、さらに今回、オフェブ（ニンテダニブエタンスルホン酸塩）に変更となった。

Q 抗線維化薬のピルフェニドン（商品名ピレスパ）とニンテダニブエタンスルホン酸塩（オフェブ）について、<u>誤っている</u>説明を全て選べ。

1. ピルフェニドンは、副作用として光線過敏症が表れることがあるため、外出時に光曝露に対する防護策を講じる必要がある
2. ニンテダニブは、副作用として下痢を来す頻度が高いため、症状が出たら、減量や止瀉薬の投与を行う
3. ラベプラゾールナトリウム（パリエット他）は、ニンテダニブの副作用対策として処方されている可能性がある

日経DIクイズ　呼吸器疾患篇　187

出題と解答　林　光世、笹嶋　勝　株式会社ファーコス（東京都千代田区）

A

特発性肺線維症（idiopathic pulmonary fibrosis：IPF）は、肺組織が線維化して、呼吸機能が慢性進行性に低下する原因不明の間質性肺炎の一種である。高齢の男性や喫煙者に多く、肺胞上皮細胞への慢性的な刺激と傷害により線維化が促進すると考えられているが、詳しい発症機序は明らかでない[1,2]。主な症状は乾性咳嗽と徐々に増悪する労作性呼吸困難で、診断時からの50％生存期間は3～4年と、極めて予後不良の疾患である。

薬物療法として、以前はステロイドや免疫抑制薬が暫定的に使用されていたが、近年、抗線維化薬のピルフェニドン（商品名ピレスパ）やニンテダニブエタンスルホン酸塩（オフェブ）のほか、抗酸化作用を有するアミノ酸の1つであるNAC（N-アセチルシステイン）の吸入などが使用されるようになっている。

ピルフェニドンは、各種サイトカインおよび増殖因子に対する産生調節作用に加え、線維芽細胞増殖抑制作用、コラーゲン産生抑制作用により抗線維化作用を示す。ニンテダニブは、血小板由来増殖因子、線維芽細胞増殖因子、血管内皮細胞増殖因子などの受容体の細胞内ドメインのチロシンキナーゼを阻害する分子標的薬であり、線維芽細胞の増殖や分化、遊走などを抑制する[3]。現時点ではどちらがより有効なのかを示すエビデンスは少なく、Kさんのように、副作用の有無および程度が薬剤選択の根拠の1つになると考えられる。

ピルフェニドン交付時に注意が必要なのが、光線過敏症の副作用だ。臨床試験で51.7％に認められているため、予防策として、外出時に帽子や長袖を着用する、日焼け止めを塗るなどのアドバイスを行い、服用期間中しっかりフォローしたい。

また、同薬では、悪心や食欲不振などの消化器症状の頻度が高い[3]。治療継続が困難になる場合も多いため、対症療法としてモサプリドクエン酸塩水和物（ガスモチン他）、スルピリド（ドグマチール、アビリット他）、ドンペリドン（ナウゼリン他）などが使用される。Kさんにも今回、ドンペリドンが処方されている。

また、胃食道逆流症（GERD）がIPFの発症や増悪因子となっている可能性が指摘されており、制酸剤としてPPIが併用されることがある。

一方、ニンテダニブは、下痢の副作用頻度が高く、第3相国際共同試験では、53.6％で報告されている。添付文書の「重大な副作用」の項には「重度の下痢（3.3％）」と記載されているが、多くは、軽症・中等症で、開始1～2カ月程度経過してから問題になることが多い[4]。

ニンテダニブを交付する際は、下痢の副作用が出る可能性があることを伝え、症状を呈した場合は、減量やロペラミド塩酸塩（ロペミン他）などの止瀉薬の服用等の対応方法があるので、医師や薬剤師にすぐに相談するように、患者に伝える。

このほか、ニンテダニブは、肝機能異常も比較的高頻度で認められる。肝障害は、ピルフェニドンにおいても注意が必要だが、ニンテダニブの方が注意を要する。投与前の肝機能検査が義務付けられていることも知っておきたい。

参考文献

1) 日本呼吸器学会びまん性肺疾患診断・治療ガイドライン作成委員会「特発性間質性肺炎診断と治療の手引き（改訂第3版）」（2016、南山堂）
2) 日本呼吸器学会「特発性肺線維症の治療ガイドライン2017」（南山堂）
3) 難病と在宅ケア 2018;24:32-6.
4) 診断と治療 2016;104:1341-5.

こんな服薬指導を

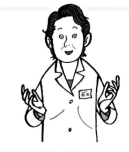

Kさんが前回まで服用されていたピレスパは、吐き気や胃の不快感が出やすいお薬です。量を減らしても症状が改善しなかったため、先生は、今回お薬を変更されたのだと思います。

今日新しくお渡しするオフェブは、下痢の症状が表れることがあります。そのときは頓用で出されているロペラミドをお飲みください。それでも症状が続く場合は、お薬の量を減らすなどの対応が必要ですので、私どもか医師にご相談ください。

睡眠時無呼吸症候群

QUIZ-40

睡眠時無呼吸症候群に出された睡眠薬

睡眠時無呼吸症候群（SAS）のため、内科診療所を受診している
30歳の男性Sさんが、処方箋を持って薬局を訪れました。
症状を確認すると、Sさんは不安そうに次のように話しました。

> ついこの前、大切な商談中に
> 突然うとうとしてしまい、
> 相手先を怒らせてしまいました。
> そのことを先生に相談してみたところ、
> 睡眠薬を出すと言われました。
> 睡眠薬でぐっすり眠り込んでしまったら、
> 呼吸が止まっても
> 気付かないのではと不安です。

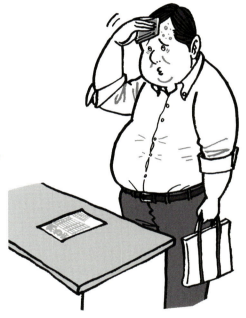

処方箋
① 【般】プランルカストカプセル 112.5mg
　　　　　1回2カプセル（1日4カプセル）
　　1日2回　朝夕食後　14日分
② 【般】ゾピクロン錠 7.5mg　1回1錠（1日1錠）
　　1日1回　就寝前　14日分

※ 薬歴によると、今回から②のゾピクロン（商品名アモバン他）が追加された。

 Q ゾピクロン（商品名アモバン他）と同じ理由で、睡眠時無呼吸症候群の患者に処方される睡眠薬は、次のうちどれか。

1. トリアゾラム（ハルシオン他）
2. クアゼパム（ドラール他）
3. ゾルピデム酒石酸塩（マイスリー他）
4. フルニトラゼパム（サイレース、ロヒプノール他）
5. ニトラゼパム（ベンザリン、ネルボン他）

出題と解答　東風平 秀博　田辺薬局株式会社（東京都中央区）

A ❸ ゾルピデム酒石酸塩（商品名マイスリー 他）

　一般に、睡眠時は舌や咽頭の筋肉が弛緩するため、健常者でも気道が狭くなりやすい。睡眠中は酸素消費量も減っているため狭い気道でも問題はないが、鼻炎などによって口を開けたまま仰向けに寝ることで、舌の根元が咽頭の奥へ下がったり、肥満などが原因で元々気道が狭くなっていたりすると、気道が完全に塞がり、無呼吸状態になることがある。

　睡眠時に無呼吸状態を繰り返す疾患を、睡眠時無呼吸症候群（SAS）と呼ぶ。問診や症状などからSASが疑われる場合は、睡眠ポリグラフ検査（PSG）により、1時間当たりの無呼吸と低呼吸を合わせた回数である無呼吸低呼吸指数（AHI）などを評価して、診断や治療を行う。

　無呼吸が直接の死因となることはないが、無呼吸によって十分な睡眠が取れなくなり、日中の集中力の低下、居眠り、突発睡眠などの症状が出現することが問題となる。

　また、睡眠中の酸素不足が循環機能に負担をかけ、不整脈、高血圧、心不全の原因となったり、糖尿病の悪化を招く恐れもある。

　治療では、炭酸脱水酵素阻害薬のアセタゾラミド（商品名ダイアモックス）が用いられるほか、重症例では、陽圧の空気を鼻から注入し、気道を広げて気道閉塞を予防する持続陽圧呼吸療法（CPAP）や、精神神経用薬のモダフィニル（モディオダール）が用いられる。

　SAS患者に対する睡眠薬の使用は、原則禁忌とされている。トリアゾラム（ハルシオン他）、フルニトラゼパム（サイレース、ロヒプノール他）、ニトラゼパム（ベンザリン、ネルボン他）などのベンゾジアゼピン系の薬剤は、催眠作用に加えて筋弛緩作用も有しており、無呼吸症状を悪化させるためである。

　中でも、作用時間の長いクアゼパム（ドラール他）は、添付文書上でSAS患者は禁忌である。ただ、ゾピクロン（アモバン他）やゾルピデム酒石酸塩（マイスリー他）など、ベンゾジアゼピンの化学構造を持たない非ベンゾジアゼピン系睡眠薬の一部は、筋弛緩作用が比較的弱いことから、SAS患者に対して使用されることがある。

　ベンゾジアゼピン系、非ベンゾジアゼピン系睡眠薬はいずれも、γ-アミノ酪酸（GABA）-A受容体複合体のω受容体に働き、GABAの作用を増強する。ω受容体には2つのサブタイプがあり、ω1受容体は催眠鎮静作用に、ω2受容体は抗不安作用や筋弛緩作用に深く関与している。ベンゾジアゼピン系睡眠薬はω1、ω2受容体の両方に作用するが、ゾピクロンやゾルピデムはω1選択性が高く、筋弛緩作用が弱い。

　SAS患者に対しては、薬物療法とともに、生活指導が重要な役割を持つ。睡眠時の体位を仰向けから横向きに変えることで、軽い呼吸障害が改善することが知られている。

　また、アルコールは、摂取すると上気道筋の筋弛緩や鼻粘膜の浮腫が生じ、呼吸障害を増悪させる。今回のように睡眠薬を飲んでいる場合は、中枢神経抑制作用を増強させるため、アルコールはできるだけ控えるよう指導すべきである。

こんな服薬指導を

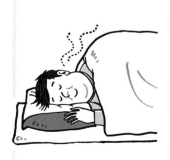

　一般に睡眠薬には、眠りを助ける作用のほかに筋肉の緊張を緩める作用があります。そのため、睡眠時無呼吸症候群の患者さんが飲むと、舌や喉の筋肉が緩んで呼吸がしにくくなることがあります。

　しかし、今回Sさんに出されたゾピクロンは、筋肉の緊張を緩める作用が少ない薬です。眠っている間の呼吸に影響を与えにくいと先生は判断されたのでしょう。安心してお飲みください。

　寝る前のお酒は、睡眠薬の効果を過度に強める上、鼻詰まりなどを引き起こし、無呼吸の回数を増やしてしまう可能性がありますので、控えてください。また、横向きに寝ると呼吸しやすくなるので、枕を工夫するなどして試してみてください。

索 引

疾患名・薬剤名

疾患名索引

特に詳しく説明してあるページを**太字**で示してあります。

英

Asthma and COPD Overlap（ACO）
.... 77, 81, 90, 179

COPD 37, 69, 75, 77, **80**, **88**, 178, 179, 181, 183, 185

IPF 187

RSウイルス 55, 64, 119

SAS 189

あ

アデノウイルス 23, 128

アトピー性皮膚炎 64, 77, 89, 163

アレルギー 69, 114

アレルギー性鼻炎 69, 75, 136

医療・介護関連肺炎（HCAP）.... 32, 144, 186

咽頭・扁頭炎 23, 28, 30

院内肺炎（HAP）.................... 32, 144, 186

インフルエンザ **10**, 23, 30, 111, 113, 115, 117

インフルエンザ菌 25, 32, 36, 37, 128, 140, 144

インフルエンザ脳症 13

インペアード・パフォーマンス 136

ウイルス性肺炎 16, 32

A群β溶連菌 23, 28, 30

エタンブトール視神経症 152

嚥下障害 141

黄色ブドウ球菌 22, 32, 37

悪心・嘔吐 92, 94, 102

か

喀痰 16, 34, 36, 45, 48, 51, 88, 144, 150, 156, 178, 184

かぜ 33, 36, 40, 120, 122, 126, 129, 131, 133, 135, 139

癌 40, 48, **92**, 99, 103, 132

間質性肺炎 92, 188

肝障害 44, 46, 51, 52, 132, 146, 148, 188

感冒 10, 23, 28, 136, 161

気管支喘息 **54**, **60**, **68**, **75**, 81, 88, 119, 157, 159, 161, 163, 165, 167, 169, 171, 173, 175, 177, 179

気腫性病変 81, 83

喫煙 69, 80, 85

急性気管支炎 23, 41, 64

急性細気管支炎 23

急性増悪 55, 56, 57, 71, 162

気流閉塞 54, 80, 180

クループ症候群 23, 127

血液毒性 93

結核 39, **42**, **46**, 145, 147, 149, 152, 154

下痢 92, 97, 101, 103, 144, 187

好中球減少 92, 93, 101

口内炎 92, 98, 103, 172

誤嚥 142, 144

誤嚥性肺炎 32, 37, 143

呼吸器感染症 **22**, 23, **28**, 68, 81, 140

骨髄抑制 93, 101, 107

さ

細菌性肺炎 13, 16, 25, 32, 36, 38, 140

自己免疫性溶血性貧血 94

視神経障害 151

市中肺炎（CAP）......... 25, **32**, **36**, 122, 140, 144, 149, 186

授乳 117

上気道炎 23, 136

視力障害 52, 152

腎機能障害 49, 93, 152

腎機能低下 46, 143, 148

心臓喘息 56

睡眠時無呼吸症候群（SAS）...................... 189

咳 10, 26, 28, 32, 38, 43, 68, 75, 80, 119, 121, 123, 125, 139, 149, 153, 155, 173, 183

喘息 ………… **54**, **60**, **68**, **75**, 81, 86, 88, 89, 90, 119, 157,159, 161, 163, 165, 167, 169, 171, 173, 175, 177, 179

喘鳴 ………………… 55, 60, 68, 75, 120,128

前立腺肥大 ………………………… 136, 184

爪囲炎 …………………………………… 99, 105

た

痰 ………… 38, 55, 80, 88, 121, 149, 154, 156, 183

聴力低下 ………………………………… 48, 148

低カルニチン血症 ……………………………… 130

低血糖 …………………………………… 129, 138

ドーピング違反 …………………………………… 167

特発性肺線維症（IPF）……………………… 187

な

妊婦 ………… 28, 46, 48, 52, 118, 146, 148

眠気 …………………………… 135, 138, 141

は

肺炎 ……… 16, 22, 28, 31, **32**, **36**, 80, 121, 139, 143, 150, 186

肺炎球菌 …… 22, 25, 32, 34, 36, 139, 144, 185

肺炎クラミジア ……………………………… 140

肺気腫 ……………………………………… 80, 178

排尿障害 …………………………… 77, 89, 184

肺MAC症 …………………………………… 151

発熱 ……… 16, 17, 26, 28, 33, 36, 43, 93, 101, 115, 120, 121, 123, 126, 144, 154

発熱性好中球減少症（FN）…………… 93, 101

鼻水 ………………… 121, 126, 131, 137

パラインフルエンザウイルス …………………… 128

皮膚障害 ……………………… 92, 99, 101, 105

鼻閉 ……………………………………… 40, 75

百日咳 ……………………… 24, 26, 28, 125

副作用 …… 23, 29, 46, 52, 68, 76, 92, 101, 129, 134, 136, 138, 139, 146, 148, 152, 160, 163, 172, 174, 176, 184, 187

ふらつき ……………………………………… 138

閉塞性換気障害 …………………… 70, 80, 87

発作 ……………………… 56, 60, 126, 174, 178

ま

マイコプラズマ肺炎 …… 25, 28, 32, 121, 123

マクロライド耐性 ……………… 25, 29, 38, 122

末梢気道病変 ……………………………… 81, 83

慢性気管支炎 ……………………………………… 80

慢性閉塞性肺疾患（COPD）……… 37, 69, 75, 77, **80**, **88**, 178, 179, 181, 183, 185

めまい …………………………………… 104, 138

モラキセラ菌 …………………………………… 32, 36

や

薬剤耐性（AMR）…… 14, 22, 30, 36, 40, 146

ら

ライ症候群 …………………………………… 13

リモデリング ……………………… 54, 57, 68

緑内障 ……………………… 52, 133, 184

労作時呼吸困難 …………………………… 80, 89

薬剤名索引

青字で示した薬剤名は「商品名」です。

あ

アーチスト ……………………………… 177
アクブラ ……………………………… 96, 97
アクリジニウム臭化物 ……… 89, 182, 184
アジスロマイシン水和物 …… 25, 29, 38, 122, 123, 126, 138, 139
アスプール …………………………………… 57
アスベリン ………………………………… 137
アズマネックス ……………………… 72, 166
アセタゾラミド …………………………… 190
アセトアミノフェン ……… 13, 20, 123, 131, 138
アテゾリズマブ ………………… 92, 96, 97
アドエア ………… 63, 64, 72, 162, 170, 172
アドレナリン ……………………………… 23
アニュイティ …………………………… 72, 76
アビガン …………………………………… 11
アビリット …………………………… 141, 188
アファチニブマレイン酸塩 …… 96, 97, 99, 103, 104
アプレピタント ………… 94,95, 96, 97, 102
アベロックス ………… 138, 143, 144, 150
アバスチン ……………………………… 96, 101
アマンタジン塩酸塩 ………………… 11, 17, 141
アミノフィリン水和物 ……………………… 57
アムリタ ……………………………… 96, 102
アモキシシリン水和物 ………… 23, 25, 26, 28, 30, 34, 36, 41, 124, 139
アルキル化薬 ……………………………… 92
アルコール ………… 76, 128, 172, 190
アルメタ …………………………………… 100
アンテベート ………………………… 100, 107
アンピシリン（ABPC） …………………… 25, 26
アンピシリンナトリウム ……………………… 25
アンブロキソール塩酸塩 ……… 61, 155, 156
EGFR-チロシンキナーゼ阻害薬（EGFR-TKI）
……………………………………… 92
イスコチン ………………… 47, 145, 147, 150

イソニアジド ……… 46, 47, 48, 50, 52, 145, 147, 150
イナビル ……… 11, 12, 17, 19, 31, 116
イフェクサー SR ……………………… 138
イミダプリル塩酸塩 ……………………… 141
イミフィンジ ……………………… 92, 96
イメンド ………………… 94, 95, 96, 102
イリノテカン塩酸塩水和物 ……………… 96, 97
イレッサ ………………… 96, 97, 105, 106
インタール ………………… 60, 65, 72
インフルエンザワクチン … 87, 113, 114, 184
ウメクリジニウム臭化物 ……………… 182, 184
運転等禁止薬 ……………………… 138
エクリラ ………………… 89, 183, 184
エサンブトール ……… 47, 145, 147, 150, 151, 154
SNRI …………………………………… 138
エタンブトール塩酸塩 ……… 46, 47, 145, 147, 150, 151, 154
エチオナミド ……………………… 47, 146
エチゾラム ……………………………… 141
NK₁受容体拮抗薬 ………………… 94, 102
NSAIDs …………………………………… 13
エピネフリン ……………………………… 23
エブトール …… 47, 145, 147, 150, 151, 154
EPO …………………………………… 94
エリスロシン ……………… 29, 122, 126
エリスロポエチン ……………… 94, 168
エリスロマイシン ………… 25, 29, 122
エリスロマイシンエチルコハク酸エステル ‥ 126
エルロチニブ塩酸塩 ………… 96, 97, 99, 105
エンクラッセ ……………………………… 184
オーキシス ……………………… 72, 90
オーグメンチン … 36, 41, 94, 101, 139, 144
オシメルチニブメシル酸塩 ………… 96, 97, 99
オゼックス ………… 26, 29, 122, 149, 150
オセルタミビルリン酸塩 ……… 10, 12, 17, 30, 111, 115, 117

オノン ……………………………… 72, 119
オフェブ …………………………………… 187
オプジーボ ………………………………… 92, 96
オマリズマブ ………………… 58, 59, 72, 77
オラペネム ………………………………… 130
オランザピン ………………… 94, 95, 102, 103
オルベスコ ………………………………… 72, 175
オンダンセトロン塩酸塩水和物 ………… 95, 97

か

ガスモチン ………………………………… 188
カナマイシン ………………… 46, 47, 146, 154
カルベジロール …………………………… 177
カルボプラチン …………………… 96, 97, 101
カロナール ………………… 13, 131, 138
カンプト …………………………………… 96, 97
キイトルーダ ……………………………… 92, 96
キプレス ………………… 61, 63, 72, 75, 119
キャップ依存性エンドヌクレアーゼ阻害薬 …… 10, 11, 12
吸入ステロイド（ICS）…… 54, 58, 60, 68, 71, 72, 73, 74, 75, 76, 77, 78, 80, 86, 87, 88, 90, 158, 159, 162, 166, 168, 170, 172, 176, 177, 180
キュバール ………………………………… 65, 72
筋弛緩薬 …………………………………… 142
キンダベート …………………… 100, 105
クラビット ………… 47, 94, 101, 137, 138, 145, 146, 149, 150
クラブラン酸カリウム …………………… 140
クラリシッド … 29, 121, 125, 144, 151, 153
クラリス ……… 29, 121, 125, 144, 151, 153
クラリスロマイシン ………… 25, 29, 121, 125, 130, 144, 151, 153
グリコピロニウム臭化物 …………… 182, 184
クリゾチニブ …………………… 96, 97, 103
クリンダマイシン塩酸塩 ……………… 41, 122
グレースビット …………………… 138, 150

クレンブテロール塩酸塩 ………………… 72
クロモグリク酸ナトリウム …… 58, 60, 72, 162
解熱鎮痛薬 ………………………………… 132
ゲフィチニブ …………… 96, 97, 99, 105, 106
抗IgE抗体製剤 ………………… 58, 72, 73, 77
抗インフルエンザ薬 ……… 10, 17, 23, 31, 112, 114, 115
抗ウイルス薬 ……………………… 17, 22, 23
抗菌薬 ……… 13, 16, 22, 23, 25, 26, 28, 30, 31, 32, 34, 36, 37, 40, 41, 93, 101, 106, 107, 115, 121, 125, 128, 129, 138, 139, 144, 146, 150, 188
抗精神病薬 ……………………… 103, 142
向精神薬 …………………………… 118, 141
抗てんかん薬 …………………… 118, 142
抗ヒスタミン薬 ……… 100, 134, 136, 138
抗不安薬 …………………………… 97, 142
5-HT₃ 受容体拮抗薬 …… 94, 95, 96, 97, 102
コデインリン酸塩水和物 ……… 138, 178
粉薬 ……………………………………… 123

さ

ザーコリ ……………………… 96, 97, 103
細胞障害性抗癌剤 …………… 92, 93, 94, 101
サインバルタ ……………………………… 138
ザナミビル水和物 ……… 10, 12, 17, 31, 116
サラジェン ………………………………… 178
サルタノール …………………… 168, 176
サルブタモール硫酸塩 …………… 167, 175
サルメテロールキシナホ酸塩 …… 72, 161, 165, 167
サワシリン ……… 23, 30, 34, 36, 41, 140
酸化マグネシウム …………………… 97, 143
シーブリ …………………………………… 184
ジェニナック ……… 94, 101, 138, 144
ジオトリフ …………… 96, 97, 103, 104
ジカディア …………………… 96, 97, 103
シクレソニド ………………… 58, 72, 176

日経DIクイズ　呼吸器疾患篇　195

ジクロフェナクナトリウム ……………… 13, 138

シスプラチン ……………… 96, 102, 106, 107

ジスロマック …… 29, 38, 122, 123, 124, 126, 138, 139, 140, 144

シタフロキサシン水和物 ……………… 138, 150

ジフテリア破傷風混合ワクチン …………… 28

ジプレキサ ……………… 94, 95, 102

シプロキサン ……………… 94, 101

シプロフロキサシン塩酸塩 ……………… 94, 101

シプロヘプタジン塩酸塩水和物 …………… 178

シムビコート …… 72, 76, 77, 90, 167, 173

ジルテック ……………… 137

シロスタゾール ……………… 142

シングレア ……………… 61, 63, 72, 119

迅速診断キット ……………… 10, 17, 18, 19

シンメトレル ……………… 11, 17, 141, 142

睡眠薬 ……………… 142, 189, 190

水溶性プレドニン ……………… 57

ステロイド ……… 23, 30, 46, 48, 51, 56, 63, 99, 100, 107, 127, 154, 168, 174, 188

ストレプトマイシン硫酸塩 …… 46, 47, 48, 50, 146, 150

スピリーバ ……………… 72, 76, 88, 179, 182, 184

スピロペント ……………… 72

スルタミシリントシル酸塩水和物 …… 140, 144

スルピリド ……………… 141, 142, 188

制吐薬 …………… 94, 95, 97, 101, 103, 142

セチリジン塩酸塩 ……………… 137

セフェム系抗菌薬 ……………… 23

セフカペンピボキシル塩酸塩水和物 ‥ 40, 129, 138

セフジトレンピボキシル ……………… 40, 130

セフテラムピボキシル ……………… 130

セリチニブ ……………… 96, 97, 103

セレネース ……………… 97, 103

セレベント ……………… 72, 168

セロトニン・ノルアドレナリン
再取り込み阻害薬（SNRI）……………… 138

ソフトミスト ……………… 76

ゾフラン ……………… 95, 97

ゾフルーザ ……………… 11, 12, 17, 19, 30

ソル・メドロール ……………… 57

ゾレア ……………… 58, 72, 77

た

ダイアモックス ……………… 190

代謝拮抗薬 ……………… 92

タキソール ……………… 96, 101

タグリッソ ……………… 96, 97

タナトリル ……………… 141

タミフル …… 10, 12, 17, 30, 111, 115, 117

ダラシン ……………… 41, 122

タルセバ ……………… 96, 97, 105

短時間作用性β_2刺激薬（SABA）…… 61, 70, 74, 86, 162, 174, 176

チオトロピウム臭化物水和物 ……… 72, 76, 88, 179, 182, 184

チペピジンヒベンズ酸塩 ……………… 123, 138

デュルバルマブ ……………… 92, 96, 97

長時間作用性抗コリン薬（LAMA）…… 180, 182

長時間作用性β_2刺激薬（LABA）……………… 180

鎮咳薬 ……………… 13, 61, 97, 138, 142

ツベルミン ……………… 47, 146

ツロブテロール塩酸塩 ……………… 63, 72, 156

dl-イソプレナリン塩酸塩 ……………… 57

テオフィリン ……………… 58, 85, 156

デカドロン …… 94, 96, 102, 127, 128

デキサメタゾン …… 94, 95, 96, 97, 102, 128

テセントリク ……………… 92, 96

テトラサイクリン系薬 ……… 23, 29, 122, 140

デパス ……………… 141

テビペネムピボキシル ……………… 130

デュルバルマブ ……………… 92, 96, 97

デュロキセチン塩酸塩 ……………… 138

テリルジー …………………………………… 77
ドグマチール ……………………………… 141, 188
トスキサシン ……………………… 26, 29, 122
トスフロキサシントシル酸塩水和物 …… 25, 29,
　　122, 149, 150
トポイソメラーゼ阻害薬 ………………… 97
トポテシン ………………………………… 96, 97
トミロン …………………………………… 130
ドライシロップ（DS）…………………… 17
ドライパウダー定量吸入器（DPI）……… 61, 76,
　　78, 158, 165, 166, 176
トレドミン ………………………………… 138
ドンペリドン ……………………………… 95, 188

な

ナウゼリン ………………………………… 95, 188
ニボルマブ ……………………………… 92, 96, 97
乳糖 ………………………………………… 76, 128
ニューモバックスNP ……………………… 187
尿素配合薬 ………………………………… 100
ニンテダニブエタンスルホン酸塩 ……… 187
ヌーカラ …………………………………… 59, 72, 77
ネオフィリン ……………………………… 57
ネダプラチン ……………………………… 96, 97
ネブライザー ……… 18, 19, 59, 65, 70, 157,
　　160
ノイラミニダーゼ（NA）阻害薬 ………… 10, 17
ノバミン …………………………………… 95, 97

は

パクリタキセル …………………………… 96, 101
パセトシン ………………………… 23, 30, 34
バラシクロビル塩酸塩 …………………… 123
パラプラチン ……………………… 96, 97, 101
バルトレックス …………………………… 123, 124
パルミコート ……… 59, 65, 72, 76, 157
バロキサビル マルボキシル …… 11, 12, 17, 30
ハロペリドール …………………………… 97, 103

半夏厚朴湯 ………………………………… 142
PL配合顆粒 …………………… 131, 133, 135
ビクシリン ………………………………… 25
非ステロイド抗炎症薬（NSAIDs）……… 13
ビソプロロールフマル酸塩 ……………… 177
ビタミンB ………………………………… 152
ピラジナミド …… 46, 47, 48, 50, 52, 145,
　　146, 147, 148, 150
ピラマイド …… 47, 145, 146, 147, 148, 150
ビランテロールトリフェニル酢酸塩 … 75, 166,
　　167, 168
ピルフェニドン …………………………… 187, 188
ピレスパ …………………………………… 187, 188
ピロカルピン塩酸塩 ……………………… 178
ファセンラ ………………………………… 72, 77
ファビピラビル …………………………… 11
ブデソニド … 58, 66, 72, 76, 157, 158, 174
プラチナ製剤 ……………………………… 97
プランルカスト水和物 …………………… 72, 119
プリンペラン ……………………… 95, 97, 102
フルタイド ……………………… 61, 72, 175, 176
フルチカゾンフランカルボン酸エステル
　　……………………………………… 72, 76
フルチカゾンプロピオン酸エステル …… 61, 63,
　　72, 161, 175, 176
フルティフォーム …… 72, 76, 169, 170, 171,
　　172, 180
フルボキサミンマレイン酸塩 ………… 137, 138
プレタール ………………………………… 142
プレドニゾロン …………………… 51, 56, 128
プレドニゾロンコハク酸エステルナトリウム
　　…………………………………………… 57
プレドニン ………………………………… 128
プレベナー13 …………………………… 187, 188
プロイメンド …………………………… 94, 95, 96
プロカテロール塩酸塩水和物 ………… 60, 166,
　　167, 168
プロクロルペラジン ……………………… 95, 97

日経DIクイズ　呼吸器疾患篇　197

ブロマック ……………………………… 151, 152
プロメタジン塩酸塩 ………………………… 136
フロモックス ……………… 40, 129, 130, 138
分子標的薬 ……… 92, 94, 97, 99, 100, 101,
　　103, 188
β_2刺激薬 ……… 54, 55, 56, 57, 64, 65, 66,
　　70, 76, 162, 163, 168, 174
β遮断薬 ……………………… 77, 177, 178
βラクタマーゼ阻害薬 ………………… 36, 140
ベクロメタゾンプロピオン酸エステル … 65, 72
ベタメタゾン …………………… 64, 127, 128
ペニシリンGカリウム ………………… 34, 37
ベバシズマブ ……………………… 96, 101
ヘパリン類似物質 ………… 100, 103, 105
ペムブロリズマブ …………………… 92, 96, 97
ペメトレキセドナトリウム水和物 …… 96, 102
ペラミビル水和物 ……… 11, 12, 17, 31, 116
ペリアクチン ………………………………… 178
ベンジルペニシリンカリウム …………… 34, 37
ベンゾジアゼピン（BZ）系薬 ………………… 142
ベンラファキシン塩酸塩 …………………… 138
ベンラリズマブ …………………………… 72, 77
ホクナリン …………… 63, 72, 156, 163
ポラプレジンク ……………………… 151, 152
ホルモテロールフマル酸塩水和物 …… 72, 90,
　　168, 174

ま

マイザー …………………………… 100, 105
マクロライド系抗菌薬 … 23, 25, 37, 38, 121,
　　122, 125, 126
ミコブティン ……………………… 47, 146
ミノサイクリン塩酸塩 ……… 26, 29, 38, 100,
　　122, 138
ミノマイシン …………… 26, 29, 38, 100, 105,
　　122, 138
ミヤBM ……………………… 104, 124
ミルタザピン ……………………… 137, 138
ミルナシプラン塩酸塩 ……………………… 138

ムコソルバン ……………………… 61, 155
メイアクト ………………………… 40, 130
メインテート ……………………… 177, 178
メシル酸ガレノキサシン水和物 …… 94, 101,
　　138, 144
メチルプレドニゾロンコハク酸エステルナトリウム
　　………………………………………… 57
メトクロプラミド ………………… 95, 97, 102
メフェナム酸 …………………… 13, 138
メプチン ……………………… 61, 72, 168
メポリズマブ ……………………… 59, 72, 77
メロキシカム ……………………… 137, 138
免疫チェックポイント阻害薬（ICI）…… 92, 94,
　　97, 99, 100
モービック ……………………… 137, 138
モキシフロキサシン塩酸塩 … 138, 143, 144,
　　150
モサプリドクエン酸塩水和物 ………………… 188
モダフィニル …………………………… 190
モディオダール ……………………… 190
モメタゾンフランカルボン酸エステル
　　…………………………………… 72, 166
モンテルカストナトリウム ……… 61, 63, 72, 75,
　　119

や

ユナシン ……………………… 140, 144
ユニフィルＬＡ ………………………… 156

ら

ラニナミビルオクタン酸エステル水和物 …… 11,
　　12, 17, 31, 116
ラピアクタ ………… 11, 12, 17, 20, 31, 116
ランダ ……………………… 96, 102
リファジン …… 47, 145, 146, 147, 148, 150,
　　152, 154
リファブチン ……………… 46, 47, 48, 146
リファンピシン ……… 46, 47, 48, 50, 52, 145,
　　146, 147, 148, 150, 152, 153, 154

リフレックス ························· 137, 138

硫酸ストレプトマイシン ············· 47, 146, 148

リレンザ ········ 10, 12, 17, 18, 31, 113, 114,
116

リンデロン ······························ 64, 105, 128

ルボックス ····························· 137, 138

レスピラトリーキノロン ······················ 39, 144

レボフロキサシン水和物 ········ 46, 47, 48, 50,
94, 101, 137, 138, 145, 146, 149, 150

レルベア ····················· 72, 75, 76, 165, 166

ロイコトリエン受容体拮抗薬（LTRA）··· 58, 60,
61, 72, 73, 74, 75, 162

ロラゼパム ································· 95, 102

わ

ワイパックス ································· 95, 102

ワクチン ··· 16, 25, 27, 28, 31, 37, 86, 113,
114, 184, 187, 188

日経DIクイズ 呼吸器疾患篇

2019年7月31日　初版第1刷発行

クイズ監修　笹嶋 勝

編　集　　日経ドラッグインフォメーション
発行者　　倉沢 正樹
発　行　　日経BP
発　売　　日経BPマーケティング
　　　　　〒105-8308　東京都港区虎ノ門4-3-12

デザイン・制作　　LaNTA
表紙イラスト　　　加藤 英一郎
クイズイラスト　　山本（Shige）重也

印刷・製本　　　　株式会社 廣済堂

© Nikkei Business Publications,Inc. 2019　Printed in Japan
ISBN 978-4-296-10298-3

本書の無断複写・複製（コピー等）は、著作権法上の例外を除き、禁じら
れています。購入者以外の第三者による電子データ化及び電子書籍化は、
私的使用を含め一切認められていません。

本書に関するお問い合わせ、ご連絡は下記にて承ります。
https://nkbp.jp/booksQA